三七产品加工

（第二版）

高明菊　王承潇　饶高雄　编著

科学出版社

北　京

内 容 简 介

本书共8章，依次介绍了三七相关的基础知识（第一章）；三七药材的产地加工过程、产地加工技术以及储藏与养护，并探讨产地加工对三七药材质量的影响（第二章）；三七传统饮片和新型饮片的制备工艺（第三章）；三七有效成分的提取、分离和纯化技术（第四章）；三七的成方制剂及其制备工艺和代表性品种（第五章）；以三七为原料的食品（第六章）；以三七为原料的日化用品（第七章）；三七资源的循环利用（第八章）。

本书专业性强，内容涉及面广，对三七相关科研工作者、三七产品加工生产企业具有一定的参考借鉴价值。同时，本书也可供从事中药材生产的专业技术人员、大中专院校师生阅读与参考。

图书在版编目（CIP）数据

三七产品加工 / 高明菊, 王承潇, 饶高雄编著. 2 版. -- 北京 : 科学出版社, 2024. 9. --
ISBN 978-7-03-079085-9

Ⅰ. R282.71

中国国家版本馆CIP数据核字第2024F5U779号

责任编辑：杨新改 / 责任校对：杜子昂
责任印制：赵 博 / 封面设计：东方人华

科学出版社 出版
北京东黄城根北街16号
邮政编码：100717
http://www.sciencep.com

中煤（北京）印务有限公司印刷

科学出版社发行 各地新华书店经销

*

2018年4月第 一 版 开本：720 × 1000 B5
2024年9月第 二 版 印张：20 1/2
2025年1月第三次印刷 字数：340 000

定价：98.00元

（如有印装质量问题，我社负责调换）

第二版前言

三七是我国特有的名贵中药材大品种，也是我国目前种植面积最大、使用最广泛的中药材品种之一。三七及三七总皂苷广泛应用于跌打损伤和预防及治疗心脑血管疾病，是云南白药、三七通舒胶囊、复方丹参滴丸、血塞通、片仔癀等中成药大品种的主要生产原料。目前，以三七为原料的中成药制剂及饮片有400多种，含有三七的中成药制剂批文3000多个，其中国家基本药物和中药保护品种目录有10种，相关产品销售收入达700多亿元。

三七的加工是全产业链中承上启下的关键环节，与药材、饮片甚至原料药的质量和药理活性密切相关。与第一版相比，本书在第二版的撰写中增加了三七的基础知识部分，在三七的产地加工一章中增加了三七的储藏与养护，三七饮片生产一章中增加了三七破壁饮片的生产，在三七的成方制剂一章中增加了含三七的代表品种，在以三七为原料的食品一章中增加了三七地方特色食品的研究等内容。本书共8章，第一章介绍三七相关的基础知识，让大家了解三七；第二章重点介绍三七药材的产地加工过程、产地加工技术以及三七储藏与养护，并探讨产地加工对三七药材质量的影响；第三章重点论述三七传统饮片和新型饮片的制备工艺；第四章则对三七有效成分的提取、分离和纯化技术做出综述和介绍。在此基础上，第五章总结三七成方制剂及其制备工艺和代表性品种，第六章介绍以三七为原料的食品，第七章介绍以三七为原料的日化用品，第八章介绍三七资源的循环利用。本书旨在为从事三七研究开发、生产的专家学者及企业家提供参考，以期为三七产业的发展做出贡献。

本书的撰写工作得到了文山学院、昆明理工大学、云南中医药大学等单位的大力支持。在本书的撰写过程中做出贡献的还有辛文锋、马妮、赵爱、崔秀明、杨野、曲缓、王斯韬、刘迪秋、刘源、杨晓艳等，在此一并表示感谢。

三七加工涉及的基础知识和技术领域非常广泛，专业性与实用性很强，限于水平有限和时间仓促，本书疏漏之处在所难免，恳请读者提出宝贵意见和建议。

作　者

2024年3月18日于云南文山

第一版前言

三七是我国特有的名贵中药材大品种，也是我国目前种植面积最大、使用最广泛的中药品种之一。三七及三七总皂苷广泛应用于预防和治疗心脑血管疾病，是复方丹参滴丸、云南白药、血塞通、片仔癀等中成药大品种的主要生产原料。目前，以三七为原料的中成药制剂及饮片有400多种，含有三七的中成药制剂批文3000多个，其中国家基本药物和中药保护品种目录有10种，相关产品销售收入达500多亿元。

三七的加工是全产业链中承上启下的关键环节，与药材、饮片甚至原料药的质量和药理活性密切相关。三七的加工涵盖了三个层面，即药材的产地加工、饮片的炮制加工及饮片的精深加工。因此，本书尝试从三七加工的三个层次逐层展开，首先，在第1章、第2章中重点介绍了三七药材的产地加工过程，并探讨产地加工对三七药材质量的影响；在第3章中重点论述三七传统饮片和新型饮片的制备工艺；在第4章中则对三七的精深加工，即有效成分的提取纯化技术做出综述和介绍。在此基础上，总结三七成方制剂的制备工艺（第5章）、以三七为原料的食品和保健食品（第6章）、以三七为原料的日化用品（第7章）及其他产品（第8章）。本书旨在为从事三七研究开发、生产的专家学者及企业家提供参考，以期为三七产业的发展做出贡献。

本书的编写工作得到了昆明理工大学、文山学院、云南中医学院、云南省三七资源可持续利用重点实验室、国家中医药管理局三七资源可持续利用重点实验室（筹）、云南省三七标准化技术创新战略联盟等单位的大力支持和各编委的密切合作，得到了云南省重大科技专项三七系列标准研究制定及标准化示范基地建设（2017 ZF 001）的支持，在此一并表示感谢。

三七加工学涉及的基础知识和技术领域非常广泛，专业性与实用性很强，限于编者的水平有限和时间仓促，疏漏之处在所难免，恳请读者提出宝贵意见和建议。

《三七产品加工》编委会

2017年12月12日于昆明

目　录

第一章

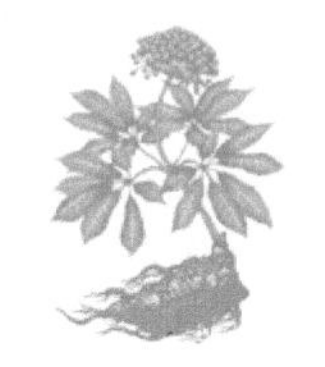

三　七

第一节　三七概述

三七［*Panax notoginseng* (Burk.) F. H. Chen］为五加科人参属植物，又名山漆、田七、参三七、滇三七、金不换等。主产于云南、广西等地，目前贵州、四川等省有少量种植，但以云南文山为道地产区，质量最佳。秋季花开前采挖，洗净，分开主根、支根及根茎，干燥，主根习称“三七”、支根习称“筋条”、根茎习称“剪口”。其味甘、微苦，性温。归肝、胃经。具有散瘀止血，消肿定痛之功。常用于咯血、吐血、衄血、便血、崩漏、外伤出血、胸腹刺痛、跌扑肿痛等症。

三七为多年生草本植物，株高30～60 cm，其地下横卧肉质根茎即为供药用的主体部分（图1.1和图1.2）。主根呈类圆锥形或圆柱形，表面为灰褐色或灰黄色，有断续的纵皱纹及支根痕，长1～6 cm，直径1～4 cm，粗状横生。顶端有茎痕，周围有瘤状突起。体重，质坚实，断面为灰绿色、黄绿色或灰白色，皮部与木质部较易分离，具有“铜皮铁骨”之称。木部微呈放射状排列，俗称“菊花心”，气微，味苦回甜。以个头圆大饱满、身干、体质坚实、断面黄绿色，无裂隙者为佳。

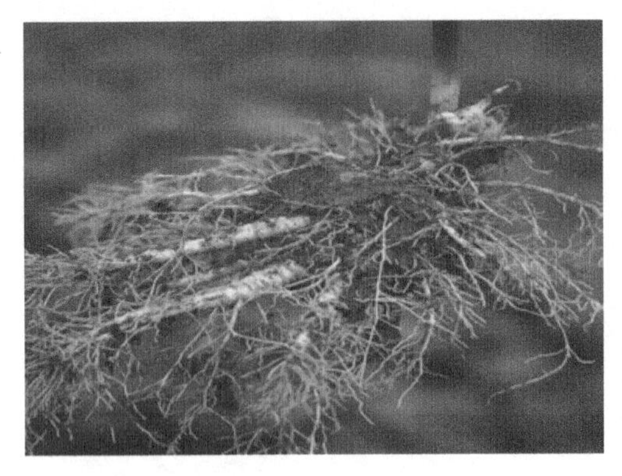

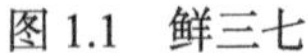

图 1.1　鲜三七

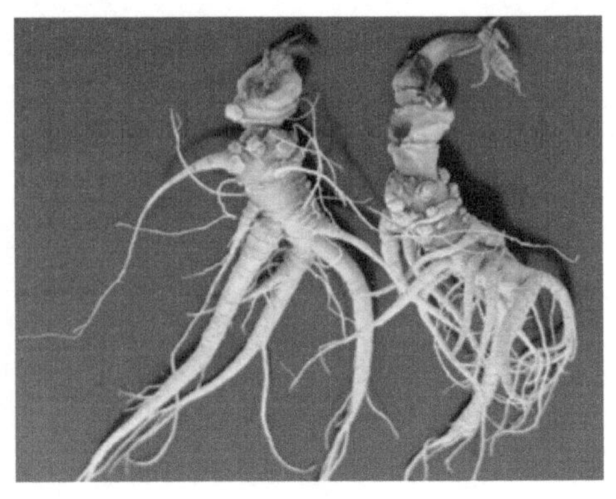

图 1.2　清洗鲜三七

一、三七名称由来

明代医药学家李时珍的药物学专著《本草纲目》一书收载三七，称其味甘、微苦，温，无毒。主治：止血散血定痛，金刃箭伤、跌扑杖疮、血出不止者，嚼烂涂，或为末掺之，其血即止。亦主吐血衄血，下血血痢。崩中经水不止，产后恶血不下，血运血痛，赤目痈肿，虎咬蛇伤诸病。继《本草纲目》之后，大量医学著作开始收载三七，如《本经逢原》《本草从新》《本草便读》《本草备要》等均认为三七具有止血、散血、定痛的功效，多作为金疮要药。随着对三七药理药化研究进展，三七已从传统的具有“活血化瘀、消肿定痛”的功效，扩展到治疗心脑血管疾病、抗肿瘤、抗衰老、增强免疫等现代医疗养生保健中。

1. 名称来源

三七之名，由来已久。文字记载始见于《本草纲目》一书。《本草纲目》问世至今 430 余年，无数医家、学者和名人，对三七之名由来进行许多考证、注释。总括起来，有以下四种说法：

一是以三七药性、意义释名。李时珍在《本草纲目》一书中首次记载“三七”二字，文中写道：“或云本名山漆，谓其能合金疮，如漆黏物也，此说近之。金不换，贵重之称也。”在此书中，以三七做正名，附方中则三七与山漆混用，反映出三七当时已定名使用。湖北赵灿熙先生在所著的《三七》一书中写道：“在中医处方的习惯中，往往把药品名称的繁体字，用笔画简单的同音字来代替，因此后来把山漆写成了三七。”

二是以三七地上部分植株形态释名。这一类说法，仍始自《本草纲目》一书，记载：“彼人言其叶左三右四，故名三七，盖恐不然。”1765年，清乾隆年间赵学敏所著《本草纲目拾遗》一书中，引宦游笔记“每茎上生七叶，下生三根，故名三七”。1849年清道光年间，曾官至云南巡抚的吴其濬在其所著《植物名实图考》一书中，绘制了三七原植物图（地上部分），图中三七有两个复叶，左小叶三片，右小叶四片。《广西通志》记载：“三七恭城出，其叶七茎三故名。”上述著作对三七名称作了直接或间接的解释，一直影响颇大。

三是以三七的栽培生长特点释名。这一类说法见诸文字的不多，在民间口头流传颇广，诸如三七“因需三成光，七成阴的环境而命名”；“长三年后，七月采挖叫三七”；“三月出苗，七月收挖称三七”；“三分栽，七分管名三七”等。

四是三七之名，系由苗语“chei（猜）”翻译而来。苗语中把“三七”和“山漆”都叫作“猜”，是同名而异物。苗族人认为，三七医治金疮出血的功能，如漆黏物一般灵验，故以“猜”命名之。“猜”译为“山漆”，才有“本名或原名山漆”之说。其后，人们认为这种叫法易将髹器物之山漆与药用之山漆混为一谈，为以示区别，兼顾原意，并按医家惯例，选用谐音笔画简单的汉字“三七”书之。

居住在文山壮族苗族自治州（以下简称“文山州”）的壮族群众对三七的认识也比较早。壮语普遍称三七为“箐秀”，也有叫它为“芽箐秀”。至今，壮语里将人工种植的三七称为“达姆箐秀”，将野生三七称为“野箐秀”。“箐秀”意译为“干姜状药物”。姜最早入药见《神农本草经》。在文山三七的考证中，许多壮族群众都说：这是世世代代流传下来的叫法，在侬智高时就这样叫了。由此可见，壮族也是较早知道三七的块根与姜形状相似并可入药的一个民族。

从四种命名情况可看出，第一种和第二种命名不足以让人信服，因此产生了第三种命名之说，但前三者大体是由药性、音义到形态命名，也被认为是一种随意谋合。第四种命名做到了字、义、音、物四方面都顾及。考证三七之名由来，应当以科学的态度，追本溯源，探究愿意。从《本草纲目》记载可以看出，明朝万历年间三七已定名使用，并非李时珍首创。书中称：“近时始出，南人军中用为金疮要药，云有奇功。”说明药名出于南人，当亦无疑。中国科学院昆明植物研究所于1975年发表在《植物分类学报》的学术论文《人参属植物的三萜成分和分类、系统、地理分布的关系》中指出三七“作为第三纪元古热带的残遗植物存于滇桂交界处的自然避难所中，由于这种名贵的中药很早就被我国人民长期使用，我们迄今未发现野生植株，这同人参在某些地区找不到野生植株的情况是相同的”。

2. 三七和田七

在《本草纲目》三七目录中并无“田七”相关描述。《中华人民共和国药典》（以下简称《中国药典》）历版描述三七为：三七 *Panax notoginseng* (Burk.) F. H. Chen，又名田七,三七是“正名”，田七是“别名”。云南作者编写的书中通常写“三七又名田七”三七先；而广西作者编写的书中通常为“田七又名三七”，田七先。我国广东、广西一带及香港、澳门特区，甚至日本和其他东南亚国家都习惯把三七叫“田七”。一是因为三七的生长环境条件要求冬暖夏凉、无严寒酷暑，半光半阴，潮湿的特定环境，即低纬、高海拔区域。由于对环境条件的特殊要求，其分布范围极其狭小，只生长于云南及广西那坡靖西等很小的地理范围内。二是因为广西田州府（今天广西田东、田阳县，与文山接壤）曾是三七的商业集散地，由该地出售的三七就称为“田七”，意思就是“田州府出售的三七”，因此“田七”这一名称流传至今。由清朝开始，三七的商业集散地转到了云南开化府（今云南文山市），商品名称为“三七”。

二、三七种植发展历史

据云南、广西相关历史资料记载，三七种植历史已有400余年。1949年以前，云南三七种植面积仅有几百亩，广西有少量种植。中华人民共和国成立后，文山州地方政府采取一系列措施促进三七生产，使三七种植得到发展。在1951～2016年的65年间，三七产业种植经历了四次大起大落的曲折发展。1951年，云南三七种植面积有785亩[①]，到1974年出现第一次种植高峰，达到4.4万亩，广西3.6万亩，总产量为108万公斤，云南产区三七产值为6400万元，当时的社会需求量为50万公斤；到1983年，云南文山州三七种植面积约5000亩，产量5万公斤；1988年，全国三七种植面积迅速发展到近10万亩，其中云南7万亩，广西3万亩，产量为138万公斤，这是第二次发展高峰；1989年，因价格下跌，种植面积一度萎缩到2万亩左右，之后经历了10余年平稳发展时期；2004年三七价格上涨，到2007年形成了第三次种植高峰，当年三七在地面积达到了12.8万亩，产量为940万公斤，三七价格也随之下降；2008年，随着三七价格的逐步回升，三七经历了第四次种植高峰，也是历史上的高潮，2014年全

① 1亩≈666.7 m^2。

国三七在地面积达 79 万亩（其中广西 3 万亩），2015 年产量超过 4500 万公斤，供过于求的局面再次出现，种植面积开始回落，到 2016 年保持在 40 万亩左右的规模。到 2023 年，三七种植面积仍保持在 40 万亩左右。

在种植地域上，《中国三七》一书记载，20 世纪 60 年代除云南、广西外，广东、四川、湖南、贵州、福建、江西、湖北、浙江等都有引种栽培；云南除文山州外，玉溪、大理、红河、曲靖、昆明、西双版纳、保山、普洱、楚雄、临沧等地区也有栽培，与现在三七种植地区吻合，应该说是三七轮作的必然。

三、三七道地性

道地药材，又称地道药材，是指经过中医临床长期应用优选出来的，产在特定地域，与其他地区所产同种中药材相比，品质和疗效更好，且质量稳定，具有较高知名度的中药材。文山三七道地性的形成，既得益于云南得天独厚的地理环境条件和气候环境条件，又与三七的生态适应性有关，更是道地产区在长期的栽培过程中形成的栽培文化以及科学技术的应用等多方面综合作用的结果。因此，三七道地性形成的主要原因如下所述。

1. 独特的生态环境

中医历来提倡“凡用药必须择土地所宜者，则药力具，用之有据”。因此，中医将具有地区特色、品质优良的药材称为“道地药材”。云南文山三七，就是公认的“道地药材”。三七生长对环境条件有特殊要求，其分布范围极其狭小，主要分布于北纬 22°40′～24°28′ 和东经 103°35′～106°11′ 之间。

文山州三七种植区土壤属黄红壤和红壤类型，土层深厚、疏松，富含稀土元素和铁、钙、钼等微量元素，独特的土壤地质背景是形成道地文山三七的重要原因。文山地处中越边境，历史上属于资讯闭塞区域，森林、土壤和水资源都没有遭到破坏。

2. 适宜的气候条件

文山州由于北回归线横穿全域，地处云贵高原，形成了光照充分、雨量充沛、年温度差异不显著的气候条件。具有年间温度差异不大，但昼夜温差大的双重特点，有利于三七干物质的积累和有效成分的生物合成，这是文山三七产量、品质优于其他地区的主要原因。云南文山、广西靖西三七主产区气象要素比较见表 1.1。

表 1.1 云南文山、广西靖西三七主产区气象要素比较

地点	年平均气温（℃）	年降雨量（mm）	日照时数（h）	日照百分率（%）	相对湿度（%）
云南文山	17.9	996.7	2015.9	46	77
广西靖西	19.1	1656.3	1516.4	37	85

3. 规范的种植技术

文山不仅有悠久的三七种植历史，也形成了独特的三七种植技术和文化。1985 年，文山壮族苗族自治州三七科学技术研究所（文山学院文山三七研究院前身）成立，开展了规范化种植技术研究，并不断吸取先进的科学技术推广到三七生产中。规范的种植技术是三七品质得以保证的关键。

4. 悠久的民族文化

云南省文山州属少数民族聚居的边疆地区，全州有壮族、苗族等 11 个少数民族，董弗兆等经过考证发现，三七的名称是由苗语翻译而来，在文山州苗族中三七和山漆都叫“猜（chei）”，是同名而异物。三七原本是苗药，首先由苗族人民发掘并应用。目前文山苗族文化中仍然流传着有关三七的各种传说，人们对三七有着极其深厚的特殊感情。

文山三七在数百年的栽培历史过程中，对三七种植者不断地选择和淘汰，形成了如今的三七种植专业化的格局。历史上，文山三七种植发展经历几次起伏波折，但始终未终断三七的种植，形成了现在的三七主产区，这些都与文山长期形成的独特的三七文化和人文因素密切相关。可以说，民族习惯和民族文化对道地文山三七的形成起到了重要的作用。

四、三七使用发展历史

《本草纲目》一书首次对三七进行了明确记载，其中关于三七“味微甘而苦，颇似人参之味”的记载十分准确地表述了三七的化学特征。而明代杨清叟的《仙传外科秘方》(1378 年) 则记载了三七的最早应用，其“飞龙夺命丹”一方中的配伍药材就有三七，距今已有 640 多年。其实，三七作为一种疗效显著的药用植物，在为汉族当作传统的中药之前，曾长期流传于云南和广西交界地区的少数民族（如壮族、苗族、彝族等）民间，而后随着民族迁徙，各民族间的交流和军旅、商贾的传播，逐渐进入中原地区。明代以前，中原医家大多尚未知晓三七。在清代，三七一直被列为地方进贡朝廷的珍稀物品，源源不断地流入宫廷，其珍贵性可见一斑。到了民国初期，人们对三七的药用价值有了更为全面的认识。著

名中西医汇通派医家张锡纯在其所著的《医学衷中参西录》中写道："三七，味苦微甘，性平（诸家多言性温，然单服其末数钱，未有觉温者）。善化瘀血，又善止血妄行，为吐衄要药。病愈后不至瘀血留于经络证变虚劳（凡用药强止其血者，恒至血瘀经络成血痹虚劳）。兼治二便下血，女子血崩，痢疾下血鲜红（宜与鸦胆子并用）久不愈，肠中腐烂，浸成溃疡，所下之痢色紫腥臭，杂以脂膜，此乃肠烂欲穿（三七能化腐生新，是以治之）。为其善化瘀血，故又善治女子症瘕，月事不通，化瘀血而不伤新血，允为理血妙品。外用善治金疮，以其末敷伤口，立能血止疼愈。若跌打损伤，内连脏腑经络疼痛者，外敷、内服奏效尤捷，疮疡初起肿疼者，敷之可消（当与大黄末等分，醋调敷）。"这些记载更加全面地阐述了三七的功效作用。20 世纪初，随着三七在民间的广泛使用，有"生打熟补"之说，随后又有了"参茸桂七"之说，将三七列为名贵药材之列。到 20 世纪 30 年代至 60 年代末期，三七"生打熟补"的药理在民间广泛运用。在 20 世纪 90 年代，广西民间中草药医生李振光深入文山、广西的壮族聚居地对历代使用三七的方法等进行了考证、研究，并对其药性药理做了更加可观和详细的总结。直到 2002 年 7 月 3 日，中国标准化协会组织全国 38 名专家在云南文山壮族苗族自治州举行会议，审查文山三七的使用、栽培历史，确认了文山州是中国三七原产地，并将实施原产地域产品保护。自此，三七成为文山名副其实的地道产物，并开启了现代化的发展道路。

20 世纪 80 年代以来，三七在治疗心血管、脑血管疾病、癌症及保健食品方面开拓了广阔的应用领域，尤其在心、脑血管方面较为突出，目前已成为中药中第一大心血管疾病用药。

在食用方面，三七在当地一直作为药食同源的品种在使用，在发展的过程中经历了药食同源到药用和保健食品开发使用，再到药用、保健食品开发、地方特色食品共同使用过程。

三七在我国中药行业中有重要影响，是复方丹参系列、云南白药系列、片仔癀系列、血塞通、血栓通等中成药大品种的主要原料。目前，全国三七工业需求量为 2 万～2.5 万吨，以三七为原料的加工生产企业占全国中药生产企业的八成以上。三七中成药品种数 500 个以上，批文数量 3300 余个，生产企业数 1400 余家。三七中药饮片产生企业 3100 余家。全国有以三七为主或有含三七的保健食品批文有 330 余个。生产企业共 235 家。2022 年，云南省三七产业综合产值约 400 亿元。

五、三七化学成分

三七的化学成分研究始于20世纪30年代，我国药物学家赵承嘏和朱任宏最早（1937年）对三七进行了化学成分的研究，从中分离得到三七皂苷A（arasaponin A）及三七皂苷B（arasaponin B），经酸水解得到三七皂苷元A与三七皂苷元B。到60年代，日本学者柴田承二等（1965年）在研究人参近缘皂苷与皂苷元的同时，对三七的皂苷成分进行分析比较，发现三七与人参所含皂苷成分相似。70年代以后，随着现代分离手段及测试仪器的广泛应用，三七的化学成分研究取得了显著的进展。

国内外学者对三七的化学成分进行了系统的研究，到目前为止，从三七中分离得到的化学成分主要有皂苷、黄酮、挥发油、氨基酸、多糖、淀粉、蛋白质、无机盐及氮、磷、钾等元素和钴、钼、铯等微量元素。

1. 三七中的皂苷类成分研究发展历程

1975年，中国科学院昆明植物研究所从植物化学分类学观点研究了人参属植物的三萜成分，对三七皂苷进行水解，得到皂苷元人参二醇（panaxadiol）与人参三醇（panaxatriol），二者均为人参皂苷的水解苷元。1978年，日本学者真田修一等从三七中分离得到4种人参皂苷，即人参皂苷Rb_1、Rd、Re和Rg_1。1979年，中国科学院昆明植物研究所伍明珠研究员从三七根中分离得到人参皂苷Rg_1和Rb_2。1980年，昆明医学院魏均娴教授从云南产的三七中分离得到数种皂苷，经鉴定其中C_1、E_1分别为人参皂苷Rb_1、Rg_1。

1981～1983年，中国科学院昆明植物研究所周俊院士、杨崇仁研究员对云南产三七的根、叶、花、果中皂苷成分进行了较全面的研究。周俊院士从三七根中分离得到12种皂苷成分，其中5种新的微量皂苷经鉴定为达玛烷型四环三萜皂苷，命名为三七皂苷R_1、R_2、R_3、R_4和R_6。

杨崇仁研究员等从三七叶中分离得到7种皂苷，除已知的人参皂苷Rb_1、Rb_3、Rc及七叶胆皂苷Ⅸ外，还得到3种新的三七皂苷，命名为三七皂苷Fa、Fc和Fe，Fa和Fc是从人参属植物中首次分离得到5糖苷；从三七花中分得5种皂苷，即人参皂苷Rb_1、Rb_2、Rc、Rd和F_2；从三七果中分得7种皂苷，即人参皂苷Rb_1、Rb_2、Rc、Rd和三七皂苷Fa、Fc及七叶胆皂苷Ⅸ；1985年，还从三七芦头（又名三七根茎、剪口）中分得9种人参皂苷，即人参皂苷Rb_1、Rd、Re、Rg_1、Rg_2及三七皂苷R_1、R_2、R_3、R_4。

文山三七研究院崔秀明等与中国科学院昆明植物研究所陈纪军研究员合作，从三七根茎中分离得到 2 种新的三七皂苷，命名为三七皂苷 Rw_1 和 Rw_2（图 1.3）。

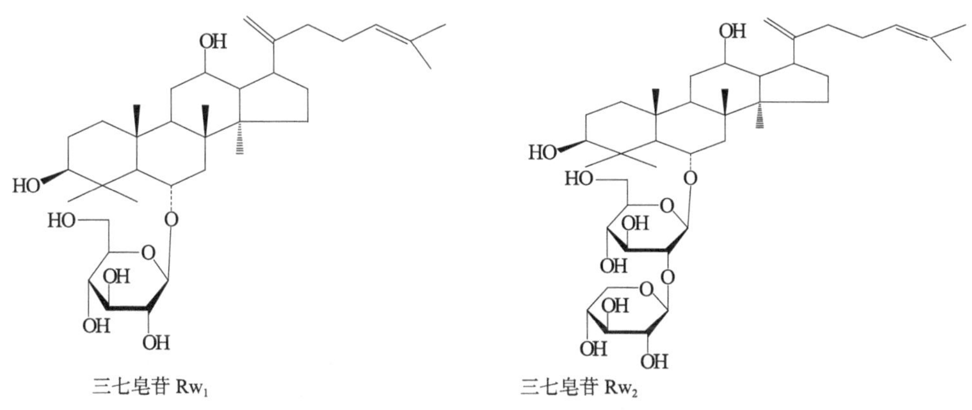

三七皂苷 Rw_1　　三七皂苷 Rw_2

图 1.3　三七皂苷 Rw_1 和 Rw_2 图谱

2. 三七中的皂苷成分

皂苷是三七的主要活性成分，三七中总皂苷称三七总皂苷（简称 PNS），含量可达 8%～12%。也是目前三七研究较为系统的化学物质，迄今为止已从三七不同部位分离得到 170 余种皂苷成分，其苷元主要为达玛烷型的 20(*S*)-原人参二醇型（简称 PPD，图 1.4）和 20(*S*)-原人参三醇型（简称 PPT，图 1.5）两种类型。三七的地下部分既有 20(*S*)-原人参二醇型皂苷，也有 20(*S*)-原人参三醇型皂苷；三七的地上部分以 20(*S*)-原人参二醇型皂苷为主。

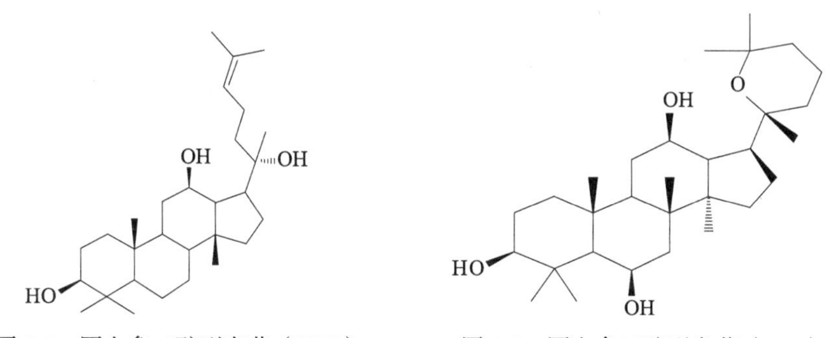

图 1.4　原人参二醇型皂苷（PPD）　　图 1.5　原人参三醇型皂苷（PPT）

三七剪口主要含人参皂苷 Rg_1 和 Rb_1，其中人参皂苷 Rg_1 的含量是主根的 2 倍多，人参皂苷 Rb_1 的含量是主根的 1 倍多，此外还含有人参皂苷 Rd、Rg_2，胶股蓝皂苷 IX、XV、XVII 和三七皂苷 R_1、R_2、R_3、R_6。三七叶、果中皂苷含量较少，种类也少，主要以人参皂苷 Rb_1、Rb_3、Rc 为主。三七花是三七全株中皂苷含量最高的部位，从中发现了人参皂苷 Rb_1、Rb_2、Rb_3、Rc、Rd 等在内的数十种皂苷成分，其中人参皂苷 Rb_3 和 Rc 的含量最高。

三七和人参所含皂苷成分相同，如人参皂苷 Rg_1、Rg_2、Rb_1、Rb_2、Rc、Rd、Re、Rh，其中尤以人参皂苷 Rg_1 和 Rb_1 含量最高。另外，三七还具有独特的皂苷成分，如三七皂苷 R_1、R_2、R_3、R_6 等。《中国药典》（2020 年版）将人参皂苷 Rg_1、Rb_1 和三七皂苷 R_1 作为三七质量控制的检验指标。规定 $Rg_1+Rb_1+R_1\geqslant 5.0\%$。

3. 黄酮类化合物

黄酮类化合物是三七的有效活性成分之一。据报道目前三七中的黄酮类成分有山柰酚、山柰酚-3-*O*-*β*-*D*-半乳糖（2-1）葡萄糖苷、槲皮素、槲皮素-3-*O*-*β*-*D*-半乳糖（2-1）葡萄糖苷等，另外一种苷元为槲皮素，糖原鉴定为木糖、葡萄糖和葡萄糖醛酸，糖的联结次序及位置未定。

4. 糖类成分

糖及其衍生物在自然界中广泛存在。三七中含有单糖、低聚糖和多糖。1985 年，日本科学家水谷先生等首先从三七中得到具有增强机体免疫功能效用的活性多糖（2A-1）；1987 年，日本科学家又从三七中分离到了一种多糖成分，命名为三七多糖 A。

现代研究表明三七中含有一组分子质量为 700～5000 Da 的糖肽，该糖肽的糖基部分由岩藻糖（Fac）、*L*-阿拉伯糖（Ara）、木糖（Xyl）、半乳糖（Gal）、葡萄糖（Glc）及 *N*-乙酰氨基糖组成。目前从三七水提取物中分离得到了含有 Ara、Gal、Glc 等的多糖成分，三七多糖 A（Sanchinan-A）以及三七多糖组分三七多糖Ⅰ（PNPS Ⅰ）、三七多糖Ⅱ（PNPS Ⅱ）。

5. 氨基酸成分

据报道，三七中含 19 种以上氨基酸，主要有精氨酸、丙氨酸、酪氨酸、苯丙氨酸、脯氨酸、异亮氨酸、亮氨酸、苏氨酸、赖氨酸、谷氨酸、胱氨酸、天冬氨酸等。总氨基酸含量达 7% 以上，其中有 7 种人体必需氨基酸。三七素是一种特殊的氨基酸，是三七的止血活性成分。该成分由日本学者小管卓夫等从三七根中分离并鉴定，其化学名称为 *β*-*N*-乙二酸酰基-*L*-*α*, *β*-二氨基丙酸（*β*-*N*-oxalo-*L*-*α*, *β*-diaminopropionic acid）。

6. 挥发油

我国科学家鲁歧等从三七挥发油中分离鉴定出34种化合物，包括倍半萜类、脂肪酸、酯类、苯取代物、萘取代物、烷烃、环烷烃、烯烃、酮等。之后，帅绯等又从三七花中分离鉴定出了24种挥发油成分。

7. 其他成分

研究表明，三七中含有26种无机元素，其中含量较高的分别是钾（K）、钠（Na）、磷（P）、钙（Ca）四种。

此外，三七中还含有蛋白质、脂肪油、甾体类、生物碱类等成分，如环二肽、人参内酰、人参炔醇、人参环氧炔醇等。

六、三七药理作用

（一）三七的止血、活血、补血作用

三七具有“止血不留瘀，化瘀不伤正”的特点，实为理血的要药。三七具有止血、活血、补血三重功效。三七的主要成分三七总皂苷具有活血功效，且具有明显抗凝血及抑制血小板聚集的作用。这表明三七具有止血和活血双向调节作用，可以“止血不留瘀”。熟三七具有补血的作用。此外，三七还具有改善微循环、抗血栓形成等作用。

1. 止血

三七有“止血神药”之称，散瘀血，止血而不留瘀，对出血兼有瘀滞者更为适宜。三七具有较强的止血作用，对不同动物、不同给药途径、不同制剂，均显示明显止血作用。药理实验证明，三七能诱导血小板释放花生四烯酸、血小板因子Ⅲ和 Ca^{2+} 等止血活性物质，最终表现为促凝血作用，其影响强度与血中三七素浓度呈正比。三七素加热导致结构易被破坏，故三七止血宜生用。

2. 活血（抗血栓）

三七具有活血散瘀功效，能抗血小板聚集，抗血栓形成。作用环节包括了抗血小板聚集、抗凝血酶和促进纤维蛋白溶解过程。三七能提高血小板内cAMP（环磷酸腺苷）的含量，减少血栓素 A_2 的合成，抑制 Ca^{2+}、5-HT（5-羟色胺，又名血清素）等促血小板聚集的活性物质释放，发挥抗血小板聚集的作用，达到抗血栓的功效。

3. 补血

古人认为三七生吃“祛瘀生新”，熟服可“补益健体”。现代研究证明三七确实具有补血作用。熟三七能明显提高失血性贫血病理模型（大鼠和家兔）的血红细胞数量，对失血性贫血具有较好的治疗效果。三七总皂苷除提高大鼠外周血中白细胞总数外，还能显著提高巨噬细胞吞噬率，提高血液中淋巴细胞的百分比。研究还发现，三七总皂苷可诱导造血细胞 GATA-1（蛋白转录调节因子-1）和 GATA-2 转录调控蛋白的合成增加，并增高其与上游调控区的启动子和增强子结合的活性，从而调控造血细胞增殖、分化相关基因表达。

（二）三七对心脑血管系统的作用

三七是我国治疗心脑血管系统疾病的主要药物之一，主要有以下几方面的作用。

1. 对心肌保护作用

三七总皂苷对大鼠、家兔、犬的心肌缺血-再灌注损伤有很强的保护作用，其抗脂质过氧化作用是保护缺血性再灌注心肌的一个重要原因；心肌缺血-再灌注时刺激 NF-κB（核因子 κB）的活化，启动中性粒细胞 ICAM-1（细胞间黏附分子-1）表达参与缺血-再灌注损伤的发生过程；三七总皂苷能抑制中性粒细胞内核因子 NF-κB 的活化，减少细胞间黏附分子表达及中性粒细胞黏附而起到心肌的保护作用。

2. 抗冠心病作用

三七总皂苷通过提高肌浆内膜上的钙泵活性，纠正心肌细胞内 Ca^{2+} 超负荷及提高左室心肌能量，来改善左心室舒张功能。三七总皂苷通过提高 SR(心肌细胞肌浆网）膜上钙泵活性，使心肌细胞内 Ca^{2+} 明显减少。三七总皂苷是一种非特异性 SR 膜钙泵激动剂，能减轻 SHR（自发性高血压大鼠）左室游离壁心肌重量。三七总皂苷能增强冠心病患者 SOD（超氧化物歧化酶）活力，降低 LPO（过氧化脂质，简称过氧化脂）含量，提高纤溶功能。

3. 抗心律失常作用

三七总皂苷对各种药物诱发的心律失常均有保护作用，其机理与三七总皂苷对心肌的直接抑制作用有关。其中人参三醇型皂苷能明显缩短乌头碱所致大鼠心律失常的维持时间，减少室性早搏，降低房颤的发生，减少氯仿所致小鼠的室颤发生率；明显对抗大鼠结扎冠状动脉诱发的缺血性心律失常及再灌注性心律失常，并可使缺血-再灌注引起的心肌梗死范围明显缩小。人参二醇型皂苷能明显缩短乌头碱及氯化钡所致心律失常的持续时间，明显对抗结扎冠状动脉诱发的室性早搏、室速及室颤出现率和心律失常持续时间；明显降低大鼠急性心肌梗死后再灌注时心律失常的发生率。

4. 降血压

三七总皂苷有扩张血管、降低血压的作用，认为其作用机理是：三七总皂苷是一种钙通道阻滞剂，具有阻断去甲肾上腺素所致的 Ca^{2+} 内流的作用。同时三七总皂苷可减少血管紧张素Ⅱ的生成和缓激肽的降解，这也可能是三七总皂苷降压、护缺血心肌、抗心律失常的机理之一。

5. 降血脂和防止动脉粥样硬化

三七具有良好的降血脂、防治心脑血管疾病的作用。对血脂的影响：临床使用三七过程中，曾发现其有降低血中胆固醇的作用。动物实验证明三七粉能阻止家兔肠道吸收脂肪。在脂质代谢中，其能降低总脂质水平，使甘油三酯含量明显降低。

三七总皂苷能明显抑制低浓度高脂血清对体外培养血管平滑肌细胞的作用，对动脉粥样硬化的发生和发展具有一定的防治作用；三七总皂苷能显著抑制实验动物粥样硬化的发生和主动脉内膜斑块形成。

6. 保护脑组织的作用

三七总皂苷能使全脑或局灶性脑缺血后再灌注水肿明显减轻，血脑屏障通透性改善，局部血流量显著增加。进一步的研究发现：三七总皂苷可能通过上调 Hsp70（一种脑缺血相关蛋白）和下调转铁蛋白，保护血脑屏障，从而达到对大鼠局灶性脑缺血的保护作用。也有人研究认为，三七总皂苷可通过增加血液供应改善能量代谢，从而保护脑组织。

7. 脑损伤保护作用

颅脑损伤时出现神经细胞钙通道开放，胞浆内游离钙浓度异常增高，产生严重钙超载，诱发一系列病理反应，促发和加重继发性的脑损伤。三七总皂苷具有钙通道阻滞作用，能阻滞脑损伤后神经细胞内钙超载，阻断钙调蛋白（CAM）复合物的形成，减轻脑水肿和血脑屏障通透性，降低脑损伤后血脑组织中丙二醛（MDA）的含量，对颅脑损伤有一定的保护作用。

8. 改善脑梗死症状

三七总皂苷能明显降低患者血液黏稠度，改善血液高凝状态，对脑梗死有一定的预防及治疗作用。三七总皂苷在脑梗死急性期使用，可以有效地改变血液高凝状态，降低代谢升高的高敏C-反应蛋白活性，保护缺血后脑组织，有利于改善脑梗死的临床症状。三七总皂苷治疗脑梗死作用机制与下列因素有关：第一钙通道阻断作用，三七总皂苷是一种神经元钙离子拮抗剂，它能阻止钙离子内流，从而抑制缺血性连锁，防止再灌注后迟发性神经元损伤；第二抗自由基作用，三七总皂苷能使脑组织中及血浆中丙二醛（MDA）显著减少，超氧化物歧化酶（SOD）活性升高，对黄嘌呤氧化酶（XOD）氧化黄嘌呤产生的氧自由基具有清除作用；第三抗血小板作用，三七总皂苷能抑制血小板聚集，降低血液黏稠度，改善患者血液的高凝状态，改善梗死区的血液供应。

（三）三七的其他药理作用

1. 对中枢神经系统的作用

三七的不同部位对中枢神经系统有不同的药理作用。

1）镇静作用

三七总皂苷具有中枢抑制作用，可减少动物的自主活动，这主要是总皂苷通过减少突触体谷氨酸释放实现的。三七总皂苷、人参皂苷 Rb_1 均有显著的镇静作用，并能协同中枢抑制药的抑制作用。

2）镇痛作用

三七总皂苷对化学性和热刺激性引起的疼痛均有明显的对抗作用，且三七总皂苷是一种阿片肽样受体刺激剂，不具有成瘾的副作用。

三七叶总皂苷具明显的镇痛及镇静催眠作用。其镇痛作用起效快，维持时间较长。三七叶总皂苷是三七茎叶具有镇痛作用的物质基础，动物实验证明确有镇痛效果。三七叶总皂苷对化学刺激所致的小鼠痛反应均显示有一定的镇痛反应，侧室微量注射三七叶总皂苷仍能显著提高小鼠阈值，提示其镇痛作用部位可能在中枢。

三七花的镇痛作用是由其对中枢抑制而引起的，无毒副作用。三七花用于治疗头昏、目眩、耳鸣是适宜的。

3）耐缺氧作用

脑血栓梗死后局部脑神经原处于缺血缺氧状态，继而细胞转为不可逆性的变性坏死。提高神经元的耐缺氧能力，使之在局部梗阻后缺血缺氧状态下能够存活较长的时间，避免更多的神经元死亡，可为溶栓血流再通赢得时间。而三七总皂苷在抗凝血防止血栓形成的同时，还对神经细胞产生了直接的保护作用。人参皂苷 Rg_1 能提高神经细胞的耐缺氧能力，并对神经细胞缺氧损伤具有明显的保护作用，其作用机制与 Rg_1 拮抗钙离子内流和对抗谷氨酸的毒性作用有密切关系；能降低缺氧机体耗氧量；减轻完全性脑缺血损伤，维持缺血脑细胞膜及微血管膜的稳定性。

4）改善记忆作用

人参皂苷 Rg_1 对东莨菪碱、亚硝酸钠及 40% 乙醇所造成的小鼠记忆不良均有不同程度的对抗作用。

2. 对肝脏的影响

1）对肝脏的保护作用

三七总皂苷可促进物质（如亮氨酸、血清蛋白等）对肝脏的渗入，促进肝细胞再生。提示三七总皂苷对 CCl_4 肝损害小鼠肝细胞的再生有促进作用。同时三七总皂苷能增加实验大鼠肝及肝外脏器的血液量，使 CCl_4 损伤小鼠的肝血窦扩张，改善肝脏微循环，减轻肝损伤，增加血流量，保证细胞内的氧气和营养的供给。总的来说，三七总皂苷可提高肝组织及血清超氧化物歧化酶的含量，减少肝糖原的消耗，改善肝微循环，减轻线粒体、内质网等细胞器的损伤及肝纤维化。

2）抑制肝肿瘤细胞

动物实验表明，生三七能明显抑制小鼠肝癌的发生，降低血清中碱性磷酸酶（ALP）、天冬氨酸氨基转移酶（AST）、谷丙转氨酶（ALT）、乳酸脱氢酶（LDH）的活性，延长生存期，对四氯二苯二氧化物（TCDD）所致的肝损伤有抑制作用。此外，三七对环磷酰胺所致的大、小鼠白细胞减少有明显的治疗作用。研究发现经三七总皂苷作用后的肝癌细胞，可见到细胞内线粒体和粗面内质网发生显著变化，粗大颗粒自行消融，并形成空泡、异微粒。亦可通过对抗肿瘤坏死因子（TNF）引起的恶病质而对肿瘤感染患者具有保护作用，可较完全地阻止 TNF 引起的脂肪细胞形态学变化。

3）抗肝纤维化

肝纤维化是肝细胞损伤后所引起的大量细胞外基质在肝内增生沉积的一种病理改变。胶原是纤维结缔组织细胞外基质的主要成分，抑制肝星状细胞增殖及胶原合成是防治肝纤维化的有效途径。三七具有抗脂质过氧化、改善肝脏微循环、抑制肝脏胶原合成和促进胶原降解，从而起到抗肝纤维化的作用。三七及三七总皂苷可抑制 NIH/3T3 细胞（胚胎成纤维细胞）增殖及 I 型胶原的生成与分泌，可能有抗肝纤维化活性，而三七总皂苷则可能是三七抗肝纤维化活性的主要化学物质基础。

3. 抗衰老作用

机体在有氧代谢过程中不断产生自由基，使细胞膜和其他组织的脂质发生过氧化，生成脂质过氧化物（LPO），从而破坏生物膜功能，促进衰老及引发多种疾病。而机体中的 SOD 可清除自由基，有保护细胞膜的功能。实验表明，三七总皂苷能清除 LPO，升高 SOD，可一定程度保护脑等组织器官免受过氧化，从而延缓衰老。三七茎叶皂苷能显著延长果蝇平均寿命、半数死亡时间及雄果蝇最高寿命，具有延寿抗衰的作用。

4. 抗肿瘤作用

近年来研究发现，三七皂苷 R_1 是 HL-60 细胞（人原髓细胞白血病细胞）的强分化诱导剂，能诱导 HL-60 细胞向粒细胞方向分化。人参皂苷 Rh_1 和 Rh_2 能抑制离体培养的肝癌细胞增殖，作用机制可能与抑制肝癌细胞糖酵解、改善膜流动性有关。三七总皂苷对单核细胞（MC）的软琼脂集落形成能力均有明显的降低作用，提示三七总皂苷对细胞的转化表型具有一定的逆转作用。推测三七对胃癌前病变的治疗作用与三七总皂苷直接抑制胃癌前病变细胞的增殖能力有关。进一步研究发现，三七对大鼠实验性胃癌前病变有良好的治疗效果。三七总皂苷能诱导 K562 细胞（人慢性髓原白血病细胞）向粒系分化。

5. 免疫调节作用

三七总皂苷能增进小鼠 NK 细胞（机体免疫细胞）的活性，促进吞噬细胞的吞噬率，因此认为三七具有免疫调节作用。

6. 抗肾损伤作用

三七总皂苷还可明显保护肾小管上皮细胞内 SOD 的活力，增强内源性氧自由基的清除功能，并能减少氧自由基作用于膜脂生成的脂质过氧化物，明显减轻氧自由基对肾小管上皮细胞的损伤；此外，三七总皂苷还具有改善毛细血管通透性，改善血液黏度，促进血液回圈，使肾脏微循环得以疏通，增加肾血流量，改善肾小球滤过率的作用。三七总皂苷在明显促进成纤维细胞凋亡的同时，其增殖也有短暂、轻度刺激作用，随着剂量的增加，其增殖效应明显减弱，而促凋亡效应仍很强。实现结果提示：大剂量三七总皂苷可能是治疗肾间质纤维化，延缓尿毒症的理想药物。

第二节　三七常用概念、采收时间及分等规格

一、三七常用概念

头：三七大小专用规格单位的俗称。指经干燥后，质量为 500 g 三七主根所含的三七主根个数。如 500 g 三七有 30 个，称为 30 头。

春三七：摘除花苔后采收的三七主根称为春三七。

冬三七：留种后采挖的三七主根称为冬三七。

剪口：根茎的俗称，连接三七茎和主根的部位。

筋条：中部直径大于 0.4 cm 的支根的俗称。

毛根：又称须根，是指中部直径小于 0.4 cm 的支根的俗称。

三七花：三七花序的干燥品，多为两年或三年生。

三七茎叶：三七植株茎和叶的干燥品，一般以三年生使用较常见。

菊花心：是指中药材的横切面（断面），维管束与射线排列成细密的放射状纹理，形成了菊花心。

二、三七不同部位采收时间

三七花：采收年限为二年生以上，采收时间为 7～8 月，方法为当花苔生长至 5 cm 左右时摘取花蕾。

果实：当三七果实颜色由绿转为红色并具光泽时即成熟，分批采摘、分批储藏。

根部：采收年限一般为三年以上生，不留种三七根部的采收时间为 10 月至翌年 1 月，留种三七根部的采收时间为摘除果实后 20～30 天。

三七茎叶：二年生三七茎叶的采收时间为 12 月至翌年 2 月，三年生以上的与根部采收同时进行（图 1.6）。

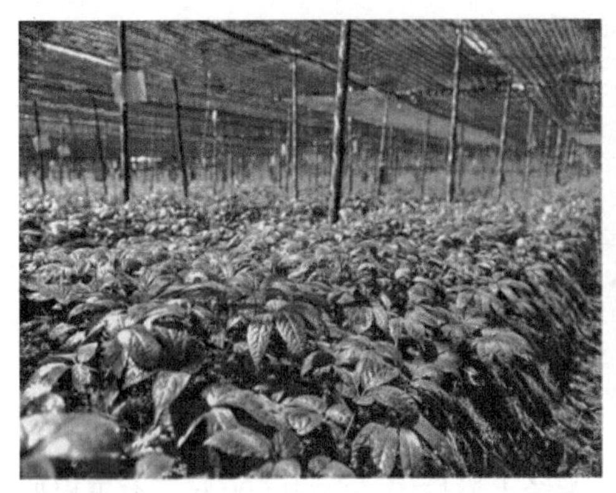

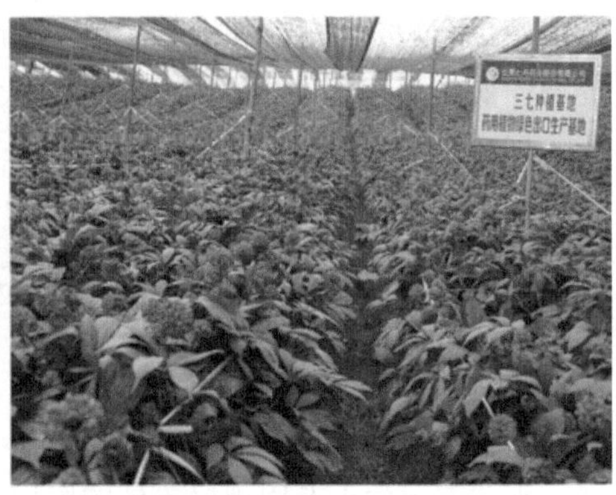

图 1.6　三七种植基地图

三、三七商品规格等级划分

1. 三七药材等级划分沿用历史

三七分等级是按照头数多少进行分级。1959 年《中药志》记载“三七分春七和冬七两个规格，按个头大小分为 13 等，包括剪口、筋条和绒根”。1985 年版《中国药典》初次将三七入药部位限定为主根、筋条和剪口。1989 年出版《中国道地药材》记载“于花前采挖三七为‘春七’，秋冬种子成熟后采挖为‘冬七’，根茎可加工为‘剪口’、‘筋条’和‘绒根’三部分”。三七的分级法一直沿用至今。

2. 三七商品等级划分沿用历史

1984 年国家医药管理局、中华人民共和国卫生部制订的《七十六种药材商品规格标准》将三七块根划为春七、冬七两类。“春七”在 7～9 月采挖，打去花蕾，体重色好，量质俱佳，见图 1.7 和图 1.8。“冬七”结籽后采挖，体大质松。等级为“一等（20 头）、二等（30 头）、三等（40 头）、四等（60 头）、五等（80 头）、六等（120 头）、七等（160 头）、八等（200 头）、九等（大二外）、十等（小二外）、十一等（无数头）、十二等（筋条，见图 1.9）、十三等（剪口，见图 1.10）”。

《地理标准产品　文山三七》（GB/T　19086—2008）将三七划分为：10 头、20 头、30 头、40 头、60 头、80 头、无数头、筋条、毛根（图 1.11）、剪口、茎叶、花（图 1.12）12 个规格。

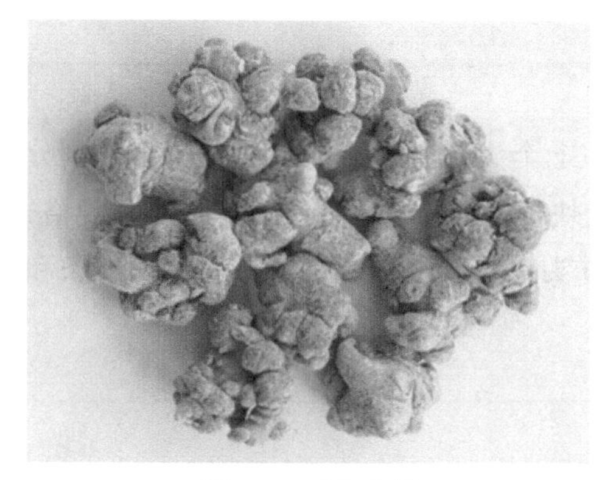

图 1.7 三七主根

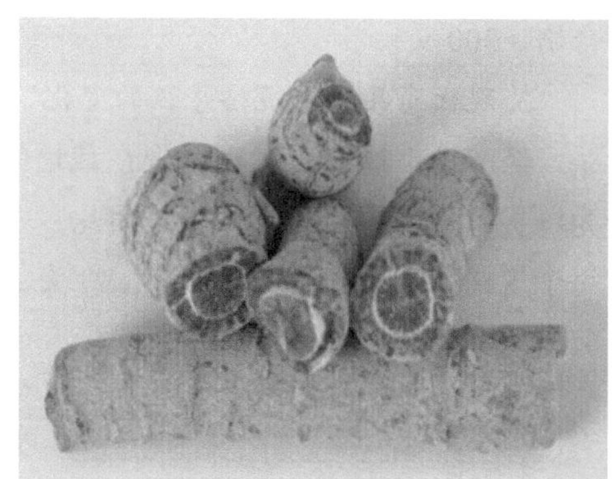

图 1.8 三七主根断面

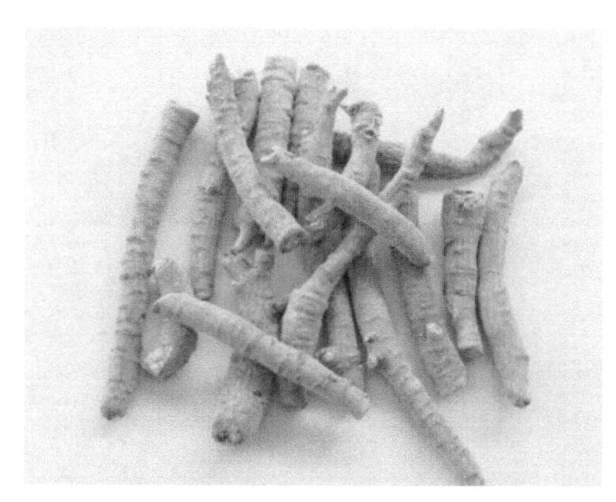

图 1.9 三七筋条

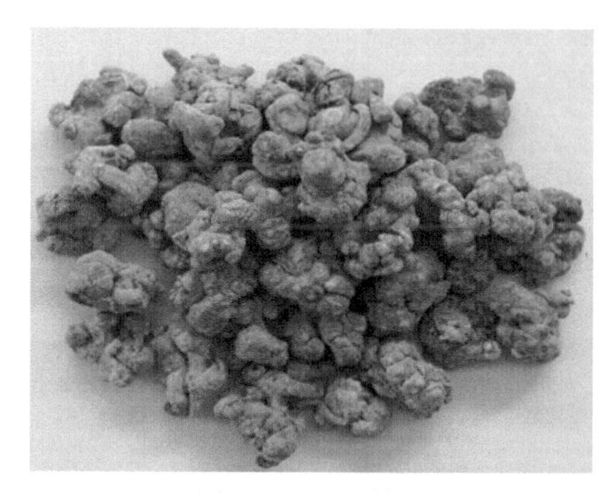

图 1.10 三七剪口

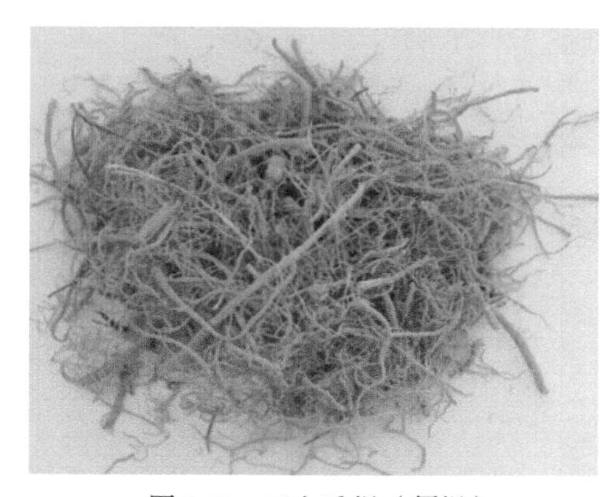

图 1.11 三七毛根（须根）

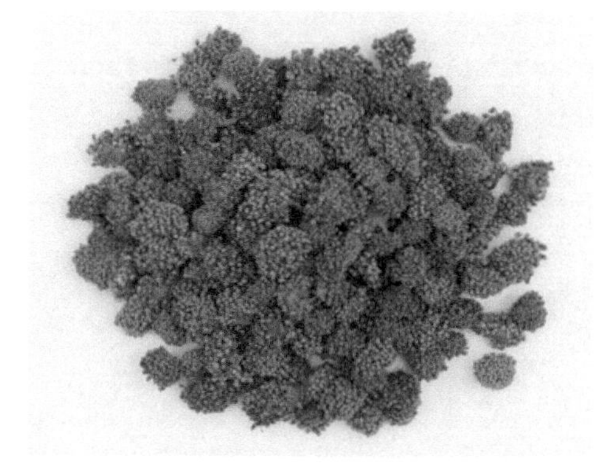

图 1.12 三七花

云南省地方标准《三七分等规格》（DB53/T 055.1—2020）将文山三七划分为一至八级及不合格共 9 个等级。一级≤20 头、二级≤30 头、三级≤40 头、四级≤60 头、五级≤80 头、六级≤120 头、七级≤200 头、八级 200～300 头、不合格>300头。

3. 现代商品三七规格等级的变化

经产地市场调研发现，现在栽培的三七个头明显增大，80头以下全部划分为统货，且多为药厂投料用。因此，三七块根目前常分为春七、冬七2种规格，每个规格下含有10头、20头、30头、40头、60头、统货共6个等级，筋条和剪口两个规格不分等级均为统货。

第二章

三七的产地加工、储藏与养护

第一节　中药材产地加工概述

中药材采收后，除了少数供新鲜药用外，绝大部分种类都要进行产地加工。凡是在产地对植（动）物药用部位进行的初步处理与干燥，都称之为“产地加工”或“初加工”。产地加工不仅可以防止药材腐烂变质和有效成分散失，而且便于仓储、调拨、运输和有效使用。古代用药均为鲜品，随着中医药科学的进步和社会的发展，单纯依靠采集鲜药已不能满足需求，人们开始将鲜品晒干储藏备用，这种晒干的方法是最早的药材加工方法。经过几千年的实践、总结和提高，中药材加工技术不断创新与发展，现已成为中药材生产中的关键技术之一。

一、中药材产地加工的目的

中药材加工是通过产地加工修制使药材形体完整、色泽好、香气散失少、不变味、含水量适度、有效物质破坏少等，确保药材商品的规格和质量，满足《中国药典》对药材的性状特征及其有效物质含量的基本要求。因此中药材产地加工的目的有以下几个方面。

1. 除去杂质，保证药材的纯净度

药用植物采收后，在药材中容易夹带和附着非药用部位等杂质，如花冠类药材易夹带萼片、叶片等；果类药材易夹带果柄、果枝，种子类药材易夹带果皮，根和根茎类药材易带残茎、叶基和叶鞘、须根和泥土。而这些都会直接影响药材的纯净度、降低药材的等级，影响药材质量。所以在采收后必须通过净选、修制等产地加工技术清除杂质，以提高药材的质量。

2. 趁鲜切制，便于炮制加工和临床应用

不同种类的药材，其体积和质地相差较大，特别是有些根茎类和茎木类药材，体积较大，并且干燥后难以浸润软化、切片或粉碎。为了便于药材的干燥、加工、炮制、储藏、运输及临床使用，需在采收后，趁鲜切制成片、段、块。但对一些含挥发性成分较高的药材，鲜切后增加了有效成分的挥发，易使药材失效，故不宜鲜切，尤其不宜切薄片。

3. 保持药效，防止霉变，利于储运

新鲜的药材，体内含有大量的水分和营养物质。若直接堆放或包装储藏，可造成堆内湿度、温度增高，使药材表面或包装袋上潮湿或有水珠凝结，这种现象称“结露”或称“出汗”。出汗对药材储藏极其不利，高温高湿有利于微生物和孢子的传播萌发和侵入，会造成药材发热、霉烂质变，最终使药材失效。新鲜的全草类药材体积较大，故不利于储藏和运输。因此，药材在采收之后，必须在产地随即进行干燥处理，钝化酶类，缩小体积，以达到保证药效、防止霉变，便于储运的目的。

4. 改变药性，降低或消除药材的毒性或副作用

有些药材经加工后，不仅形状发生改变，而且发生了一些复杂的化学变化，即药材的颜色、气味、药性都产生了明显的改变；还有一些有毒药材，经过加工处理后可以消除或降低其毒性。

二、中药材产地加工常用的方法

1. 根及根茎类药材

根及根茎类药材作为药材中种类占比最多的一类，根据分类用途可归纳为七类，分别为根类、母根类、块根类、根及根茎类、根茎类、块茎类、鳞茎类。根及根茎类药材有不同的加工方式，常见的加工方式见表 2.1 所示。

表 2.1　根及根茎类药材常见加工方式

加工方式	加工方法	代表药材
分级	将药材的地下部分采收后，按不同大小进行分级，便于进一步加工和商业交流与贸易	三七、牛膝、白芍等

续表

加工方式	加工方法	代表药材
水洗	用水洗净掺杂的泥沙、污物，除去芦头和须根等非药用部分	绝大多数根茎类药材
刮皮	对于干后难以去皮的根茎类药材，应趁鲜及时刮去外皮，然后晒干	山药、桔梗、牡丹皮等
	有的药材需蒸煮才脱皮，先将根茎洗净后入沸水中蒸煮几分钟，刮去外皮，然后漂净晒干	天冬、白芍、明党参
切	对于质坚不易干燥的粗大根茎，应在采收后即刻洗净除去残茎和毛须，趁鲜切片、段或丁，晒干	丹参、大黄、玄参、葛根等
烫	对一些肉质、含水量大的块根、鳞茎类药材，宜放入沸水中烫片刻，然后再捞出晒干	天冬、百部等
蒸	有些药材采收后要进行蒸煮，然后再晒干	郁金、天麻、玉竹、何首乌等
熏	对于一些粉质程度较高而需久存保色的药材，为了保护产品的色泽，在干燥前可用硫黄熏蒸。熏硫还可加速干燥，防止霉烂（国家现已禁止硫黄熏制）	山药、泽泻、白芷等
发汗	药材在加工过程中用微火烘至半干或微煮、蒸后，堆置起来发热，使其内部水分往外溢，变软、变色，增加香味或减少刺激性，有利于干燥	厚朴、杜仲、玄参、续断等

干燥是根茎类药材产地加工的核心环节和关键技术，是中药材生产过程的重要组成部分。在“干燥”的用词描述方面,《中国药典》有明确规定：凡烘干、晒干、阴干都可以的，用干燥表示。不宜用较高温度的，用晒干和低温干燥表示（一般不超过 60℃）。烘干、晒干不适合的用阴干或晾干表示。要求时间短的用暴晒或及时干燥表示。干燥过程对药材的质量有着重要影响，药材干燥后更有利于运输和储藏。同时依据药材不同的理化性质，采用不同的加工方式，促进药材中与功效相关的化学物质发生转化，赋予中药材所应具有的药性。常见药材的干燥方式，见表 2.2。

表 2.2　常见药材的干燥方式

分类	加工方式	药材
根类	晒软后进行中间操作，发汗至表面呈红黄色或灰黄色时干燥（或不发汗）	秦艽、麻花秦艽
	进行中间操作发汗，晒干或烘干	川牛膝、玄参
	晒干或低温干燥	白芷、西洋参、前胡
	晒干或阴干	商陆
	晒干或烘干	紫草、木香、柴胡
	低温（50～60℃）干燥	苦参
	煮后刮去外皮，沸水中煮至无白心，刮去外皮后漂洗，晒干或烘干	明党参
	烘干或晾干	粉葛
	（需进行中间操作发汗）烘干	葛根、独活
	晾干	当归
	晒干	其余的大多数药材

续表

分类	加工方式	药材
母根类	晒干	川乌
块根类	烘干	地黄
	晒干或烘干，干燥前沸水中煮或蒸至透心	天冬、郁金
	干燥前置沸水中略烫或蒸至无白心	百部、太子参
	反复暴晒、堆置至近干	山麦冬
	所有干燥方式均可	何首乌
	晒干	其余的大多数药材
根及根茎类	晒干或烘干	人参、藁本、大黄
	晒干或阴干	甘松
	阴干	细辛、徐长卿、龙胆
	蒸制后烘干	红参
	烘干或阴干	丹参
	晒干	其余的大多数药材
根茎类	置沸水中略煮或蒸透后晒干	香附、姜黄
	晒后烘干再去须根	川芎
	晒干或低温干燥	干姜
	晒干或低温干燥，干燥前蒸或煮至透心	莪术
	晒干或烘干	白术、黄精
	阴干	土茯苓、射干、黄连
	晒干	其余的大多数药材
块茎类	沸水中煮或蒸至无白心后晒干	土贝母、白及、延胡索
	蒸透后敞开，低温干燥	天麻
	晒干或烘干	泽泻
	晒干	其余的大多数药材
鳞茎类	蒸透或沸水中烫透后晒干	薤白、山慈菇
	晒干或低温干燥	平贝母
	用石灰水或清水浸泡直接炕干	湖北贝母
	晒干	其余的大多数药材

2. 皮类药材

一般采收后按规格趁鲜修切成一定大小的块或片，然后直接晒干。但有些药材采后要立即刮去栓皮再晒干，如黄柏、牡丹皮等。还有些药材要经烫处理，如肉桂、厚朴、杜仲等应先放进沸水中稍烫后，取出叠放，让其“发汗”，待内皮层变为紫褐色时，再蒸软刮去栓皮，然后切成丝、片或卷成筒状、双卷筒状，最后晒干或烘干。

3. 全草及叶类药材

全草和叶类药材含挥发油成分较多，采集后宜放在通风处阴干或晾干。在未完全干透之前要扎缚成捆，然后再晾至全干，以免在干燥后捆扎易碎，如大青叶、紫苏、薄荷等。有些可直接晒干，如穿心莲、金钱草等。但对一些肉质药材，如垂盆草、马齿苋等，茎叶内含水量较高，宜先用沸水烫后再干燥。

4. 花类药材

花类药材采收后一般可放置通风处摊开阴干或置阳光下直接晒干，也可在低温条件下迅速烘干。但应保持颜色鲜艳，花朵完整，并注意避免有效成分的散失，保持浓厚的香气，如金银花、西红花、旋覆花、红花、茉莉花、玫瑰花等。但尚有少数花类药材，还需适当蒸后才干燥，如杭白菊等。

5. 果实与种子类药材

一般果实采收后可直接晒干，但有的还须烘烤烟熏，如乌梅等；还有些要切成薄片晒干，如酸橙（枳壳）、佛手、木瓜等；另有些是以果皮入药的，要先将果实切开，除去瓤和种子后再晒干，如栝楼（瓜蒌）等。而对于以种子入药的，可将果实采回晒干后，去掉果皮，取出种子即可，如薏苡、决明子等；有的连同果壳一起干燥储藏，以保持有效成分不致散失，如砂仁等；有的则要打碎果核，取出种仁入药，如杏仁、郁李仁、酸枣仁等。

三、产地加工对中药材化学成分的影响

中药材所含的化学成分是中药发挥临床疗效的物质基础。中药中的化学成分相当复杂，临床疗效是多种成分综合作用的结果。中药材在采收加工过程中，由于采收时间、加工方法的不同，可使药材的化学成分发生变化。如药材经蒸、煮、烫、干燥等加热后，某些成分含量会增加或减少；某些成分会分解，也会产生某些新的成分，这些都会改变药材的疗效。

1. 对含苷类药材的影响

苷类化合物是由糖或糖的衍生物与非糖类化合物（称苷元或配基），是通过糖的端基碳原子连接而成的化合物。苷一般可溶于水、醇、正丁醇，难溶于亲脂性有机溶剂。中药中含有苷类成分，往往同时含有分解该苷类成分的酶，在酶的作用下苷被分解成苷元（非糖部分）和糖类物质。苷的酶解需要适宜的温度和湿度，一旦苷类被分解，其生物活性就减弱或失去。所以对含苷类药材往往进行热处理，使酶灭活，这样苷类成分才能在药材中稳定地长期保存，这种加工方法常被称为“杀酶保苷”。

一些由于苷类成分水解而易变色、腐烂的药材，也可通过暴晒、烘干等快

速干燥方法，阻止酶解反应的进行，减少苷类成分的分解。颜色鲜艳的花类、果实类药材所含的花色苷也可因酶作用而变色，加工时一般通过蒸、烫或暴晒等方法破坏或抑制酶的活性。苷类成分一般易溶于水、乙醇中，故含苷类成分药材在加工时应尽量减少与水接触或快速洗涤，以降低有效成分的损失。苷类在酸性条件下易发生水解，不但使有效成分遭到破坏，也增加了药材成分的复杂性，故在含苷类成分的药材加工中，除有特殊要求外，一般均避免与含酸类物质接触。

2. 对含生物碱类药材的影响

生物碱是一类含氮的有机化合物，常具有碱性，且有明显的生理活性。游离的生物碱一般不溶或难溶于水，而易溶于有机溶剂，如乙醚、三氯甲烷、乙醇等，若与无机酸或有机酸作用则生成盐，成盐后易溶于水而难溶于有机溶剂。因此含有季铵类生物碱以及大多数生物碱盐类的药材，在加工过程中应尽量减少与水接触的时间，避免可溶性生物碱的损失。

毛茛科乌头属植物中的生物碱含有酯键，酯键多少决定其毒性大小。这类酯键不稳定，在水中加热可水解断裂，毒性随之降低或消除，因此这类药材在加工时通常采用蒸、煮等方法。

3. 对含挥发油类药材的影响

挥发油也是中药材的有效成分之一。挥发油多气味芳香，因此含挥发油的药材常有香气。挥发油类成分具有挥发性，因此含挥发油类药材不宜加热或高温处理，如《雷公炮炙论》中就提到“茵陈勿近火”，所以对薄荷、荆芥等挥发油含量较高的药材多采用阴干；水处理时，不宜时间过久，多采用淋润或“抢水洗”以免香气流失。但某些中药含挥发油过多，服用后对胃肠有刺激作用，经初加工可除去一部分。如厚朴在产地加工采用“发汗”的方法，在加工过程中，药材内表面颜色加深，部分挥发油散失，同时“燥性”减弱。

4. 对含有机酸类药材的影响

有机酸是含有羧基的一类有机化合物，常有酸味，广泛存在于植物类药材中，如乌梅、山楂、五味子、女贞子等。中药材中常见的有机酸有柠檬酸、绿原酸、异绿原酸、咖啡酸、酒石酸、苹果酸、琥珀酸等。有机酸在中药材中一部分是以盐类形式存在的，常见的有与钾、钠、钙等离子结合而成的盐。低分子的有机酸，以及有机酸盐大多能溶于水，因此含这类成分的药材在加工过程中不宜浸泡过久，防止该类成分损失。另外有机酸易与金属发生反应，加工时要避免与金属器皿接触，否则易使药材变色。

5. 对含鞣质类药材的影响

鞣质是一类结构复杂的多元酚类化合物，多存在于止血药与止泻药中，如五倍子、石榴皮、诃子、地榆等。鞣质中常含酚羟基，化学性质不稳定，在加热时容易发生氧化和聚合反应，使药材颜色变深，因此，该类药材干燥时温度不宜太高，如山茱萸。鞣质易溶于水，尤其易溶于热水，所以在洗涤或软化药材时，应尽量减少药材在水中浸泡的时间，不可用热水淘洗，如地榆、虎杖、石榴皮等。

鞣质是强还原剂，长时间暴露在日光和空气中易被氧化，引起药材变色，颜色加深，如拳参切片。另外鞣质易与三价铁离子结合生成鞣酸铁（有色不溶物），使药林变色，所以药材加工应避免与铁器接触，加工时通常采用竹质、木质或不锈钢刀具，如大黄等。

6. 对含油脂类药材的影响

油脂大多存在于植物种子中，常具有润肠通便、致泻的作用，如火麻仁、巴豆等。但有的药材中油脂的作用峻烈，有一定的毒性，在加工过程中，经加热、压榨可除去部分油脂成分，以减弱滑肠或致泻作用，或降低毒副作用，保证临床用药安全有效。

部分动物类药材也含有油脂，如全蝎、蛤蚧、蛤蟆油等，通常自然晒干或晾干，不宜暴晒或高温烘干，否则容易引起药材表面油性物质泛出，引起药材变质。

7. 对含蛋白质、氨基酸类药材的影响

蛋白质是一类大分子的胶体物质，多数可溶于水，生成胶体溶液，一般煮沸后蛋白质凝固，不再溶于水。蛋白质水解产生多种氨基酸，氨基酸是人体生命活动所不可缺少的，大多数是无色结晶体，易溶于水。由于蛋白质与氨基酸均具有水溶性，故含此类成分的药材不能长时间浸泡于水中，同时，含蛋白质、氨基酸类的动物类药材长时间浸泡于水中也容易腐烂变质。

8. 对含糖类药材的影响

植物体中的糖类成分占总有机物质的 85%～90%，是植物细胞与组织的重要营养和支持物质。糖类成分在植物体内存在的形式有单糖、低聚糖和多糖，它们又经常与其他成分结合以苷的形式存在。多糖难溶于水，可被水解成易溶于水的低聚糖或单糖。因此，在加工含糖类成分的中药材时，要尽量避免用水处理。必须水洗时，需减少水浸时间，尤其避免与水共热。

部分多糖含量较高的药材，为易于干燥，加工时会采用蒸、煮或烫的方法处理，一部分多糖会在此过程中水解为低聚糖和单糖，药材的性味及药效也会随之发生改变，如黄精、玉竹、天麻等；地黄则是在干燥过程中，除环烯醚萜苷成分分解变化外，还有部分多糖类成分水解为低聚糖和单糖而改变了药材的性味及功效。

9. 对含无机物类药材的影响

无机元素如钾、钠、钙、镁、铁等，大多数与有机酸结合成盐而存在。无机盐类化合物大量存在于矿物类和贝壳类药材中，在植物类药材中也有一定量的分布。在加工过程中，若水处理时间过长，可使所含的有机酸盐类成分流失而降低疗效。如夏枯草内主要为钾盐的无机成分，其含量在 3% 以上，产地加工时不宜长时间在水中浸洗，否则会造成钾盐流失，降低其利尿作用。有的无机成分如附子中的钙，与强心作用有关；海带、海藻中所含的碘也都有一定的治疗作用。有些无机化合物或无机元素遇热有“升华”的特性，在药材生产时，可利用这一特性净制药材，除去杂质，如硫黄等。

四、产地加工方法

选择加工方法时要考虑药材种类、质地及加工要求，还要注意因地制宜。常用的加工方法有以下几种。

1. 净选与分级

药材采收后，需要选取规定的药用部位，除去非药用部分、霉变品、虫蛀品以及石块、泥沙、灰屑等杂质，使其达到药用净度标准。选取非药用部分可以手工操作，也可以借助工具、机械完成，如筛选、水洗、风选等。通常在挑拣过程中，根据下一步加工干燥的需要，进行药材的分级，以使加工的产品质量均一。分级的方法通常是根据药材的大小、粗细、形状等进行分级。

2. 清洗

清洗是药材与泥土等杂质进行分开的一种行之有效的方法。为了减少活性成分的损失，一般在药材采收后，趁鲜水洗，再进行加工处理。根据不同要求可选择不同的清洗方法，有喷淋法、刷洗法、淘洗法等。

3. 去皮

根、地下茎、果实、种子及皮类药材常需去除表皮（或果皮、种皮），使药材光洁，内部水分易向外渗透，干燥快。去皮要厚薄一致，以外表光滑无粗糙感，去净表皮为度。去皮的方法有手工去皮、工具去皮、机械去皮和化学去皮等。

4. 修整

用刀、剪等工具去除非药用部位或不利于包装的枝杈，使之整齐，便于捆扎、包装，或为了等级划分而进行修整。修整工艺要根据药材的规格、质量要求来制定。剪除芦头、须根、侧根，切片、切瓣、截短、抽头等多在药材干燥之前进行。剪除残根、芽苞、切削不平滑部分等，常在药材干燥后进行。

5. 蒸、煮、烫

将鲜药材在蒸汽或沸水中进行不同时间的加热处理，须在药材干燥之前进行。

蒸是将药材盛于笼屉中置沸水锅上加热，利用蒸汽进行的热处理。蒸的时间长短依目的而定，以利于干燥为目的，蒸至熟透心，蒸汽直透笼顶为度；以去除毒性为目的，蒸的时间宜长。

煮和烫是使药材置沸水中煮熟或熟透心的热处理。煮的时间长，有的药材需煮熟，如天麻。烫的时间很短，以至透心为止。

6. 浸漂

浸漂是指浸渍和漂洗。浸渍一般时间较长，有的还需要加入一定辅料。漂洗时间短，换水勤。漂洗的目的是减轻药材的毒性和不良性味，如半夏、附子等；抑制氧化酶的活性，以免药材氧化变色，如白芍、山药等。浸漂时要注意药材在形、色、味等方面的变化，掌握好时间、水的更换、辅料的用量和添加的时机。漂洗用水要清洁，换水要勤，以免发臭引起药材霉变。

7. 切制

一些较大的根及根茎类药材，往往要趁鲜切，切成片或块状，有利于干燥。含挥发性成分的药材不适宜切制，因为切制后容易造成活性成分的损失。切制方法有手工切制法和机械切制法。

8. 发汗

鲜药材加热或半干燥后，停止加温，密闭堆积使之发热，使内部水分向外蒸发，当堆内空气含水汽达到饱和，遇堆外低温，水汽就凝结成水珠附于药材的表面，如人出汗，故称这个过程“发汗”。发汗是药材加工中常用的独特工艺，它能有效地克服干燥过程中产生的结壳，使药材内外干燥一致，加快干燥速度，使某些挥发油渗出，化学成分发生变化，药材干燥后更显得油润、光泽，或者香气更浓烈。

9. 揉搓

一些药材在干燥过程中易于皮肉分离或空枯，为了使药材不致空枯，达到油润、饱满、柔软的目的，在干燥过程中必须进行揉搓，如山药、党参、麦冬、玉竹等的加工。

10. 干燥

干燥是药材加工的重要环节，除鲜用的药材外，绝大部分要进行干燥。干燥的目的是及时除去鲜药材中的大量水分，避免发霉、虫蛀以及活性成分的分解和破坏，保证药材的质量，利于储藏。理想的干燥方法是要求干得快、干得透，干燥的温度不破坏药材的活性成分，并能保持原有的色泽。干燥的方法分为自然干燥法和人工加温干燥法。

自然干燥法是利用太阳辐射、热风、干燥空气等达到药材干燥的目的。人工加温可以大大缩短药材的干燥时间，而且不受季节及其他自然因素的影响。利用人工加温的方法使药材干燥，重要的是严格控制加热温度。根据加热设备不同，可以分为炕干、烤干、烘干等。

第二节　三七产地加工技术

一、三七产地加工的发展变化

2005 年以前，三七药材的产地加工方法主要是马路边晾晒及炭火（煤火）烘烤为主，存在很多影响药材质量的因素：一是未经过清洗加工，农药残留，重金属、灰分不能最大限度去除；二是加工周期过长，一般需 15～20 天，遇阴雨天可长达 30 天左右，容易发生霉变腐烂现象；三是马路边晾晒容易带来微生物、汽车尾气等的二次污染；四是烘烤温度不均，出现溏心、烤焦等现象；五是多为家庭作坊式加工，缺乏根本的质量保障。从 2005 年开始三七种植面积不断扩大，产地初加工成为文山三七主产区急需解决的问题，太阳能大棚开始用于三七的产地加工中，经过不断实践改进，到 2008 年左右已得到大力推广，成为三七产地加工的主导方式。但遇到阴雨天气，太阳能大棚加工弊端随之出现，因此搭配大棚使用的烤房陆续建立起来。经过不断改进，太阳能大棚和烤房干燥联用已成为三七产地加工的主要方式。

随着现代科技的发展，三七产地加工工艺已从露天晾晒、炭火烘烤逐渐发展成规范化、规模化的太阳能大棚晒干、烤房烘干的模式，已从不清洗加工到逐渐开始清洗加工发展。加工工艺趋于成熟，形成了一套完整的三七产地加工方法。

二、三七产地加工

三七药材主要是指地下部分的根及根茎。包括剪口、主根、筋条以及须根。三七药材的产地加工技术与根茎类药材的加工具有很大的相似性，其主要加工流程见图 2.1。

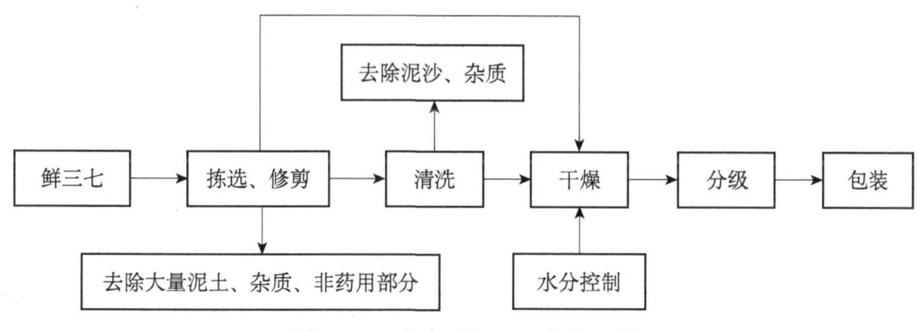

图 2.1　三七产地加工工艺流程图

（一）拣选、修剪

鲜三七不能长时间堆置，容易发汗加速腐烂，应及时加工处理。产地加工时除杂、拣选与修剪同步进行，在拣选的过程中拣出夹杂在三七中的三七茎叶、松毛、石块等杂质；同时将病、烂三七选出单独堆放。

剪除三七芦头，单独堆放；并剪去须根、根条，剩余主根，单独堆放；将混合在一起的须根与根条进行分拣，拣出其中杂物，将根条分选出，单独堆放。经过此工序，可将三七分选出主根、芦头、须根、根条。须根干燥后，即为商品三七须根；根条干燥后为商品统根，主根干燥后即为三七；芦头干燥后俗称剪口或羊肠头。

（二）清洗

水洗是最常用的一种除去药材表面泥土的方法，主要设备有洗药池和洗药机等。常用的洗药机有滚筒式清洗机、旋转式清洗机、摇摆式清洗机、毛刷式清洗机和传动式高压水清洗机等。三七清洗加工过程中多将几种清洗方式联用，形成复合式清洗，能达到全面清洗干净的效果。

由于地质背景原因，种植三七泥土中有含量较高的重金属及附着在泥土上的农药残留等，三七经清洗后农药残留、重金属残留及灰分等可被最大限度去除。因此清洗是保证三七质量最简单且易操作的环节。三七清洗分为干品清洗与鲜品清洗两种方式，干品清洗多用毛刷式清洗机；鲜品清洗一般为多种清洗方式联合使用，如沸腾式清洗、喷淋式清洗和毛刷清洗联用。

近年来，臭氧清洗和超声清洗也陆续应用于三七清洗。臭氧清洗机是在清洗机工作时，给臭氧发生器供电，臭氧发生器产生臭氧，由臭氧泵通过臭氧管输送到清洗机的洗涤桶中，在洗涤桶中与水机接触，溶解在水中形成臭氧水，臭氧水具有很强的杀菌、消毒、降解农药作用。

超声波清洗机主要是通过换能器，将功率超声频源的声能转换成机械振动，通过清洗槽壁将超声波辐射到槽子中的清洗液。由于受到超声波的辐射，使槽内液体中的微气泡能够在声波的作用下保持振动，从而达到清洗的目的。

（三）干燥

干燥是三七产地加工中的关键技术和核心环节。通过干燥，三七可保持一定的药用成分以及不易腐烂变质，既利于调运和储存，又便于药厂的切制、炮制和粉碎。但不良的干燥不仅起不到降低水分的作用，而且会恶化其品质。当干燥介质温度过高时，容易产生焦糊，导致成分变化；温度过低，三七内水分难以向外扩散，导致干燥效果差，既耗费劳力又消耗热能。因此，三七干燥时须选择合理的干燥条件。

1. 影响三七干燥因素

三七干燥是一个复杂的动态湿热交互过程，其主要影响因素是三七外形大小、水分含量的高低、干燥介质的温度、湿度和干燥物料堆放的厚度等。

1）三七结构形态的影响

三七的根部分为芦头、主根、支根、须根。根由内向外的主要组成部分是周皮、韧皮部、形成层和木质部。周皮占根部横切面积的15%左右，韧皮部占根部横切面积25%以上，形成层由1～2层长形的细胞组成，木质部占横切面积的40%左右。三七的内部由木质化的细胞壁构成，具有大量的粗毛细管和微毛细管，水分容易向外转移，对干燥过程具有加速作用。

2）三七水分含量的影响

三七原始水分含量大小直接影响干燥过程的快慢。三七的原始水分含量由采收时间决定，平均原始水分为 75% 左右。三七的原始水分含量较大，干燥过程所汽化的水分大部分是易于分离的游离水，因此干燥过程较快。

3）干燥介质的温度、相对湿度和流速的影响

在其他条件相同的情况下，当干燥介质的温度增高时，传递给三七的热量相应增大，从而增强三七表面水分的汽化能力，降低三七表面水分含量，增加三七表里水分浓度差，增强水分的传质推动力，使其内部水分转移的速度加强。然而，温度只能升高到一定限度，否则会因温度过高而影响三七的品质。在高水分物料中，温度超过 60℃时就会导致淀粉糊化，有部分淀粉裂解变成糊精；同时，温度过高，易使三七表面硬化，阻止水分的汽化。

在干燥介质相对湿度较低时，其水蒸气压力小，与三七表面的水蒸气压力差较大，加速了三七水分的汽化，干燥过程加快。但在相同的温度条件下，干燥介质的相对湿度过低会使三七表面水分迅速汽化，但内部水分来不及转移，形成表面硬化，延续干燥过程。由于在整个三七截面内外层的湿度与温度都存在差异，就形成由内向外的湿度梯度以及由高温向低温的温度梯度。

湿三七内部存在温差时，热量的传递将会引起物料中水分由高温向低温处转移。单位时间内通过单位截面所转移的水分质量 m_0 与其温度梯度成正比，即

$$m_0=\pm kr_0\delta\nabla\theta$$

式中，k为湿传导系数（m^2/h）；r_0 为三七中干物质的比容（kg/m^3）；$\nabla\theta$为三七物料的温度梯度（℃/m）；δ为物料传导系数（$℃^{-1}$）。

三七在干燥时，其内部既存在湿度梯度，又存在温度梯度，则单位时间内通过单位截面所转移的总水分质量 m 可用下式表示。

$$m=m_u+m_0=-kr_0（\nabla u+\delta\nabla\theta）$$

式中，∇u 为湿度梯度；m_u 为湿度梯度变化转移的水分质量。

适当增加干燥介质穿过三七层的流速，可以加速三七的干燥过程。但是，干燥介质流速过大会使三七表面迅速脱水，出现硬化，引起蛋白质凝固，消耗较多的电能及热能，从而影响三七干燥过程。实践表明，当干燥介质和物料水分都不变时，干燥介质流速控制在 0.5 m/s 范围内为最佳。

4）料层厚度对干燥过程的影响

在三七干燥过程中，由于三七形状不规则，块根与块根之间呈疏松状态，所以适当的堆放厚度可以保证有足够的干燥介质以合理的流速穿过三七层，使三七中的水分汽化有足够的热量，加速干燥过程。

2. 三七干燥

现阶段三七产地加工的干燥方式主要有太阳能大棚干燥、太阳能大棚干燥和烤房干燥混用两种方式。

1）太阳能大棚干燥

大棚干燥属于一种太阳能室温干燥方法，其原理系用采光覆盖材料作为全部或部分围护结构材料，太阳辐射能透过干燥器的透明盖板直接投射在待干三七物料上，以短波辐射为主的太阳辐射通过温室采光材料进入室内使地温和气温升高而转化为长波辐射，长波辐射又被室温覆盖材料阻隔在大棚内，从而形成室内热量的积聚，使室内温度提高从而达到加热的目的，蒸发出的水分通过自然通风或风机被排出。

塑料大棚，顶成弧形，可根据场地大小设计棚的尺寸，具体外形，见图 2.2。一般棚长 60 m，宽 8 m，顶边高 1.3 m，中间高 2.6 m，边棚两边可自由收取，用于棚内温、湿度的调节。

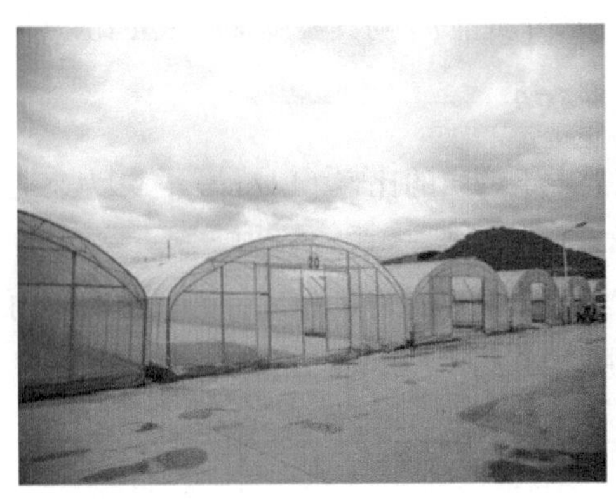
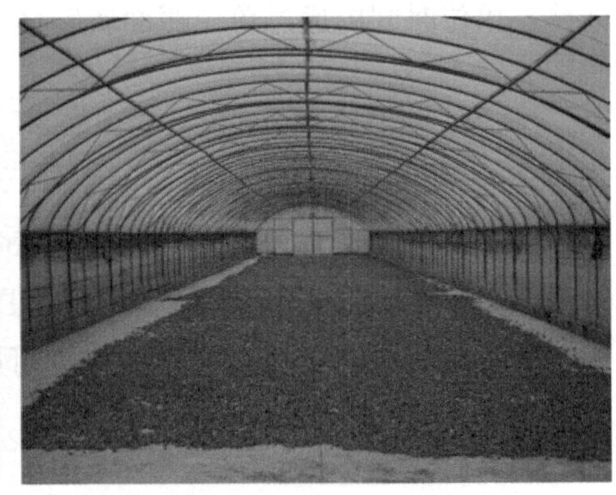

图 2.2　三七太阳能大棚晾晒场

物料进入大棚前，将大棚打扫干净，清除与三七不相关的其他物料及杂物。将待干燥的物料送入大棚，平铺于地面，不出现堆积现象。白天大棚门打开，边棚绞起，尽量排出湿气。晚上大门关闭，边棚放下，保持棚内的温度。每天在上午、下午各翻动一次，翻动时应保持物料平铺均匀，保证物料受热均匀。

三七主根在大棚内干燥 7～10 d、剪口 10～15 d（视天气情况而定），含水量在 20% 左右时，将物料堆拢，进行堆捂 3～4 d后，平铺摊开继续干燥 2～3 d，每天早晚各翻晒一次，至三七水分达 14% 以下即可，将干燥三七用麻袋打成定量包装，即可入库储藏。大根、剪口干燥同三七主根。

三七须根晾晒无需翻动，一次晒干即可，收料须选择傍晚，温度降低，须根回软时收起，用压缩打包方式进行包装。

2）烤房＋太阳能大棚干燥

根据场地或设计要求进行烤房建造，用隔热防火板彩钢瓦建成。每个烤房均为双循环烘烤系统，配有全自动温湿度控制系统、循环风机、除湿机、进风百叶窗等，烘烤设施见图 2.3。

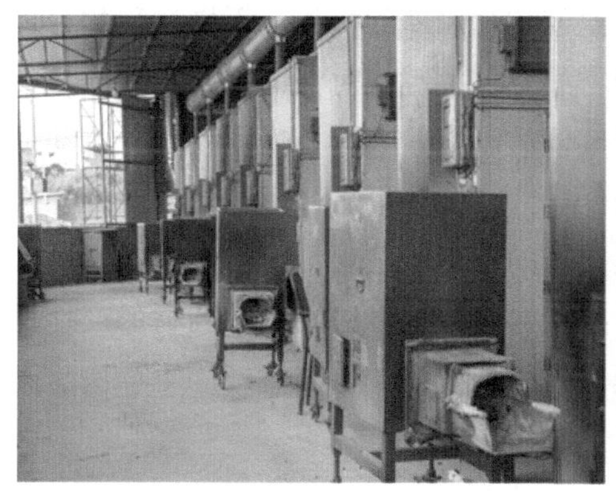

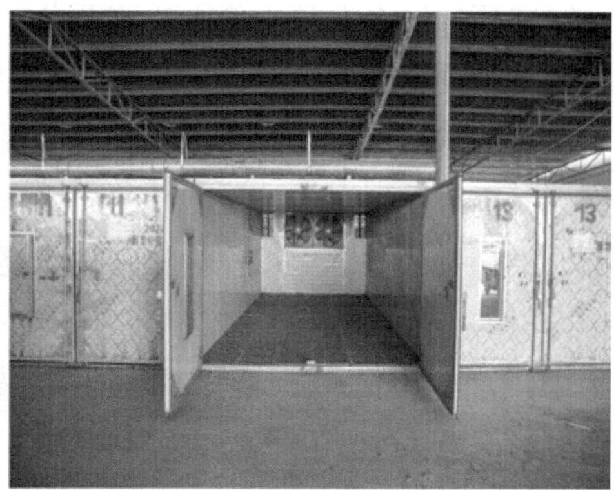

图 2.3 三七烘烤设施

物料上架：将待干燥的物料置于烤盘上，烤盘尺寸 70 cm×42.5 cm×8 cm，装盘厚度约 5～6 cm，每个烤盘装料约 7 kg，装料平铺均匀。将烤盘放置于烤架上，每个烤架可放置 48 个烤盘，每间烘房可放置 12 个烤架，每次烘烤鲜料量约 4000 kg。

温、湿度设定：控制系统共设置 5 段式烘烤。具体时间及温湿度见表 2.3。

表 2.3 三七烘烤时间、温度、湿度表

	第一段	第二段	第三段	第四段	第五段
时间（h）	8	8	8	24	16
温度（℃）	48±5	55±5	55±5	55±5	55±5
湿度（%）	30.0	40.0	30.0	20.0	10.0

烘烤时间依据三七的含水量而定，一般春三七烘烤时间为 40～50 h，冬三七烘烤时间为 60～70 h。每隔 30 min，观察一次温湿度变化情况。烘烤设施见图 2.3。

主要燃料为生物质燃料。生火使烘房内温度达到第一段设定所需温度 48℃后，视燃料燃烧情况及烘房内温湿度情况持续添加适量燃料到炉膛内，保持燃烧状态，保持设定所需温度。

烘烤：烘烤期间定时做好记录，并安排人员轮班、巡查。检查温湿度控制系统工作情况，烘房温湿度变化情况，及时添加燃料，直到烘烤结束。根据物料装盘情况及物料大小，检测烘烤情况，及时判定出料时间。

烘烤结束，将三七转移至大棚内进行堆捂 3～4 d 后，平铺摊开继续干燥 2～3 d，每天早晚各翻晒一次，使三七水分达 14% 以下即可，用麻袋打成定量包装。

3）其他干燥方式

中药材的干燥是一项需要改变药材温度和含水率的操作。干燥过程的合理控制、干燥方法的正确选择是决定中药材质量的关键，对保证中药材的质量具有重要的意义。中药材传统干燥方法受气候的影响较大，干燥周期长，劳动强度大，容易受到污染，干制品的质量较低。针对传统干燥过程中暴露的种种问题，结合中药材干燥过程的特殊性、复杂性的特点，把现代化的干燥技术用于中药材的干燥已成为一种必然。已有一些新兴的干燥方法用于中药材的产地加工中，如热风干燥法、远红外辐射干燥法、微波干燥法、真空冷冻干燥法、高压电场干燥法等。

a. 热风干燥法

热风干燥法主要依靠水分的蒸发作用。按照物理学水分转移传递的原理，水分由多的部位向少的部位转移，即发生由内向外转移的扩散作用。三七内部水分的蒸发，主要依靠水分的外扩散和内扩散作用。随着温度的上升，表皮水分蒸发使三七中的游离水分大幅减少，干燥速度逐渐降低。当三七中的游离水汽化后，内在气压逐渐与烘箱内的空气气压达到平衡状态，三七的温度与干燥介质（烘箱内空气的温度）相等，此时，水分的蒸发作用也就停止，烘干结束。热风干燥技术已趋于成熟，成本低廉，易于操作。热风干燥三七产能为 0.449～0.750 kg/m^2，经济成本低，但干燥后的三七品质较差，烘烤时需要人力不断翻动（毛文菊等，2012）。

b. 微波干燥法

微波加热直接作用于物料，在物料内部形成内热源，物料温度的升高和水分蒸发是同时进行的。三七加热时，物料中所含有的水分子运动随微波电磁场的频率而发生改变。通过方向的高速改变和振动，以及极性分子之间的摩擦，使物料处于热环境或较高的温度中。内部的高热量使物料形成自内而外的温度梯度。随着初始湿度的增加，压力梯度逐渐增加，形成“泵”的作用，驱使液体以气态方式扩散至三七物料表面。因此微波干燥过程中，三七里层含水量远大于外层，易在外层形成干燥壳，影响干燥速度及干燥质量（高明菊等，2010）。微波干燥与热风干燥相比，三七水分最终脱除效果差别不大，但微波干燥对生三七的加工适应性和熟三七的加工还需进一步考证。

c. 远红外辐射干燥法

远红外辐射干燥技术初期基本建设投入较多，但运行成本低；具有较高能量和穿透力强的射线，在干燥的过程中还具有除菌杀虫的作用。远红外辐射干燥原理是当射入物体分子的固有频率与远红外辐射的频率一致时，就会产生强烈的共振。共振使物体内部分子运动加剧，吸收远红外辐射能量直接转变为热量，从而实现加热干燥的目的。近年来，国内外学者已经对三七红外光谱有一定的研究。为了实现远红外辐射干燥三七，除了确定三七红外光谱外，还需进行相关实验确定远红外辐射干燥工艺。

（四）分级

将干燥到水分标准（水分≤14%）要求的三七进行分级处理，一般分为 10 头、20 头、30 头、40 头、60 头、统货六个规格。传统为手工分级，从 2015 年开始，出现了机械分级设备，可以完全代替手工操作。

1. 手工分级

手工分级依靠工人经验进行判定。量小时可将三七置于操作台上进行，量大时一般将三七平铺于大棚内进行。将干燥的三七平铺于操作台上，从一侧开始进行分级，分级原则是从大到小的规格进行，一般先分拣出一个级别的，再进行下一个级别的分拣，即先分 10 头，然后进行 20 头分级，依此类推。在分级过程中，须有质控人员对分级工分的质量进行核对，每隔 15 分钟，进行一次核对。根据市场销售需求分到 60 头即可，80 头以下即为统货。

2. 机械分级

三七分选机也称重量分选机或检重称、检重机、自动分选机、重量选别机、重量检测机和重量分级机等。工作原理是利用动态称重技术来检测产品的重量，应用不同的重量传感器就可以得到不同检测精度的重量检测机。重量分选机系统是重量分选机的核心部分，决定着重量分选机的检测精度和运行稳定性。重量传感器的量程范围决定了重量分级机的称重范围及刻度。同时重量传感器的精度也影响着重量分选机的精度。

开机前先打扫卫生，清除不相关的其他物料，留下塑料周转筐装料、塑料铲上料即可。检查称重系统、旋钮、挡板、压缩空气阀门等。设置所需的分级规格，即每个出料口的重量范围。设备自动运行正常后即可上料。上料为人工操作，通过人工逐个摆放进行。在出料口做好规格标记，周转筐内物料装约 2/3 即可换筐，转移入包装袋内。根据客户要求的规格来进行重量范围设置，如 40 头三七（40～49 个），重量范围设定为 10.2～12.5 g。三七分选机见图 2.4。

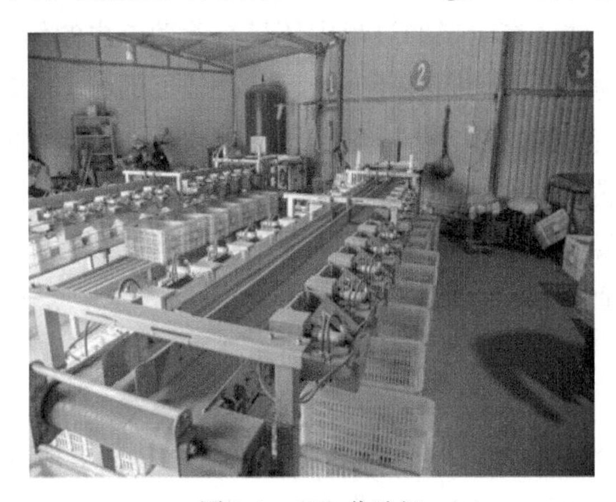

图 2.4　三七分选机

（五）包装

三七的包装常用编织袋或麻袋进行包装。种植户一般不进行定量包装，以袋子装满为宜；工厂加工进行定量包装，根据袋子大小进行装量控制，一般以 50 kg 或 60 kg 进行定量包装。

（六）储藏

按照《中国药典》规定，三七的储藏为：置阴凉干燥处，防蛀。

根据《药品经营质量管理规范》规定，阴凉库是指温度不超过 20℃且太阳不能够直射到的库房位置。即库房温度在 0～20℃之间，湿度 45%～75%，且太阳不能够直射（避光）的保存仓库。

由于三七产地的气候环境等原因，在原产地三七的储藏为常温储藏。不同品种不同规格分区堆放于垫仓板上，垫仓板与墙壁的距离不小于 1 m。每半年定期翻晒一次。每年进行一次杀虫处理。在气候环境差异比较大的地区，三七储藏须按《中国药典》规定的方式储藏。

三、三七茎叶产地加工

三七茎叶为三七植株茎和叶的干燥品，一般以三年生较常见。茎表皮多呈绿色和紫绿色，其上着生叶，长 25～50 cm；叶为掌状复叶，3～4 片轮生茎顶，叶柄长 5～10 cm，加工干燥后的茎叶易碎，可药用，也可食用。生产工艺流程，见图 2.5。

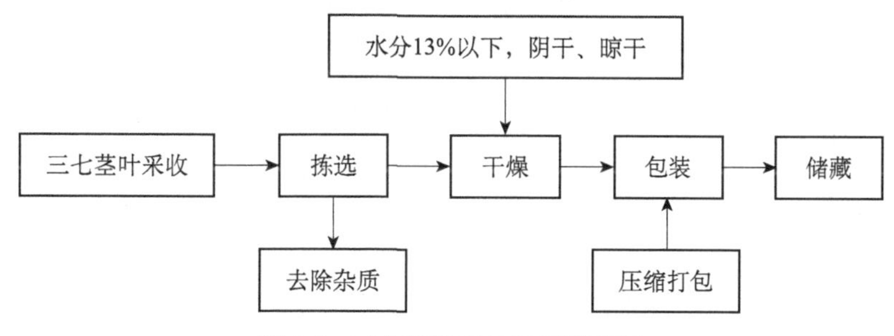

图 2.5 三七茎叶产地加工流程图

采收：三七茎叶应在秋冬季采挖三七时采收或在冬季剪除三七地上部分时采收，采收应在晴天进行。选择健康的三七茎叶 (无腐烂、霉变)，用剪刀距地面 2～4 cm 处剪断茎秆，三七茎叶应整齐码放或扎成把，堆放在塑料薄膜上。应避免直接堆放于地面。

拣选：拣除病、残叶及杂质，扎成把。

干燥：将扎成把后的三七茎叶悬挂晾干。

包装：干燥后的三七茎叶堆码整齐，采用压缩打包的方式进行包装。

储藏：置阴凉干燥处。

四、三七花产地加工

三七花指三七花序的干燥品。色呈灰绿至墨绿色，以均匀、花大紧密者为上品，气清香，味甘，微苦，药食两用原料（图 2.6）。从生长年限上来看，三七花有二年生、三年生、四年生等区分，以二年、三年生较常见；三七花一般根据不同生长年限及花的外观（颜色、花型）进行质量划分。加工时不同年限三七花分开进行单独加工处理。生产工艺流程，见图 2.7。

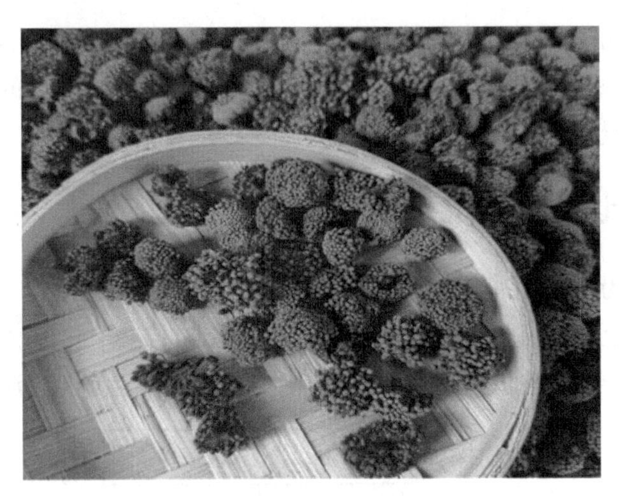

图 2.6　三七花药材图

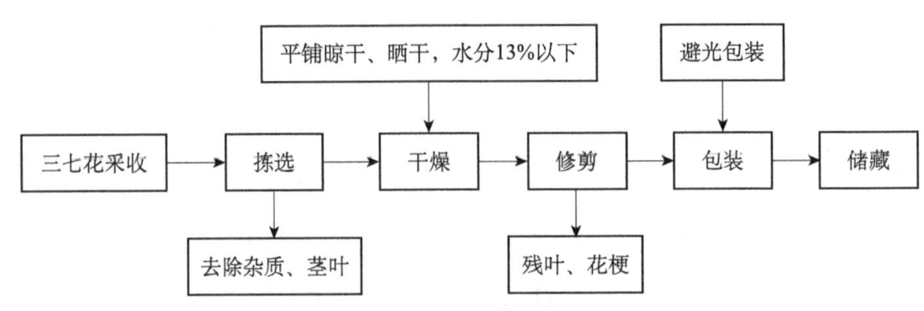

图 2.7　三七花产地加工流程图

三七花采收：选择晴天或阴天，在三七花未完全开放时采收，人工手摘或用剪刀剪取，放于塑料筐中。运输过程中注意通风透气，避免烧心，或用冷藏车运输。

拣选：拣出其中杂质、茎叶等残渣。

干燥：将大棚地面打扫干净，三七花平铺于大棚内。注意不能进行堆晒，干燥过程无需翻动。每天上、下午各进行一次排湿处理。直到三七花完全干燥至水分达 13% 以下即可。三七花干燥完后，不能立即收取，需等棚内温度降低到常温，三七花梢回软后进行收取，一般在傍晚进行收取包装。

修剪：剪去三七花上过长的花梗及去除残叶。

包装：内包装选用新的聚乙烯塑料袋密封包装，外包装可选用编织袋或纸箱包装，一般建议选用具有避光效果的纸箱进行包装。

储藏：置阴凉干燥处，避光储藏。

第三节　三七储藏与养护

一、三七储藏

在药材生产流通领域，储藏起着药材储备、调节需求、保障供给的作用。但中药材中所含的化学成分在储藏过程中，其理化性质会受温度、氧气、光线、湿度等因素的影响而发生变化，这常常会引起药材的品质发生变质，降低药材的质量和疗效，不但造成经济损失，严重的可能会威胁患者的生命安全。因此，储藏过程对保障中药的质量是非常重要的。

中药材储藏过程中的品质变质现象主要有变色、散气走味、泛油、霉变、自燃、虫蛀、风化、粘连等。因此，在储藏时，应根据中药材含有的化学成分的性质分类存放，并采取相应的预防措施，防止中药材在储藏时变质情况发生。

三七为贵重药材，三七加工好后一般有专门的仓库进行储藏。药厂投料用的包装多为麻袋包装；直接上架销售的包装为用布袋或聚乙烯塑料袋的小包装，外用纸箱或木桶包装。仓库应具备透风除湿设备，货架与墙壁的距离不得少于 1 m，离地面不得少于 10 cm。水分超过 14% 者不得入库。储藏方式为置阴凉干燥处，防蛀。

在储藏过程中，三七常出现发霉、虫蛀的现象，引起这些现象的原因，一是药材干燥不完全，二是储藏环境湿度过高。

二、三七养护

中药材养护是中药储藏保管中的一项常规工作。做好中药材的科学养护，是确保中药材质量的重要措施，也是降低损耗、提高企业经济效益必不可缺少的环节。在储存保管中，中药材因其自身或生物、物理、化学以及其他因素会引起种种变质现象，而我国劳动人民在长期的中药保管中积累了丰富的经验，形成了多种传统养护方法和技术。常规养护方法主要有干燥养护、除湿养护、翻垛养护、密封养护、埋藏养护、低温保存养护、对抗保存养护、地窖保存养护、化学试剂养护等。随着社会的发展，中药经营规模日益扩大，大量的中药材集中储存，经过多年的实践研究，探索出气调养护、气幕防潮养护、蒸汽加热养护、辐照灭菌养护等现代中药养护方法和技术，在全国已广泛使用，使中药养护向规范化、科学化发展。

三七在储藏过程中，一般每 15 天检查一次，发现受潮须及时翻晒。一般干燥好的三七药材储存时用麻袋包装，置于阴凉干燥处，于每年夏季翻晒 1～2 次。

三七受潮后易霉变、虫蛀，尤其是在梅雨季节，应采取除湿措施，可勤开窗，通风换气，也可用除湿机去除库房内的湿气。储藏时应注意包装有无变异，如发现问题应及时处理。一般每年定期进行一次化学试剂养护处理，主要是进行杀虫处理。也可以采用紫外线照射处理，一般的真菌在紫外线下会较快地被杀死，且不影响药材的质量。可将三七平铺在特定的紫外线照射房间内，选用波长 1000～4000 Å 的紫外灯照射，半小时后翻动再照射 3～4 次。一般每 3 个月照射一次，梅雨季节 15～30 天照射一次。

第四节　产地加工对三七质量的影响

药材的道地性是自古以来评价优质中药材质量的重要标准，产地加工技术是药材道地性形成的重要环节。在传统中药材产地加工生产中，各地药农根据自己的加工习惯和销售需求，形成了各自独有的产地加工技术。

中药材所含的化学成分是中药发挥药效活性的物质基础，中药的综合作用结果是中药材所含各类成分之间协同或对抗作用的结果。中药材加工环节，如清洗、干燥、加热等处理方式，均可使药材中的化学成分的含量或质量发生变化，导致某些组分含量的增加或减少，或产生新的成分，也可使药材的颜色、气味以及表面特征发生改变。因此，研究中药材产地加工前后化学成分的变化，对探讨中药材的加工原料、中药加工方法方式评估及质量评价具有重要意义。

已有大量文献针对三七产地加工过程中各种因素对三七品质的影响作出了深入研究。高明菊等（2010）研究了微波干燥对三七皂苷有效成分的影响，结果表明经微波干燥后，三七皂苷成分明显降低。王云峰等（2010）对三七太阳能干燥进行了探讨，并设计一种太阳能干燥设备。高明菊（2011）和杨海峰等（2011）对太阳能大棚干燥、不同温度烘干、晒干、木炭烘烤等干燥方法及不同切片工艺做了比较，结果表明皂苷对热表现出不稳定性，太阳能大棚干燥方法是主根最优的产地加工方法，而微波干燥、片厚 0.45 mm、中火是较优的三七切片工艺。刘雪松等（2008）对真空带式干燥、喷雾干燥、冷冻干燥和真空干燥三七进行了比较和分析，结果表明不同干燥方法对三七的影响不同，其中真空带式干燥三七质量最优。随后，周国燕等（2013）、区焕财等（2013）、李琳等（2014b）又分别对三七的冷冻干燥工艺、热风干燥实验及冻干三七品质进行了研究，前两者研究分别得出了最优的工艺参数，而后者的研究结果表明，冻干三七的结构特征明显，且品质优于普通干燥三七。郭薇等（2014）对不同干燥方法切片和主根的干燥特性及品质进行了评价，结果表明烘箱干燥法三七总皂苷含量较高，且与Page's模型高度吻合，主根加工品质要优于切片。马妮等（2010）用自然晾晒、不同温度烘烤、微波干燥等方法研究了切片三七干燥过程，结果表明自然晾晒和50℃烘烤是比较优质的三七切片加工方法。马煜等（2012）利用恒温干燥实验对不同厚度、不同干燥温度三七切片的品质进行了评价，结果可得干燥温度为50℃最佳，太阳能干燥实验与Page's模型吻合度较高。周国燕等（2011a，2011b）、李琳等（2014a）研究了不同干燥方法对三七切片皂苷含量和外观特性的影响，结果表明冻干三七切片的皂苷含量和外观形状最好，其质量最优。

本节将针对三七药材中常用的产地加工方法，结合三七药材的品质因素，详述产地加工对三七品质的影响。

一、清洗对三七外观性状的影响

三七的清洗可分为干燥前清洗和干燥后清洗。

1. 干燥前清洗

干燥前清洗过的三七，其外观形态、色泽、卫生程度均要优于干燥后清洗处理三七。冷水清洗三七表面发乌，轻微皱缩，而采用温水清洗表皮发黄，皱缩程度较冷水清洗严重，未清洗三七表面与土壤颜色相同。三七经清洗后再干燥，干燥所用时间要比直接干燥所用时间短。对于折干率来说：冷水清洗≥不清洗≥温水清洗。不清洗处理的三七的密度高于温水和冷水清洗处理，见表2.4。

表 2.4　干燥前清洗三七主根外观性状

处理	干燥时间（h）	折干率（%）	密度（g/cm^3）
冷水清洗	25	40.25±0.06a	1.28±0.00a
温水清洗	25	36.75±2.14ab	1.29±0.05a
不清洗	27	38.24±0.32ab	1.29±0.00a

注：表中字母表示同列中数值比较的显著性差异。同列各组间有一个相同标记字母的即为差异不显著，不同标记字母的即为差异显著，余同。

2. 干燥后清洗

干燥后清洗能有效减少三七外表面附着土壤。随着清洗时间的增加，三七外表皮附着土壤逐渐减少，表皮颜色由土红色变为土黄色，再变为黄白色，清洗时间的长短对表皮皱缩情况影响较小，且随着清洗时间的延长，三七支根断口处干燥后会呈白色。干燥后清洗时间的延长对三七的大小和密度均无显著影响，见表 2.5。

表 2.5 干燥后不同清洗时间三七外观性状

处理	长度（mm）	直径（mm）	质量（g）	密度（g/cm^3）
不清洗	38.25±0.56a	10.77±0.42a	5.44±0.46a	1.29±0.00a
洗 5 min	37.06±0.62a	9.62±0.32a	5.14±0.62a	1.29±0.02a
洗 15 min	38.15±0.43a	11.02±0.51a	4.95±0.48a	1.27±0.04a
洗 30 min	38.64±0.71a	9.96±0.43a	5.35±0.53a	1.30±0.05a

二、干燥对三七外观性状的影响

三七常用的干燥方法有晒干、阴干及烘干。随着冷冻干燥工艺的普及，冻干成为三七干燥中的新兴方法。

笔者等研究了干燥工艺对三七外观性状的影响，实验结果见表 2.6。结果表明，阴干和晒干处理三七外观差异较小，表面呈灰褐色或灰黄色，轻微皱缩；气微，味苦回甜；内部质地坚实，难折断、难粉碎，击碎后木质部与皮部连接紧密；断面颜色为灰绿色或黄绿色，有光泽，皮部有细小的棕色树脂道斑点，芯部呈放射状纹理，与传统中药典籍中描述的三七药材性状（铜皮、铁骨、菊花心、狮子头）相符。

表 2.6 不同干燥方法对三七主根外观性状的影响（n=3）

处理方法	干燥时间（d）	折干率（%）	密度（g/cm^3）
冻干	2	28.95±0.04e	0.87±0.02c
阴干	25	40.25±0.06b	1.28±0.02ab
晒干	21	45.03±2.39a	1.32±0.01a
40℃烘干	9	34.95±1.03c	1.26±0.03b
50℃烘干	9	34.94±1.44c	1.26±0.01b
60℃烘干	4	33.92±0.64d	1.29±0.02ab

采用冷冻干燥工艺处理后三七药材在外观性状上具有特殊性。冷冻干燥最大限度地保持了鲜三七原有性状，表面呈黄白色，皱缩严重，原皮易磨损；气

味较浓，苦味明显；内部质地泡松多孔，易折断和粉碎；断面为淡黄色或黄绿色，无光泽，菊花心消失。而烘干处理后三七表面呈灰黄色或灰褐色，也会因糖状物质流出而呈黑棕色，外皮皱缩严重。气微，味苦回甜，高温烘烤后有焦糖香气；内部质地不坚实，常有较大裂缝、木质部与韧皮部分离，高温烘烤处理甚至会出现空心等现象，较难折断，粉碎较晒干和阴干处理容易；断面呈绿色或黄绿色，如果烘烤温度过高，也会呈现出红棕色或黑棕色，有光泽，菊花心不明显或消失。

综上所述，三七经冷冻干燥及烘干处理后，其药材结构泡松、质地不坚实，断面颜色、气味及其他性状描述与传统典籍记载差异较大。而经阴干和晒干后，三七内部结构紧实、质地坚硬，断面颜色、气味及其他性状与传统典籍描述较相符。

三、产地加工对三七皂苷含量的影响

三七皂苷是三七中最主要的活性成分。在维持血液循环、改善心肌缺血、抗心律失常、抗休克、镇静、提高智力、抗衰老、抗氧化、抗细胞增殖和抗肿瘤等方面均显示出一定的药理作用及药理活性。三七皂苷包括人参皂苷 Rb_1、人参皂苷 Rg_1、人参皂苷 Rd、人参皂苷 Re、三七皂苷 R_1 五种主要成分以及 Rg_5、Rg_3、Rh_1、Rh_2、Rfc 等其他皂苷成分。三七皂苷含量占药材含量中的 8%～12%。其中，不同部位的皂苷含量不同，剪口中含量最高，须根中含量最低。

苷是糖分子中环状半缩醛上的羟基与非糖部分（苷元）中的羟基失水缩合而成的环状缩醛衍生物，其溶解性常无明显规律，一般容易溶于水，溶解度受糖分子数目和苷元所含极性基团影响，若苷元极性基团多，则在水中的溶解度大，反之则小。

由于苷类成分易溶于水，故对于含苷类成分的药材加工时，需尽量减少与水接触或快速洗涤。通常来讲，皂苷成分的分子量较大，不易结晶，大多为白色或乳白色无定形粉末。皂苷多具有苦味和辛辣味，且多具有吸湿性，熔点高，分解点约在 200～300℃之间。皂苷一般可溶于水，易溶于热水、含水稀醇、热甲醇和热乙醇中，几乎不溶或难溶于丙酮、乙醚、苯等有机溶剂。

综上所述，皂苷类成分是三七中最主要的活性成分之一，三七总皂苷含量是评价三七质量的一个重要指标，同时，产地加工对三七中的皂苷含量影响很大，因此本小节重点介绍常用的三七产地加工方法（干燥、清洗、切片等）工艺对三七皂苷成分的影响。

1. 干燥对三七皂苷含量的影响

在三七的产地加工技术中，常用的干燥方法有晒干、阴干、烘干和冻干。有研究表明，皂苷含量与干燥工艺和干燥温度密切相关。随着干燥温度的升高，皂苷含量在加工过程中由于热分解和转化，会随时间增加出现降低趋势。笔者等研究了不同烘干温度（40℃、50℃以及 60℃）对皂苷含量的影响，见表 2.7。结果发现，同等干燥时间下，60℃对皂苷含量影响最大。冷冻干燥和阴干处理由于加工温度低，有利于三七中皂苷成分的保留。有研究指出，冻干三七药材总皂苷含量比自然晾晒干燥样品高约 15%～20%。

表 2.7　不同干燥方法对三七皂苷含量的影响（n=5）

处理	皂苷含量（%）					
	R_1	Rg_1	Rb_1	Re	Rd	$R_1+Rg_1+Rb_1$
A	1.07±0.02a	4.77±0.08a	3.38±0.01a	0.81±0.01a	0.79±0.00a	9.23±0.07a
B	1.05±0.03a	4.83±0.14a	3.05±0.00b	0.77±0.12ab	0.70±0.01ab	8.93±0.10ab
C	0.98±0.06a	5.00±0.00a	2.61±0.00c	0.76±0.06ab	0.63±0.10b	8.59±0.06bc
D_1	0.98±0.08a	4.71±0.33a	2.69±0.20c	0.72±0.04bc	0.62±0.08b	8.38±0.05cd
D_2	1.00±0.10a	4.66±0.00a	2.98±0.01b	0.76±0.00ab	0.70±0.00ab	8.65±0.09bc
D_3	0.98±0.27a	4.45±0.46a	2.67±0.09c	0.66±0.03c	0.62±0.00b	8.10±0.29d

注：A 为冻干，B 为阴干，C 为晒干，D_1 为 40℃烘干，D_2 为 50℃烘干，D_3 为 60℃烘干。

不同的干燥方式会导致药材的内部结构发生改变和破坏，皂苷成分的溶出和吸收也会受到干燥因素的影响。笔者等研究指出经过冷冻干燥处理的三七药材，其皂苷成分在体外模拟胃肠液中的溶出量和溶出率均显著高于常规晒干药材。究其原因，可能是冷冻干燥使药材内部水分快速升华，而细胞壁保存原有状态，造成细胞内部空隙增大，内容物溶出加快。

2. 清洗对三七皂苷含量的影响

清洗工艺对三七皂苷含量具有一定影响。皂苷具有水溶性，在清洗过程中，由于水浸泡或冲洗等因素，会导致部分皂苷溶出和扩散至周围液体中，造成成分损失。

笔者等研究了清洗方式（包括干燥前清洗和干燥后清洗）对三七皂苷含量的影响，见表 2.8。研究发现，对于干燥前清洗，随着不清洗、冷水清洗、温水清洗等处理方法的变化，Rg_1、Rd 和 $R_1+Rg_1+Rb_1$ 三种皂苷之和均呈现出减少的趋势。相比不清洗的处理方式，冷水清洗皂苷含量降低 6% 左右，温水清洗皂苷含量降低约 10%；而对于干燥后清洗，皂苷含量变化也呈现相似规律。因此，如何控制和优化清洗工艺，最大限度保持皂苷含量，是清洗工艺的重点研究内容（陈骏飞等，2017）。

表 2.8　干燥前清洗对三七皂苷含量的影响（n=5）

处理	皂苷含量（%）					
	R_1	Rg_1	Rb_1	Re	Rd	R_1+Rg_1+Rb_1
冷水清洗	1.05±0.03a	4.83±0.14a	3.05±0.00a	0.77±0.12a	0.70±0.01a	8.55±0.10a
温水清洗	1.00±0.11a	4.19±0.09a	2.90±0.33a	0.77±0.05a	0.61±0.08a	8.08±0.32a
不清洗	1.07±0.03a	5.05±0.47a	3.01±0.04a	0.68±0.13a	0.74±0.07a	9.13±0.51a

笔者等深入研究了清洗过程中各因素对三七皂苷含量的影响。如表 2.9 所示，剪口、主根以及筋条经清洗处理后剪口皂苷含量均降低。以剪口为例，在 20℃水温处理下，鲜三七剪口皂苷损失率为 0.06%～12.73%，干三七皂苷损失率为 4.26%～13.27%，两者相比无显著差异。50℃处理下，鲜三七皂苷损失率为 6.43%～18.14%，干三七皂苷损失率为 15.50%～25.77%。而在相同清洗时间下，剪口皂苷损失率随清洗用水温度的升高而升高。鲜三七分别清洗 10 min、30 min 和 60 min 后，50℃处理下三七皂苷损失率比 20℃处理下分别高 6.37%、10.16% 和 6.19%；干三七清洗 10 min、30 min 和 60 min 后，50℃处理下三七皂苷损失率比 20℃处理下分别高 16.10%、18.31% 和 14.4%。主根和筋条的清洗工艺均呈现出相同趋势。因此，三七皂苷损失率与清洗时间和清洗温度密切相关。损失率随清洗时间的延长和水温的升高而上升；相同清洗条件下，鲜三七皂苷损失率低于干三七损失率。

表 2.9　不同清洗方式对三七不同部位皂苷含量影响（n=5）

样品	水温(℃)	清洗时间 (min)	皂苷含量（%）						损失率
			R_1	Rg_1	Re	Rb_1	Rd	总计	
剪口（鲜）	20	10	1.63±0.13	6.45±0.54	1.53±0.12	5.38±0.35	1.65±0.19	16.64±2.89	0.06±0.00
		30	1.52±0.11	6.15±0.61	1.52±0.17	5.32±0.78	1.54±0.23	16.05±3.23	3.60±0.29
		60	1.48±0.09	5.40±0.23	1.34±0.09	4.95±0.39	1.36±0.17	14.53±2.16	12.73±1.89
	50	10	1.17±0.08	6.41±0.44	1.42±0.16	5.03±0.61	1.55±0.16	15.58±1.96	6.43±1.28
		30	1.82±0.22	5.86±0.61	1.28±0.19	4.23±0.48	1.23±0.09	14.42±2.22	13.39±1.52
		60	1.42±0.09	5.52±0.43	1.11±0.16	4.42±0.56	1.16±0.15	13.63±2.15	18.14±1.45
剪口（干）	20	10	1.78±0.23	6.78±0.59	1.51±0.08	5.04±0.43	1.66±0.24	16.77±2.69	—
		30	2.44±0.19	6.13±0.47	1.23±0.07	4.88±0.37	1.2±60.18	15.94±2.17	4.26±0.65
		60	1.89±0.15	5.82±0.41	1.12±0.15	4.59±0.62	1.02±0.07	14.44±2.07	13.27±1.89

续表

样品	水温(℃)	清洗时间(min)	皂苷含量（%）						损失率
			R_1	Rg_1	Re	Rb_1	Rd	总计	
剪口（干）	50	10	1.61±0.11	5.63±0.65	1.35±0.18	4.24±0.59	1.24±0.15	14.07±1.08	15.50±1.26
		30	1.59±0.13	5.31±0.48	0.98±0.05	3.95±0.28	1.19±0.08	13.02±1.29	21.80±3.97
		60	1.47±0.10	5.03±0.59	0.87±0.14	3.88±0.53	1.11±0.16	12.36±1.89	25.77±4.65
主根（鲜）	20	10	0.92±0.15	4.68±0.39	0.59±0.06	3.83±0.04	1.12±0.12	11.14±1.22	—
		30	0.85±0.09	4.63±0.58	0.47±0.05	3.68±0.02	1.03±0.08	10.66±1.31	3.09±0.39
		60	0.81±0.06	4.17±0.62	0.39±0.02	3.25±0.03	0.84±0.07	9.46±1.10	14.00±1.21
	50	10	0.91±0.13	3.80±0.44	0.43±0.05	3.45±0.03	0.96±0.07	9.55±1.21	13.18±1.42
		30	0.79±0.09	3.71±0.37	0.31±0.02	3.25±0.02	0.78±0.09	8.84±0.67	19.64±2.34
		60	0.85±0.11	3.54±0.42	0.25±0.03	2.72±0.03	0.81±0.09	8.17±0.73	25.73±2.01
主根（干）	20	10	0.93±0.15	4.74±0.51	0.48±0.06	3.61±0.04	0.83±0.05	10.59±1.32	3.73±3.51
		30	0.86±0.14	4.46±0.48	0.37±0.02	3.52±0.03	0.71±0.06	9.92±0.75	9.82±1.31
		60	0.79±0.16	4.21±0.47	0.28±0.01	2.47±0.03	0.64±0.07	8.39±0.69	23.73±3.08
	50	10	0.89±0.12	3.79±0.42	0.50±0.06	3.65±0.04	0.88±0.07	9.71±1.11	11.73±1.64
		30	0.77±0.09	3.38±0.35	0.38±0.04	3.19±0.03	0.65±0.05	8.37±0.92	23.91±3.33
		60	0.64±0.07	3.01±0.28	0.27±0.01	2.93±0.02	0.55±0.05	7.40±0.65	32.73±4.25
筋条（鲜）	20	10	0.82±0.07	3.17±0.45	0.83±0.06	2.34±0.45	0.88±0.16	8.04±1.39	—
		30	0.77±0.04	3.12±0.38	0.81±0.12	2.2±0.39	0.78±0.13	7.68±1.35	4.48±0.67
		60	0.63±0.08	2.56±0.33	0.71±0.09	1.81±0.31	0.54±0.08	6.25±1.06	22.26±3.45
	50	10	0.83±0.06	2.42±0.39	0.85±0.09	2.00±0.42	1.08±0.20	7.18±1.13	—
		30	0.74±0.08	2.03±0.29	0.71±0.08	1.81±0.36	0.72±0.09	6.01±0.09	16.30±2.32
		60	0.65±0.04	1.88±0.31	0.53±0.09	1.23±0.34	0.54±0.09	4.83±0.67	32.73±5.67
筋条（干）	20	10	0.79±0.09	3.28±0.30	0.78±0.13	1.71±0.33	0.62±0.08	7.18±1.16	—
		30	0.74±0.10	3.37±0.42	0.67±0.09	1.22±0.28	0.57±0.07	6.57±0.97	8.50±1.49
		60	0.66±0.05	2.96±0.35	0.60±0.04	0.86±0.11	0.43±0.06	5.51±0.91	23.26±3.78
	50	10	0.80±0.06	2.82±0.33	0.73±0.06	1.70±0.29	0.62±0.07	6.67±0.83	—
		30	0.68±0.09	2.46±0.36	0.58±0.07	1.30±0.19	0.56±0.06	5.58±0.45	16.34±2.97
		60	0.53±0.08	1.93±0.25	0.43±0.07	0.76±0.06	0.39±0.05	4.04±0.61	39.43±5.62

3. 切片对三七皂苷含量的影响

三七在干燥前可选择切片或不切片方式干燥。切片对皂苷含量的影响尚无定论。一方面，切片可显著缩短药材干燥时间。有研究表明，相比整根干燥，相同处理工艺下，切片能够对皂苷含量的保留率提高 10%。另一方面，三七药材切片过程中汁液的流出会带出部分皂苷成分；且切片在干燥过程中，由于比表面积的增大，传质速率加快，也会导致皂苷成分在一定程度上的损失。笔者等研究了三七切片在不同干燥工艺下的三七皂苷含量变化规律，见表 2.10。

表 2.10　切片工艺对不同干燥方法下三七皂苷含量影响（n=5）

处理	工艺	皂苷含量（%）					
		R_1	Rg_1	Rb_1	Re	Rd	$R_1+Rg_1+Rb_1$
A	整根	1.02±0.15ab	5.23±0.13a	2.78±0.04bcd	0.46±0.16ab	0.42±0.03c	9.02±0.32bc
	切片	0.94±0.03ab	5.31±0.00a	3.63±0.09a	0.58±0.01a	0.63±0.02ab	9.88±0.38a
B	整根	0.96±0.30ab	4.76±0.02bc	3.04±0.14b	0.39±0.00b	0.58±0.03abc	8.76±0.46bc
	切片	0.78±0.04b	4.56±0.02c	3.04±0.46b	0.46±0.11ab	0.54±0.14abc	8.39±0.40bcd
C	整根	0.95±0.11ab	4.76±0.00bc	2.78±0.00bcd	0.42±0.03ab	0.45±0.14bc	8.48±0.03bcd
	切片	0.80±0.04b	4.90±0.06bc	2.80±0.20bcd	0.46±0.12ab	0.51±0.00abc	8.50±0.31bcd
D_1	整根	0.92±0.00ab	4.79±0.00bc	2.69±0.08bcd	0.48±0.00ab	0.54±0.06abc	8.40±0.33bcd
	切片	1.00±0.05ab	4.79±0.30bc	2.65±0.15bcd	0.44±0.04ab	0.48±0.06bc	8.44±0.05bcd
D_2	整根	0.95±0.16ab	4.55±0.25c	3.06±0.16b	0.41±0.05b	0.69±0.09a	8.56±0.23bcd
	切片	1.12±0.00a	5.03±0.07ab	3.03±0.45b	0.47±0.00ab	0.54±0.00abc	9.18±0.09ab
D_3	整根	0.85±0.18ab	4.55±0.06c	2.42±0.33d	0.44±0.02ab	0.50±0.13abc	7.83±0.23d
	切片	0.93±0.01ab	4.62±0.25c	2.92±0.25bc	0.42±0.00b	0.57±0.10abc	8.46±0.51bcd

注：A 为冻干，B 为阴干，C 为晒干，D_1 为 40℃烘干，D_2 为 50℃烘干，D_3 为 60℃烘干。

四、产地加工对三七素含量的影响

三七素分子式为 $C_5H_8N_2O_5$，分子量为 176.13，是一种小分子、大极性、特殊的水溶性非蛋白质氨基酸，不溶于甲醇等有机溶剂，结晶固体为无色，为三七中止血活血最强的单体成分。它通过促进血液循环，缓解肿胀，促进血液凝结等可达到止血、活血的效果（王珍等，2014）。

三七素作为三七药材中的指标性成分之一，其含量的高低关系着三七药材的整体质量评价。本小节主要详述产地加工中的清洗、切片、干燥以及打磨对三七素含量的影响。

1. 清洗对三七素含量的影响

清洗时间长短对三七素含量有一定程度的影响。三七素含量与清洗时间和清洗温度呈现出一定的负相关性。有研究指出，经过冷水清洗，三七素含量降低了 10%，而温水清洗则降低了 17%。另一方面，当清洗时间从 5 min 延长至 30 min 时，三七素含量从 0.63% 降至 0.46%，降低了 27% 左右，实验结果见表 2.11。

表 2.11　清洗对三七素含量的影响（n=5）

处理方法	三七素（%）	处理方法	三七素（%）
不清洗	0.72±0.02a	冷水清洗	0.65±0.01ab

续表

处理方法	三七素（%）	处理方法	三七素（%）
温水清洗	0.60±0.02b	洗 15 min	0.52±0.00c
洗 5 min	0.63±0.03b	洗 30 min	0.46±0.01d

2. 干燥对三七素含量的影响

三七素为小分子氨基酸，受热易分解。因而干燥工艺尤其是干燥温度对三七素的含量影响较大。有研究认为，在几种常规的干燥方法中，冷冻干燥处理是在温度相对较低的条件下完成操作的，能够最大限度保存三七素含量。与冷冻干燥相比，阴干和晒干三七素含量分别降低 19% 和 34%。而烘干处理对三七素影响较大，40℃干燥相比冷冻干燥含量降低 48%，当烘干温度的升高至 60℃时，三七素含量降低 61%，结果见表 2.12。

表 2.12　不同干燥方法三七素含量影响（*n*=5）

处理方法	三七素（%）	处理方法	三七素（%）
冻干	0.80±0.02a	40℃烘干	0.42±0.03d
阴干	0.65±0.01b	50℃烘干	0.40±0.02d
晒干	0.53±0.02c	60℃烘干	0.31±0.02e

3. 打磨和切片对三七素含量的影响

打磨和切片干燥也会降低三七药材中三七素含量。有研究表明，打磨之后三七素含量下降 18%；从不同的干燥方法和温度分析来看，切片干燥比整根干燥三七素含量下降 30%～50%。其中，60℃烘干对三七素含量影响最大。

五、产地加工对三七多糖和淀粉含量的影响

三七多糖是三七中的一类重要物质，为白色黏稠物或淡黄色粉末，溶于水，不溶于乙醇、丙酮等有机溶剂，其溶液呈中性，pH 为 7.0。主要由阿拉伯糖、葡萄糖和半乳糖等单糖构成（陈为和吕士杰，2009）。具有免疫调节、创伤修复以及抗癌等重要生理活性。三七多糖的含量因产地、药材部位和药材规格的不同区别较大。有研究表明，根据产地不同，多糖含量不同，其变化范围为 0.011%～0.18%；根据规格不同，20 头中含量较高，为 0.14%，最低为 160 头，含量仅为 0.04%。此外，三七筋条中多糖含量最高，茎叶中多糖含量最低。

单糖及小分子寡糖易溶于水，在热水中溶解度更大。而多糖难溶于水，但能被水解成寡糖和单体。因此，在加工含糖类成分较高的中药材时，一般尽量

少用水处理，尤其要注意与水的加热处理。不同产地加工工艺对三七多糖影响较大。三七入药部位为根与根茎，对于这些部位药材而言，淀粉含量比重较大。因此，本节将结合三七常规的产地加工工艺流程，介绍不同加工处理下对多糖含量的影响，并分述各产地加工工艺对多糖与淀粉含量的影响。

1. 清洗对糖类成分的影响

笔者等系统地研究了干燥前清洗和干燥后清洗对三七糖类含量的影响。研究发现，对于干燥前清洗，温水清洗和冷水清洗使三七中还原糖含量降低了16% 和 24%，表明清洗过程会对三七多糖含量造成损失。值得注意的是，与皂苷不同，清洗温度的升高对还原糖的影响反而较小。

对于干燥后清洗，三七中还原糖含量和总糖含量均随着清洗时间的延长出现不同程度的降低。研究发现，当清洗时间增至 30 min 时，三七中还原糖和总糖分别降低了 28% 和 18.63%，见表 2.13。与皂苷变化呈现相同规律。

表 2.13　干燥后不同清洗时间对三七糖类成分含量的影响（*n*=5）

处理方法	还原性糖（%）	总糖（%）
不清洗	8.77±1.83a	48.64±0.04a
洗 5 min	7.22±3.52a	48.69±0.57a
洗 15 min	6.54±3.68a	47.02±0.06ab
洗 30 min	6.32±3.26a	39.58±0.19b

2. 清洗对三七淀粉含量的影响

干燥前对三七药材进行清洗会降低三七药材中原有淀粉含量。表 2.14 中显示，温水清洗处理和冷水清洗处理后，药材直链淀粉含量降低了 11% 左右。而支链淀粉含量无显著变化。冷水清洗对于总淀粉无显著变化；温水清洗则会降低总淀粉含量。对于干燥后清洗而言，总淀粉的含量变化规律与总糖相似，即随着清洗时间的延长，其含量逐渐降低。

表 2.14　干燥前清洗处理对三七淀粉成分含量的影响（*n*=5）

处理方法	直链淀粉（%）	支链淀粉（%）	总淀粉（%）
不清洗	12.91±0.11a	29.78±3.17a	42.69±3.07a
冷水清洗	11.50±4.06a	29.71±2.32a	41.21±1.38a
温水清洗	11.31±6.77a	28.19±0.12a	39.50±1.13a

3. 干燥对三七多糖和淀粉的影响

与皂苷成分相类似，干燥方法对三七糖类成分累积量影响较大。笔者等深入研究了冷冻干燥、阴干、晒干以及不同温度烘干对三七多糖含量的影响。结果表明，50℃烘干下总糖含量最高，40℃烘干次之。阴干和冻干条件下多糖含量均较低。究其原因，一方面在40～50℃的干燥条件下，可提高三七药材内部多糖的合成和转化速率，从而提高总糖含量；另一方面，冻干和烘干对三七多糖中还原性糖含量保留较大，而阴干和晒干则含量较小。该结论与干燥对皂苷含量的影响规律刚好相反，实验结果见表2.15。

表2.15　不同干燥方法对三七糖类成分含量的影响（n=5）

处理方法	还原性糖（%）	总糖（%）
冻干	11.02±0.37a	44.73±0.01e
阴干	6.66±0.12e	47.43±0.01c
晒干	6.92±0.03d	43.90±0.01f
40℃烘干	8.98±0.30c	57.51±0.45b
50℃烘干	11.02±0.26a	60.61±0.13a
60℃烘干	10.03±0.52b	46.58±0.01d

干燥工艺对直链淀粉含量影响不大，而对支链淀粉具有一定影响。随着烘干温度升高，支链淀粉含量显著降低。研究表明，60℃干燥温度下，支链淀粉含量比40℃降低近50%。可见高温干燥可导致支链淀粉侧链的断裂或降解。此外，总淀粉的含量随着烘干温度的升高而逐渐降低。结合多糖含量的变化规律推测，烘干工艺可导致药材内部部分淀粉降解为多糖，实验结果见表2.16。

表2.16　不同干燥方法对三七淀粉含量影响（n=5）

处理方法	直链淀粉（%）	支链淀粉（%）	总淀粉（%）
冻干	12.68±0.01a	25.17±0.01d	37.85±0.02b
阴干	11.50±4.06b	29.71±2.32a	41.21±1.38a
晒干	11.41±6.21bc	26.23±1.81c	37.64±1.01b
40℃烘干	11.19±6.71c	26.46±1.62b	37.65±1.30b
50℃烘干	10.81±0.06d	21.62±3.80e	32.43±3.74c
60℃烘干	10.71±1.35d	14.56±1.03f	25.27±2.38d

4. 切片对三七多糖含量的影响

干燥前对三七药材进行切片处理，虽可显著提高三七的干燥速率，但同时也对三七多糖的含量产生影响。有研究发现，切片处理有利于干燥过程中三七药材中还原糖的生成。不同干燥工艺中，切片处理比整根干燥还原糖含量提高约5%～10%。另一方面，切片总糖含量显著小于整根，不同干燥工艺下，切片处理比整根干燥总糖含量降低32%（冻干）～45%（40℃烘干）。这表明切片工艺会导致三七总糖分解，见表2.17。

表 2.17 切片工艺对不同干燥方法三七糖类成分含量影响（n=5）

处理方法	工艺	还原性糖（%）	总糖（%）
冷冻干燥	整根	11.32±0.66abc	49.55±0.08e
	切片	11.64±0.19ab	33.79±0.33i
阴干	整根	9.05±0.47e	55.23±0.04c
	切片	10.14±0.36cde	32.62±0.03ij
晒干	整根	9.45±0.16de	47.89±0.05f
	切片	10.11±0.69cde	27.32±0.03j
40℃烘干	整根	10.21±0.69cde	60.46±0.09b
	切片	11.59±0.74ab	33.63±0.04i
50℃烘干	整根	11.38±0.55abc	62.00±0.34a
	切片	12.34±0.10a	40.04±0.01g
60℃烘干	整根	10.91±1.09bcde	52.68±0.05d
	切片	10.24±0.61cde	37.25±0.03h

切片之后药材内部结构充分暴露，淀粉降解速率加快，因而切片工艺对三七淀粉成分含量也具有显著影响。研究结果表明，当干燥样品为三七切片时，不同干燥工艺下直链淀粉积累量相比整根干燥降低了 9%～50%；支链淀粉降低幅度较大，降低 50%～70%，总淀粉含量降低 50% 左右（表 2.18）。

表 2.18 切片工艺对不同干燥方法三七淀粉成分含量影响（n=5）

处理方法	工艺	直链淀粉（%）	支链淀粉（%）	总淀粉（%）
冷冻干燥	整根	12.18±2.82a	28.10±6.26b	40.28±1.08b
	切片	7.73±1.43ab	12.85±1.14cd	20.58±2.57de
阴干	整根	11.55±2.31a	34.81±5.39a	46.36±4.70a
	切片	10.54±2.17ab	13.26±2.98cd	23.80±5.15d
晒干	整根	11.40±2.17a	28.44±3.77b	39.84±1.95b
	切片	9.37±0.86ab	8.65±2.62d	18.02±3.48e
40℃烘干	整根	11.35±1.99a	28.45±5.31b	39.80±3.30b
	切片	9.25±0.97ab	8.59±0.69d	23.43±0.28d
50℃烘干	整根	11.27±2.49a	26.04±5.42b	37.31±4.91bc
	切片	6.96±0.02ab	12.88±0.67cd	19.84±0.69e
60℃烘干	整根	11.08±2.59a	19.20±3.47c	30.28±6.06c
	切片	5.26±3.67b	10.86±12.29d	16.12±15.95f

5. 打磨对三七多糖和淀粉含量的影响

打磨作为沿用至今的除杂方法，对多糖和淀粉含量有一定影响。有研究指出，三七经过打磨处理，还原性糖含量降低 35%，总糖含量降低 10%。同样，经过打磨处理，直链淀粉含量降低 23%，支链淀粉含量降低 4%，总淀粉含量降低 8%。

六、产地加工对三七黄酮类化合物的影响

黄酮类化合物是植物中的重要活性物质。大量研究表明，黄酮类化合物不仅具有扩张血管作用，还具有降血脂、抗凝血、清除自由基、抗白血病、抗炎、镇痛、抗肿瘤、抗辐射等多种生理活性。黄酮类化合物多为结晶性固体，少数为无定形粉末。一般难溶或不溶于水，易溶于甲醇、乙醇、乙酸乙酯、乙醚等有机溶剂，易溶于稀碱液。

由于黄酮难溶于水，因而清洗对三七中总黄酮并无太大影响，笔者研究发现，三七中总黄酮不随清洗方式改变而变化，含量在 0.05%～0.07% 之间。而在烘干处理中，随着干燥温度的升高，总黄酮含量逐渐降低。干燥前将样品进行切片，黄酮类化合物含量明显降低。

七、产地加工对三七醇溶物含量的影响

醇溶物含量与干燥方式方法有关。笔者等研究表明，采用冷冻干燥，三七药材中醇溶物含量相较普通干燥可提高 10%~25%。

八、产地加工对灰分的影响

清洗工艺可显著降低三七药材各部位的灰分含量。有研究指出，在 20℃水温清洗 60 min 条件下，剪口、主根和和筋条的总灰分清除率分别为 9.37%、12.82% 和 21.60%；而当水温升高至 50℃时，剪口、主根和和筋条的总灰分清除率分别为 33.63%、16.12% 和 30.35%。在 20℃时，随着清洗时间的延长，三七中的灰分含量也逐渐降低。因此，三七总灰分清除率随清洗时间的延长和水温的升高而上升。实验结果见表 2.19。此外，切片干燥与整根干燥相比，可使灰分含量降低 4%～10%。

表 2.19　清洗工艺对三七总灰分和酸不溶性灰分影响（n=5）

水温（℃）	清洗时间（min）		清除率（%）		
			主根	剪口	筋条
20	10	总灰分	5.55±0.73	8.20±0.97	—
	30		8.67±1.25	9.77±1.25	11.78±2.13
	60		12.82±2.44	9.37±1.34	21.60±3.58
50	10		2.60±0.37	11.72±1.87	—
	30		9.88±1.26	10.55±0.98	13.51± 3.47

续表

水温（℃）	清洗时间（min）		清除率（%）		
			主根	剪口	筋条
50	60	总灰分	16.12±3.21	36.33±4.26	30.35± 4.19
20	10	酸不溶性灰分	27.56±4.18	25.39±3.34	—
	30		18.02±2.26	17.97±2.10	6.76±1.15
	60		3.99±0.52	21.48±1.78	18.38±3.06
50	10		20.45±4.97	15.23±1.32	—
	30		1.21±0.26	17.97±2.13	8.30±1.23
	60		8.84±2.11	5.47±0.48	22.37±4.31

九、产地加工对有害元素残留的影响

按照《中国药典》2020年版规定，三七药材中“铅（Pb）不得过5 mg/kg；镉（Cd）不得过1 mg/kg；砷（As）不得过2 mg/kg；汞（Hg）不得过0.2 mg/kg；铜（Cu）不得过20 mg/kg”。三七生长环境中较高的重金属背景值会使三七自身富集一部分的重金属，同时采挖时根部表皮会携带一部分含重金属的土壤。三七根表皮的Pb、Cd、As、Hg含量显著高于内部，而药材表面的浮土也会附着一部分重金属。因此，要解决三七中重金属含量偏高的问题，应从药材产地加工入手。

1. 不同产地加工方式对重金属含量的影响

对于三七药材来说，其缝隙、沟洼间较难清洗。干燥的三七根或剪口质地十分坚硬，用锉刀打磨十分费力，锉刀搓掉的表皮、泥土等杂质容易吸附在锉刀表面，从而在打磨处理过程中再次进入三七中，故锉刀打磨后三七药材中的根及剪口中土壤背景值较高的Cd和As含量增高。从降低重金属含量的角度考虑，锉刀打磨效果不佳。

清洗可显著降低三七中重金属的含量。曾宪彩等（2015）通过研究比较了流水清洗、锉刀打磨和清水浸泡等三种处理方式在降低重金属浓度和保障药效成分含量方面的差异性。结果表明，流水冲洗既能有效降低三七中重金属含量，又能保证药效。表2.20为不同处理方法下三七剪口中重金属含量。

表2.20 不同处理方法对三七剪口重金属含量的影响（*n*=4）

处理方式	Pd（mg/kg）	Cd（mg/kg）	As（mg/kg）	Hg（mg/kg）
空白	0.94±0.51	0.24±0.14	1.61±1.70	0.0074±0.00058
锉刀打磨	0.56±0.20	1.79±2.32	2.91±1.54	0.0074±0.00078
流水清洗	0.46±0.14	0.10±0.03	1.59±0.52	0.0072±0.00120
清水浸泡	0.47±0.16	0.20±0.11	0.93±1.12	0.0069±0.00050

2. 超声清洗对三七重金属及有害元素含量的影响

清洗不仅可有效去除泥土等杂质，还可以减少药材中的重金属和有害元素含量。研究表明，不同清洗方式对三七主根重金属及有害元素有显著的清除效果，见表 2.21。与未清洗比较，超声清洗可有效去除三七主根的重金属含量，随着超声清洗时间的延长，三七主根各重金属含量随之显著降低。超声 4 min 后，砷、铜、汞、铅含量分别降低 38%、21%、63% 和 23%。超声处理 10 min 后，砷、铜、汞、铅含量分别降低 47%、23%、72% 和 26%。不同超声处理时间下，三七主根皂苷含量亦呈逐渐下降趋势，处理 6 min 后皂苷含量比不超声处理降低 4%，超声 10 min 后皂苷含量降低 13%。可见超声时间过长能够显著降低三七主根皂苷含量。综合考虑重金属清除效率与皂苷损失，三七主根最优超声清洗工艺为：室温下超声 5～6 min。

表 2.21　不同处理方法对三七主根重金属清除率的影响

处理		重金属含量 (mg/kg)				总皂苷含量（R_1+Rg_1+Rb_1）(%)
		砷（As）	铜（Cu）	汞（Hg）	铅（Pb）	
超声时间（min）	0	2.45±0.03	5.19±0.14	0.78±0.11	4.07±0.32	8.03±0.02
	1	1.83±0.05	4.65±0.06	0.64±0.04	3.69±0.21	7.81±0.04
	2	1.65±0.12	4.11±0.22	0.39±0.09	3.55±0.25	7.79±0.22
	4	1.52±0.09	4.08±0.07	0.29±0.01	3.15±0.18	7.77±0.16
	6	1.36±0.07	4.07±0.11	0.25±0.03	3.07±0.07	7.68±0.01
	8	1.37±0.15	3.98±0.05	0.21±0.01	2.94±0.09	7.22±0.11
	10	1.29±0.01	3.99±0.17	0.22±0.02	3.02±0.14	6.98±0.18
药典标准	—	2.00	20.00	1.00	5.00	5.0

3. 不同部位三七原料重金属及有害元素分析

笔者随机在文山三七药材市场中购买了 71 批三七药材样品，按照《中国药典》方法分析了铅、镉、砷、汞和铜 5 种重金属及有害元素的含量，在分析的 71 批次样品中，有 1 个批次砷（As）含量超过《中国药典》(2020 年版）和《地理标准产品　文山三七》GB/T 19086 标准规定值，合格率为 98.59%，超标率 1.41%；其他重金属和有害元素均符合《中国药典》标准及《地理标准产品　文山三七》GB/T 19086 标准规定值。

2020 年版《中国药典》未对三七药材单独有农药残留检查项要求，笔者按照《中国药典》通则要求，采用《中国药典》方法对来源于不同产地的三七样品 71 批次进行了 33 种农药残留检测，结果为均未检出。同时，按照《中国药典》人参项下农药残留项目检测了 99 批次不同产地不同规格三七的农药残

留 [《中国药典》标准：氯丹（顺式氯丹、反式氯丹、氧化氯丹之和）不得超过 0.1 mg/kg、七氯（七氯、环氧七氯之和）不得超过 0. 05 mg/kg、六氯苯不得超过 0.1 mg/kg、五氯硝基苯不得超过 0. 1 mg/kg]，对照《中国药典》标准，五氯硝基苯有 17 批次超过 0. 1 mg/kg 的限量标准，占总样品的 17.17%，合格率为 82.83%；其他残留均在检出限以下。

参考文献

陈骏飞，徐娜，金艳，等，2017. 趁鲜清洗和干制后清洗对三七药材质量的影响 [J]. 中国药学杂志，（14）：1227-1233.

陈为，吕士杰，2009. 三七多糖的研究进展 [J]. 吉林医药学院学报，30（2）：106-110.

高明菊，冯光泉，曾鸿超，等，2010. 微波干燥对三七皂苷有效成分的影响 [J]. 中药材，33（2）：198-200.

高明菊，冯光泉，曾鸿超，等，2011. 三七产地加工方法研究 [J]. 时珍国医国药，22（1）：198-199.

郭徽，杨薇，刘英，2014. 云南三七主根干燥特性及其功效指标评价 [J]. 农业工程学报，30（17）：305-313.

李琳，崔秀明，王承潇，等，2014a. 活性超微三七粉质量特征研究 [C]. 广州：中国生态学学会中药资源生态专业委员会学术年会 .

李琳，王承潇，崔秀明，等，2014b. 活性三七药材质量特征研究 [J]. 安徽农业科学，（35）：12457-12460.

李琳，王承潇，崔秀明，等，2014c. 活性三七饮片指纹图谱研究及单体皂苷含量测定 [J]. 云南大学学报：自然科学版，36（4）：551-556.

刘雪松，邱志芳，王龙虎，等，2008. 三七浸膏真空带式干燥工艺研究 [J]. 中国中药杂志，33（4）：385-388.

马妮，高明菊，周家明，等，2010. 不同干燥方法对三七切片皂苷含量的影响 [J]. 特产研究，21（3）：40-42.

马煜，李明，魏生贤，等，2012. 三七薄层干燥特性研究 [J]. 太阳能学报，33（6）：937-943.

毛文菊，董哲，区焕财，等，2012. 三七干燥技术研究进展 [J]. 干燥技术与设备，10（4）：14-23.

区焕财，毛文菊，冯筱骁，等，2013. 三七热风干燥试验分析 [J]. 湖南农机：学术版，40

（3）：28-31.
王云峰，李明，王六玲，等，2010. 太阳能干燥装置性能及三七干燥效果 [J]. 农业工程学报，26（10）：377-383.
王珍，杨靖亚，宋书杰，等，2014. 三七素对凝血功能的影响及止血机制 [J]. 中国新药杂志，（3）：356-359.
杨海峰，武惠斌，刘洋，等，2011. 三七不同加工工艺对其生理指标的影响研究 [J]. 吉林农业 C 版，（2）：52-53.
曾宪彩，朱美霖，蒋艳雪，等，2015. 不同清洗处理方式对三七剪口中重金属及药效成分的影响 [J]. 中国实验方剂学杂志，21（8）：9-12.
周国燕，王春霞，胡晓亮，等，2011a. 干燥方法对三七切片有效成分和感官特性的影响 [J]. 食品科学，32（22）：1-5.
周国燕，詹博，桑迎迎，等，2011b. 不同干燥方法对三七内部结构和复水品质的影响 [J]. 食品科学，32（20）：44-47.
周国燕，张建军，桑迎迎，等，2013. 三七真空冷冻干燥工艺研究 [J]. 中成药，35（11）：2525-2528.

第三章 三七饮片的生产

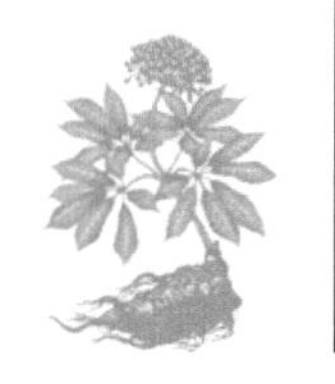

中药饮片是中药材经过特殊加工炮制的制成品，与中药材、中成药同为传统中药行业的三大支柱产业。中药饮片在产业链中处于核心地位，中药饮片由中药材加工而成，可直接向医疗机构出售，于临床中使用；也可加工成为中成药，再向医疗机构出售。

第一节 三七饮片生产概况

一、中药饮片概述

中药炮制是指中药在应用或制成其他剂型以前的加工过程，即将药材通过净制、切制或炮制操作，制成一定规格的饮片，以适应医疗要求及调配、制剂的需要，保证用药安全和有效。中药饮片的生产属于药材的炮制加工和精深加工领域。

饮片的诞生始于殷商时期，当时多采用破碎药材煎汤，即将加工过的药材通过口咬手掰，制成大小如豆的块状。饮片一词产生于宋代，取药材切片，作为汤剂饮服，或药物先泡浸吸饮水分，然后切制成片而得名。南宋末期药市炮制加工切片，用于配方，如杭州的药铺挂有“生药饮片、熟药丸散”的牌匾。明清时期药源增加，炮制技术提高，饮片逐渐取代“煮散”（采用中药粗末煎煮取汁应用的中药汤剂）。明代中期陶华的《伤寒六书》制药法中，明确提出了饮片一词，曰：“一用川大黄，须锦纹者佳。锉成饮片，用酒搅匀，干燥，以备后用。”

1. 传统中药饮片

中药饮片是中医临床应用的主要方式之一，有几千年的应用经验与理论认识的支撑，可随症加减，用时需煎煮；传统中药饮片在根本上保留了原药材的物质基础，但易因入药形态的粗糙和差异，出现品质不均、质量难以控制、煎煮服用方式烦琐等问题。

常见的中药饮片有：段、片、丝、块、粉等。传统中药饮片更多与炮制相关联。

中药材在应用或制成剂型前，须进行必要的加工处理过程，称炮炙、修事、修治等。其中炮炙也专指用火加工处理药材的方法。由于中药材大都是生药，多附有泥土和其他异物，或有异味，或有毒性，或潮湿不宜于保存等，经过一定的炮制处理可以达到使药材纯净、矫味、降低毒性和干燥而不变质的目的。另外，炮制还有增强药物疗效，改变药物性能，便于调剂制剂等作用。炮制的方法，通常分为修制、水制、火制、水火共制、其他制法 5 大类。

修制：对药物进行纯净、粉碎和切制的处理方法。纯净是采用手工或机械挑、筛、簸、刷、刮等方法，去掉泥土杂质和非药用部分，以达到清洁药物的目的。粉碎是采用捣、碾、研、磨、锉等方法，改变药物外形，使其符合调剂、制剂和其他炮制法的要求。切制是采用手工或机械切、铡的方法，把药物切成片、段、丝、块等各种形状，以便于药物有效成分的溶出和药物的调剂使用。

水制：用水或其他液体辅料处理药材的方法。常用的水制法有漂洗、浸泡、闷润等，目的是清洁药物、软化药物、调整药性。漂洗是将药物置于宽水或长流水中，反复换水，以去掉腥味或盐分。浸泡是将药物置于水中浸湿立即取出，或将药物置于清水或辅料药液中，使水分渗入，药材软化，除去药物毒性。闷润是根据药材质地的软硬，用淋浸、洗润、浸润等方法，使药物软化，便于切制饮片。

火制：将药物经火加热处理的方法。主要有炒、炙、煅、煨等方法。炒是将药物置锅中不断翻动，炒至一定程度。有炒黄、炒焦、炒炭的不同，便于粉碎加工，并缓和药性的作用。炙是用液体辅料拌炒药物，能改变药性，增强疗效，减少副作用。煅是将药物用猛火直接或间接煅烧，使药物易于粉碎，充分发挥疗效。煨是用湿面粉或湿纸包裹药物，置热火炭中加热的方法，可减少烈性和副作用。

水火共制：用水又用火的炮制方法。主要有蒸、煮、淬等。蒸是利用水蒸气和隔水加热药物，有增强疗效、缓和药性的作用。煮是将水或液体辅料同药物共同加热，可增强疗效，减低副作用。烫是将药物快速放入沸水中，立即取出，目的是在保存有效成分的前提下除去非药用部分。

其他制法：如制霜、水飞、发酵等，其目的是改变药物原有性能，增加新的疗效，减少毒性或副作用。

2. 新型中药饮片

随着社会的日益发展和时代的不断进步，人们对健康的关注度越来越高，中医药因其疗效确切、毒副作用小等优势越来越受到青睐，尤其是用于复杂疾病的治疗及养生保健方面。为有效保证中医的临床疗效，对中药饮片质量要求越来越高。随着新技术新方法在中药饮片炮制加工中的不断应用，相继出现了超微粉中药饮片、超细粉中药饮片、纳米中药饮片、定量压制饮片、中药破壁饮片、冻干中药饮片、中药配方颗粒等新型中药饮片，但这些新型中药饮片的出现是一把双刃剑，存在两面性，引起一些争议。随着国家中医药管理的不断规范，超微粉、超细粉、定量压制饮片已不再允许生产销售，新型饮片生产管理正逐步向规范化迈进。

（1）中药配方颗粒

中药配方颗粒是指用符合炮制规范的传统中药饮片作为原料，经提取浓缩制成的、供中医临床配方用的颗粒。

主要优势：质量标准统一，实现了中药饮片的机械化和现代化，有利于走向国际市场；减轻调剂人员劳动强度，提高调剂环境质量；单味药定量包装，剂量相对准确；临床使用可随证组方，使用方便；便于携带调配保管服用。

存在问题：通过提取、加工等生产过程，已经失去中药饮片原有的性状和鉴别特点，仅靠有效成分或指标成分的含量对其进行质量控制，具有很大的片面性。中药汤剂在合煎过程中，成分间发生增溶、助溶、吸附、沉淀等物理反应，引起成分含量的改变以及药物成分间水解、氧化、还原作用产生新物质，对中药药效、毒性等具有一定的影响。与传统中药汤剂相比，中药配方颗粒减少了合煎的过程，改变了传统用药的方式，受到部分传统中医师、科研工作者及患者抵制；同时存在配方颗粒品种和规格不全、溶解度差、价格较高及包装物污染等问题。

（2）中药破壁饮片

中药破壁饮片是指将具有细胞壁结构的中药材经破壁加工制成的炮制品，

采用现代超微粉碎技术与传统炮制技术及现代制剂技术相结合研制而成的微米级的新型中药饮片。

相较于传统中药饮片，中药破壁饮片有以下优势。一是药效提升。中药的有效成分储藏在药材细胞内，传统的技术和方法无法获取药物的有效精华，使得大部分有效成分白白浪费。中药破壁饮片运用高速气流破壁粉碎技术，使有效成分充分释放，大大提升了中药材的吸收利用率。二是服用便捷。传统中药饮片，要经过长时间高温煎煮才能服用。而中药破壁饮片直接冲水即可饮用，迎合了现代人快速、便捷的需求。三是质量可控。中药材不同组织、部位中化学成分的种类、组成比例存在差异，经切制形成的传统饮片，难以实现同一批次的外观形态和内在品质的均匀性。破壁饮片在加工过程中将药材的不同组织、部位充分粉碎和混匀，可实现单批次或多批次药材的质量均一，提高质量稳定性，保证临床疗效。四是储存方便。中药材如果储存不当，容易出现霉变、微生物侵蚀、虫蛀等情况，进而影响药效。中药破壁饮片采用独立小包装，可防潮、抗氧化、易储存，并且携带方便。

（3）冻干中药饮片

冷冻干燥又称升华干燥，是指将含水物料冷冻到冰点以下，使水转变为冰，然后在较高真空下将冰转变为蒸气而除去的干燥方法。物料可先在冷冻装置内冷冻，再进行干燥。也可直接在干燥室内经迅速抽成真空而冷冻。升华生成的水蒸气借冷凝器除去。升华过程中所需的汽化热量，一般用热辐射供给。

冷冻干燥是利用冰晶升华的原理，在高度真空的环境下，将已冻结了的物料的水分不经过冰的融化直接从冰固体升华为蒸汽。一般真空干燥物料中的水分是在液态下转化为气态而将物料干制，故冷冻干燥又称冷冻升华干燥。

其主要优点是：干燥后的物料保持了原来的化学组成和物理性质（如多孔结构、胶体性质等）；热量消耗比其他干燥方法少。缺点是：生产设备、生产成本费用较高。

三七作为中药的大宗品种，传统饮片主要有净制三七、三七片、三七粉、熟三七粉等。新型饮片主要有冻干三七片、三七破壁饮片、三七配方颗粒等。

二、《中国药典》收载三七饮片变化情况

一直以来，三七都被当作“贵细药材”使用，在入汤剂中均是打成粉，以药汤同服，而不是同煎。中华人民共和国成立以后，由于党和人民政府十分关

心和重视中药炮制事业，中药炮制事业得到快速发展。《中国药典》首版为1953年版，其间经历了11次修改，1963年版首次收载三七至今（表3.1）。

表3.1 《中国药典》不同版本收载三七饮片变化

《中国药典》版本	三七饮片收载及炮制方法	备注
1963年版	三七：洗净，蒸透，取出，及时切片，干燥即得 三七粉：洗净，干燥，研成细粉即得	炮炙，1977年版以后都称为“炮制”
1977年版	三七粉：取三七，洗净，干燥，碾细粉 熟三七粉：取净三七，打碎，分大小块，用食油炸至表面棕黄色，取出，碾细粉	无三七片，增加了熟三七粉
1985～2020年各版本	三七粉：取三七，洗净，干燥，碾细粉	2010年版至2020年版将三七粉归为饮片

三、三七饮片质量标准

《中华人民共和国药品管理法》是药品生产、使用、检验的基本法律。其中第四章药品生产第四十四条明确规定，中药饮片应当按照国家药品标准炮制；国家药品标准没有规定的，应当按照省、自治区、直辖市人民政府药品监督管理部门制定的炮制规范炮制。省、自治区、直辖市人民政府药品监督管理部门制定的炮制规范应当报国务院药品监督管理部门备案。不符合国家药品标准或者不按照省、自治区、直辖市人民政府药品监督管理部门制定的炮制规范炮制的，不得出厂、销售。

1.《中国药典》饮片炮制质量标准

《中国药典》自1963年版一部开始收载中药及中药炮制品，2005年版首次单列中药饮片，2010年版正文中规定了饮片生产的工艺流程、成品性状、用法、用量等；四部附录设有“炮制通则”专篇，规定了各种炮制方法的含义、具有共性的操作方法及质量要求，属于国家级中药饮片炮制的质量标准。

《国家中药饮片炮制规范》：为进一步规范中药饮片炮制，健全中药饮片标准体系，促进中药饮片质量提升，根据《中华人民共和国药品管理法》《中共中央　国务院关于促进中医药传承创新发展意见》有关规定，国家药监局组织国家药典委员会制定了《国家中药饮片炮制规范》(以下简称《国家炮制规范》)。《国家炮制规范》属于中药饮片的国家药品标准。于2022年12月正式公告实施。

2. 部（局）、省级药物炮制质量标准

1994年国家中医药管理局颁发了《中药饮片质量标准通则（试行)》的通知，规定了饮片的净度、片型、粉碎粒度、水分标准以及饮片色泽要求等，属于局级的质量标准，又称部颁标准。

《全国中药炮制规范》是由卫生部药政管理局组织编写，于1988年出版。该书主要精选了全国各省（市）、自治区现行使用的炮制品及其最合适的炮制工艺，还有相应的质量要求，尽力做到理论上有根据，实践上行得通，每一个炮制品力求统一工艺。附录中收录了“中药炮制通则”及“全国中药炮制法概况表”等。

由于中药炮制具有较多的传统经验和地方特色，在有些炮制工艺还不能全国统一时，为了保留地方特色，各省（市）先后制定了适合本地的质量标准，也作为法定的强制性标准。各炮制规范除了某些传统工艺外，应尽量与《中国药典》和《全国中药炮制规范》相一致，如有不同之处，应执行《中国药典》和《全国中药炮制规范》等国家级及部（局）级的有关规定。只有在国家与部（局）及标准中没有收载的品种或项目的情况下，才能制定适合本地的标准，同时应将地方标准报国务院监督管理部门备案。

四、饮片生产原则

1. 净制

净制即净选加工，是中药炮制的第一道工序，是药材制成饮片或制剂前的基础工作。净制工艺是在切制、炮制或调剂、制剂前，选取规定的药用部分，除去非药用部位、杂质及霉变品、虫蛀品、泥沙、灰屑等，使其达到药用纯度标准的方法。其目的是使药物洁净或便于进一步加工处理。根据药材及加工方法不同，可分为清除杂质、分离和清除非药用部位以及其他加工等。

汉代医药学家张仲景在医疗实践中就很重视药用部位、品质和修治，在其著作《金匮玉函经》中指出：药物“或须皮去肉，或去皮须肉，或须根去茎，又须花须实，依方拣采、治削，极令净洁”。此后，历代医籍中又有不少关于净制的记载，归纳起来，不外乎是去除杂质，去除质次部位，去除毒、副作用；通过净制，利用切制和炮炙，保证用药安全有效。净制理论从明代开始至清代才逐渐趋于完整。如明代《本草蒙筌》云：“有剜去瓤免胀，有抽去心除烦。”清代《修事指南》云：“去芦者免吐，去核者免滑，去皮者免损气，去丝者免晕目，去筋脉者免毒性，去鳞甲者免毒存也。”

2. 切制

将净选后的药物进行软化，切成一定规格的片、丝、块、段等工艺，称为饮片切制。饮片切制历史悠久，早在汉代以前的《五十二病方》中，就载有“细切”“削”等早期饮片切制用语。

1）切制的目的

第一便于有效成分煎出，饮片切制的厚薄直接影响临床疗效，一般按药材的质地不同而采取“质坚宜薄”“质松宜厚”的切制原则，切制后由于饮片与溶媒的接触面积增大，可提高有效成分的煎出率，并可避免药材细粉在煎煮过程中出现糊化、粘锅等现象。第二利于炮制，药材切制成饮片后，便于炮炙时控制火候，使药物受热均匀。还有利于各种辅料的均匀接触和吸收，提高炮炙效果。第三利于调配和制剂，药材切制成饮片后，体积适中，方便调剂；在制备液体剂型时，药材切制后能增加浸出效果；制备固体剂型时，由于切制品便于粉碎，从而使处方中的药物比例相对稳定。第四便于鉴别，对性状相似的药材，切制成一定规格的片型，显露其组织结构特征，有利于区别不同药材，防止混淆。第五利于储存，药物切制后易于干燥，这样就减少了腐烂、霉变、虫蛀等变质现象的发生，利于储存。

2）切片类型及规格

常见的切片类型及规格，取决于药材的自身状况和各种不同的需要。饮片切制分为手工切制和机器切制，手工切片可灵活切制各种规格、形状的饮片，而机器切片多为横片、斜片、段、丝等。

《中国药典》规定切制品有片、段、块、丝等。其规格厚度通常为

片：极薄片厚度为 0.5 mm 以下；薄片厚度为 1～2 mm；厚片厚度为 2～4 mm；

段：短段 5～10 mm，长段 10～15 mm；

块：8～12 mm 的方块；

丝：细丝 2～3 mm，宽丝 5～10 mm。

其他不宜切制者，一般应捣碎或碾碎使用。

3）切制的方法

饮片切制在不影响药效，便于调配、制剂的前提下，基本上采用机械化生产，并逐步向联动化生产过渡。目前，由于机器切制还不能满足所有饮片类型的切制要求，故在某些情况下手工切制还在使用。

机器切制工具：剁刀式切药机、旋转式切药机、多功能切药机等。

手工切制工具：切药刀、片刀（类似菜刀）等。

3. 粉碎

中药材粉碎是借助机械力将大块中药固体物质碎成适当细度的操作过程。

1）粉碎的目的

一是增加药物的表面积，促进药物溶解；二是有利于制备各种药物剂型；三是加速药材中有效成分的溶解；四是便于调配、服用和发挥药效；五是便于新鲜药材的干燥和储存。

2）粉碎度

粉碎度是固体药物粉碎的程度。常以未经粉碎药物的平均直径 (D) 与已粉碎药物的平均直径 (D_1) 的比值 (n) 来表示：

$$n=D/D_1$$

3）粉碎原则

药物不宜过度粉碎，达到所需要的粉碎度即可，以节省能源和减少粉碎过程中的药物损失。在粉碎过程中，应尽量保存药物的组分和药理作用不变。中药材的药用部分必须全部粉碎应用。对较难粉碎的部分，如叶脉或纤维等不应随意丢弃，以免损失有效成分或使药物的有效成分含量相对增高。粉碎毒性药物或刺激性较强的药物时，应注意劳动保护，以免中毒。粉碎易燃易爆药物时，要注意防火防爆。植物性药材粉碎前应尽量干燥。

4）粉碎的基本原理

物体的形成依赖于分子间的内聚力，而物体因内聚力的不同又显示出不同的硬度和性质。因此，粉碎过程就是借助于外力来部分地破坏物质分子间的内聚力，达到粉碎目的的过程。

药物粉碎的难易，主要取决于物质的结构和性质，但与外力的大小也密切相关。各种粉碎机械作用于被粉碎物质的外力，主要有截切、挤压、研磨、撞击、劈裂、撕裂和锉削等几种类型。根据药物性质选用不同类型作用外力的粉碎机械，才能得到预期的粉碎效果。

5）药筛

《中国药典》所用药筛，选用国家标准的 R40/3 系列。R40/3 药典筛（又称标准药筛）是指《中国药典》规定，全国统一规格的用于药剂生产的筛。药典筛可用于中药、西药、生产制剂厂家或药典单位对液体、粉体、颗粒状药品进行分级、筛分、过滤、去杂等。药典筛可以手筛，为提高效率还可以与振筛机配合使用。在实际生产中，也常使用工业规格筛，这类筛的规格标准应与药筛标准相同，且不影响药剂质量。

《中国药典》规定药筛规格的方法，是以筛孔内径大小(mm，μm)为根据的。共规定了 9 种筛号，一号筛的筛孔的内径 2000 μm，依次减小。一套 R40/3 药典筛共 9 只不同网孔的药典筛和 1 只无孔筛、1 只筛盖组成。《中国药典》所用标准药筛规格见表 3.2。根据粉末细度不同，对粉末进行分等，见表 3.3。

表 3.2　标准药筛规格

药典筛号	筛孔内径（平均值）(μm)	目号（目）
一号筛	2000±70	10
二号筛	850±29	24
三号筛	355±13	50
四号筛	250±9.9	65
五号筛	180±7.6	80
六号筛	150±6.6	100
七号筛	125±5.8	120
八号筛	90±4.6	150
九号筛	75±4.1	200

表 3.3　粉末分等

分等	标准
最粗粉	指能全部通过一号筛，但混有能通过三号筛不超过 20% 的粉末
粗粉	指能全部通过二号筛，但混有能通过四号筛不超过 40% 的粉末
中粉	指能全部通过四号筛，但混有能通过五号筛不超过 60% 的粉末
细粉	指能全部通过五号筛，并含能通过六号筛不少于 95% 的粉末
最细粉	指能全部通过六号筛，并含能通过七号筛不少于 95% 的粉末
极细粉	指能全部通过八号筛，并含能通过九号筛不少于 95% 的粉末

第二节　三七饮片生产

一、净制三七

1. 净制三七生产工艺

净制三七生产工艺，见图 3.1。

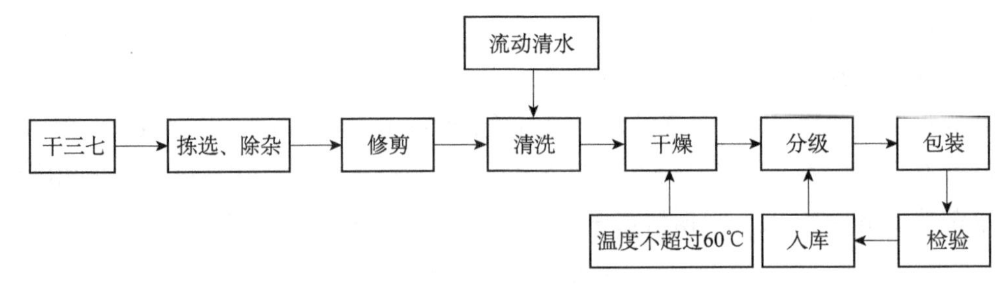

图 3.1 净制三七工艺流程图

拣选、除杂：主要是指拣除三七中杂带的泥块、其他杂物及臭烂品。
生产关键控制点：干燥温度，不超过 60℃；流动水清洗

2. 净制三七质量控制指标

1）药材性状

三七主根呈类圆锥形或圆柱形，长 1～6 cm，直径 1～4 cm。表面灰褐色或灰黄色，有断续的纵皱纹、支根痕及少数皮孔，顶端有茎痕，周围有瘤状突起。体重，质坚实，击碎后皮部与木部分离。断面灰绿色、黄绿色或灰白色，皮部有细小棕色树脂道斑点。木部微呈放射状排列。气微，味苦回甜。以个大、体重、质坚、表面光滑、断面灰绿色或黄绿色者为佳。

筋条呈圆柱形，长 2～6 cm，上端直径约 0.8 cm，下端直径约 0.3 cm。

剪口呈不规则的皱缩块状及条状，表面有数个明显的茎痕及环纹，断面中心灰白色，边缘灰色。

2）检查

总灰分不得过 6.0%，酸不溶性灰分不得过 3.0%。水分不得过 14.0%。

3）浸出物

醇溶性浸出物不得少于 16.0%。

4）含量测定

参照《中国药典》2020 年版含量测定项下要求，三七含人参皂苷 Rb_1（$C_{54}H_{92}O_{23}$）、人参皂苷 Rg_1（$C_{42}H_{72}O_{14}$）和三七皂苷 R_1（$C_{47}H_{80}O_{18}$）三者的总量不得少于 5.0%。

二、三七片（切片）

1. 三七片生产工艺流程

生产工艺流程见图 3.2。

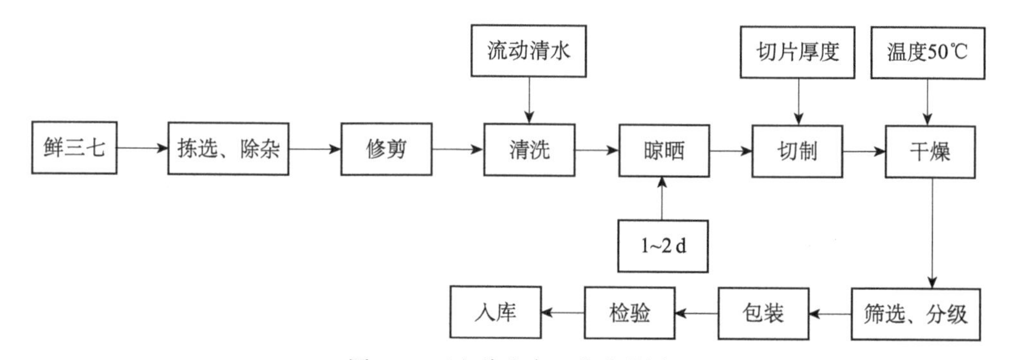

图 3.2 三七片生产工艺流程图

生产工艺关键控制点：切片厚度 3～4 mm，干燥温度（50±5）℃。

拣选、修剪、清洗工艺同产地加工

2. 生产加工工艺关键控制点

1）切制

将晾晒 1～2 d 的三七主根，放置于切片操作台上，调节切片机切片厚度，设置为 3～4 mm，进行切片。切片可以进行横切或纵切两种，多以横切片为主。每 30 min 检查一次切片厚度。

2）干燥

三七切成片后，应及时进行干燥处理。干燥设备多为热风循环烘箱，干燥温度（50±5）℃，直到水分达 12% 以下；上料时每盘逐片平铺，上层与下层交叉平铺；干燥后取出，冷却。

3）筛选、分级

用筛子筛出直径小于 1 mm 片及碎片，用中转袋密封。根据三七片分等规格进行分等。

4）包装

三七片要求密封储藏。包装时每 30 min 随机抽取 3 个空袋平均袋重，随机抽取 3 袋，分别精密称定质量，再减去空袋的平均值，求包装内容物的装量，检查装量差异是否在规定范围内。

5）储藏

三七片要求密封储藏。

6）质量要求

三七片为鲜三七主根经切片干燥后的初加工品。纵切片呈长类圆形或不规则片状（图 3.3），横切片呈圆形，厚度不超过 3 mm。选择三七片以片型完整、表面

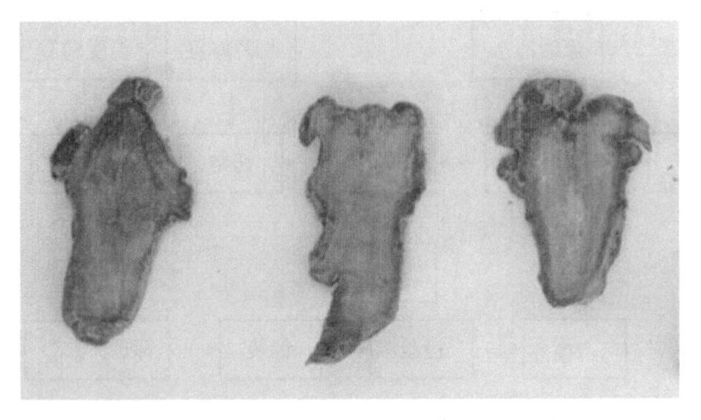

图 3.3　三七片（切片）

光滑、片型大者为佳。横切片菊花心（木质部呈放射排列）明显。

3. 质量控制指标

三七片气微，味苦回甜。切面呈灰绿色、黄绿色、墨绿色。片厚2～3 mm。水分含量不得过 12.0%，皂苷含量大于等于 5.0%。三七片应符合通用饮片限度标准要求，其中的败片、翘片、变色、走味、发霉等均应挑选出，为不合格品。

4. 生产工艺对三七切片皂苷含量的影响

三七切片的生产工艺会对皂苷含量产生一定影响。与常规的三七干燥过程相比，三七切片在干燥之前首先需要进行切制。一方面，切片可增加干燥样品的比表面积，扩大样品的干燥面，促进水分和热量的传递，从而推进了干燥过程，缩短了干燥时间。皂苷是一种热不稳定成分，缩短干燥时间可降低其成分在生产过程中的损耗。然而另一方面，三七的切制会破坏三七细胞的组织结构，导致三七汁液的流出，大量的有效成分溶解在其中，随着三七汁液的流出而损失。

目前来讲，切片干燥是否会升高或降低三七皂苷的研究尚无定论。但不可否认的是，切片干燥对其具有重要影响。因此，研究三七片的快速干燥技术，探寻三七切片干燥与皂苷含量之间的变化规律，在对提高三七片生产效率，保证活性成分的含量和饮片的质量方面，具有重要的意义。

不同的干燥方式同样会对三七片的质量产生影响。为此，笔者等以三七皂苷 R_1、人参皂苷 Rg_1、人参皂苷 Rb_1 为指标成分，考察了日光照晒、50℃烘烤、100℃烘烤、微波干燥对三七切片皂苷成分的影响，见表 3.4。

表 3.4　不同干燥方法对三七切片皂苷含量的影响（%）

样品	加工方法	三七皂苷 R_1	人参皂苷 Rg_1	人参皂苷 Rb_1	总和	与对照组比较
1 组	日光照晒 16 h	0.48	3.50	2.74	6.72	0
	50℃烘烤 9 h	0.54	3.27	2.64	6.45	−4.0
	100℃烘烤 4 h	0.35	2.88	2.08	5.31	−21.0
	微波干燥 20 min	0.37	3.01	2.03	5.41	−19.5

续表

样品	加工方法	三七皂苷 R_1	人参皂苷 Rg_1	人参皂苷 Rb_1	总和	与对照组比较
2组	日光照晒 16 h	0.48	3.87	3.41	7.76	0
	50℃烘烤 9 h	0.48	3.67	3.16	7.31	−6.1
	100℃烘烤 4 h	0.37	3.05	2.71	6.13	−16.1
	微波干燥 20 mim	0.41	3.32	2.74	6.47	−11.5
3组	日光照晒 16 h	0.50	4.41	2.79	7.70	0
	50℃烘烤 9 h	0.64	4.12	3.00	7.76	+0.8
	100℃烘烤 4 h	0.54	4.07	2.73	7.34	−4.7
	微波干燥 20 mim	0.63	3.90	3.02	7.55	−2.0
4组	日光照晒 16 h	0.51	4.08	3.23	7.82	0
	50℃烘烤 9 h	0.55	4.05	3.39	7.99	+2.2
	100℃烘烤 4 h	0.40	3.13	2.47	6.00	−23.3
	微波干燥 20 mim	0.46	3.39	2.76	6.61	−15.5
5组	日光照晒 16 h	0.75	3.95	2.78	7.48	0
	50℃烘烤 9 h	0.73	4.15	2.74	7.62	+1.9
	100℃烘烤 4 h	0.54	3.56	2.29	6.39	−14.6
	微波干燥 20 mim	0.62	3.78	2.01	6.41	−14.3

烘烤：1～5组三七皂苷含量降低了4.0%～23.3%，平均降低了8.5%；微波干燥：1～5组三七皂苷含量也降低了2.0%～19.5%，平均降低了12.6%。

由表3.4可见，不同干燥方法对三七切片的皂苷含量有一定的影响。1～5组每组均以日光照晒和50℃烘烤的三七皂苷含量变化不大，且在3、4、5组中50℃烘烤皂苷含量比日光照晒还高，说明50℃烘烤干燥三七切片对皂苷含量影响不大；每组考察均是微波干燥和100℃烘烤的三七皂苷含量损失较大。其中，100℃烘烤组皂苷损失最大。日光照晒和50℃烘烤三七切片皂苷含量无显著差异，而100℃烘烤和微波干燥20 min这两种干燥方法皂苷含量差异显著，说明干燥温度太高则三七切片皂苷含量损失较大。

三、冻干三七

1. 冻干三七生产工艺流程

冻干三七系列饮片包括冻干三七、冻干三七片、冻干三七颗粒及冻干三七粉等四个品种。生产工艺流见图3.4。

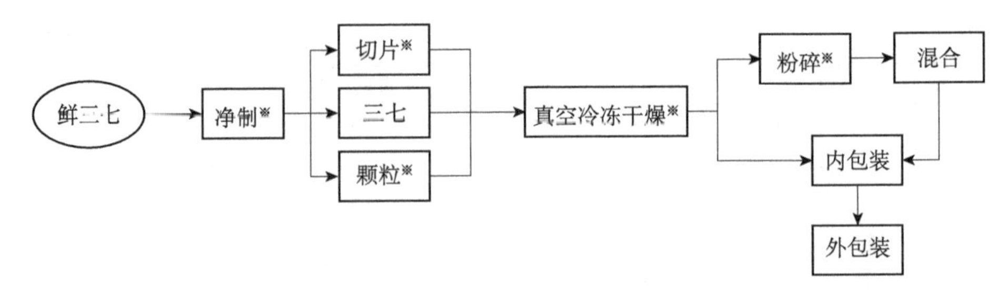

图 3.4 冻干三七生产工艺流程图

※ 为关键质量控制点，控制项目：净制，冻干时间、温度，切片厚度、粉碎粒径

2. 质量关键控制点

冻干三七生产关键控制点见表 3.5。

表 3.5 冻干过程三七生产关键控制点

工序	控制点	项目	标准	频次
净制	净药材	净度	无泥土、无杂质、无非药用部位	随时 / 每批
冷冻干燥	降温	最低温度	−40℃	设备运行时
	升温	最高温度	40℃	设备运行时
	冻干后	水分	≤5.0%	结束时

3. 真空冷冻干燥工艺

开启冷冻温度，将三七冷冻至−40℃，保持 2 h，调节升华温度为−25℃，使得升华阶段温度不超过−25℃，保持时间 20～22 h，待物料温度全部到达−25℃以上时，进入解吸阶段，调节温度为 40℃，待物料温度与设定温度一致时停止。干燥所得三七水分≤5.0%，干燥完成后装入周转袋内密封，称重。

粉碎、混合、内包装、外包装生产工艺同三七粉。

1）净制

鲜三七修剪、清洗。鲜三七原料要求无腐烂、挖烂、作水等品。修剪时要求将三七主根表面的须根、侧根、芦头全部修剪干净。冻干三七清洗要求比较严格，须将三七表面的泥土全部清洗干净。

2）真空冷冻干燥

真空冷冻干燥是利用水的升华原理，把含有大量水分的物质，预先进行降温冻结成固体，然后在真空的条件下使冰直接升华为水蒸气而除去，而物质本身留在冻结时的冰架中，最终得到干燥的产品。因此三七干燥后体积不变，疏松多孔。真空冷冻干燥的基本原理可以从水的相平衡图（图 3.5）上体现出，图中点 A 为固、液、气三相共存的状态（0.01℃，610 Pa），称为三相点，升华曲线 AB、溶解曲线 AC、气化曲线 AD 分别表示冰和水蒸气、冰和水、水和水蒸气两相共存时压力和温度之间的关系。这三条曲线将相平衡图划分为固相区、液相区和气相区。升华现象是物质从固态不经液体而直接转变为气态的过程（见图中箭头）。从图中可以看出，只有在压力低于三相点压力（610 Pa）时，升华才有可能发生。真空冷冻干燥包括预冻结、升华干燥及解吸干燥三个阶段。

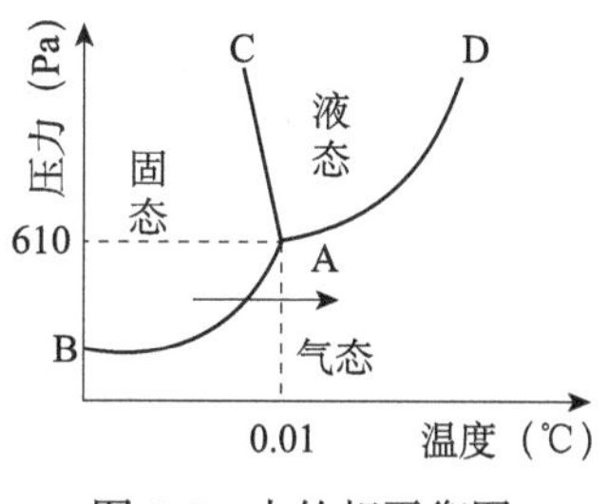

图 3.5　水的相平衡图

在冻干过程中，物料预冻的最终温度以其共晶点为依据，干燥加热时物料的温度以其共熔点为依据。物料的共晶点是指物料中的水分全部冻结时的温度。为保证物料完全冻结，预冻温度要比物料的共晶点低 5～10℃。若预冻温度过低，则增加能耗和生产成本；若预冻温度高于共晶点，则不能保证物料中的水分完全冻结，物料内部水分将不能完全以冰的形式升华，导致物料在干燥过程中发生收缩和失形等问题。另外，未冻结的水分中所含溶质，在干燥过程中可能随内部水分向物料表面迁移，出现冻干制品表面硬化现象。物料共熔点是指完全冻结的物料，当温度升至某一值时，物料内部的冰晶开始熔化时的温度。干燥时加热温度不能高于物料的共熔点，否则在物料内部将会产生气泡或充气膨胀，影响冻干制品的质量。故准确地测定物料的共晶点与共熔点，对冷冻干燥工艺方案的制定和冻干过程的优化控制就显得尤为重要。

常规测定共晶点 / 共熔点的方法是电阻法。物料的导电性是由物料溶液中所含带电离子的定向移动所致。在冻结过程中，物料温度降低到冰点，物料中的水分开始生成冰晶。随着温度的继续下降，冰晶越来越多，能够移动的带电离子则越来越少，物料的导电性也越来越差，反映到电阻上，即是电阻值越来越大。当温度降至某一值时，物料中的溶液全部冻结，带电离子即停止定向移动，物料的电阻突然增大，此时的温度即为物料的共晶温度。共熔温度的测量原理与共晶温度的测量相同，在冻结物料温度上升到某一温度时，物料中开始有液态水出现，这时物料的电阻值就会突然减小，该温度即为其共熔温度。

预冻结：预冻结是将三七冷却到共晶点温度以下，使三七中的水分变成固态冰的过程。预冻结时，三七中冰晶的形态和数量由冷却速度决定，冷却速度越快，过冷温度越低，则形成的冰晶越细小，数量越多，水分重新分布的现象越不显著，三七中组织细胞核有效成分受破坏的程度越小。因此，采用合适的冷却速度和冷却温度对三七干燥后产品质量影响很大。通常，预冻结温度应低于三七的共晶点温度。

升华干燥：三七经预冻结后即可进入升华阶段，在此过程中，要求迅速降低真空度，保持升华压力在三相点以下，并对三七供热。三七中的冰晶在一定的真空度条件下吸收设备提供的热量（称升华热）而升华为水蒸气。冰晶升华后留下的海绵状空隙成为后续冰晶升华时所产生的水蒸气的逸出通道。因此，预冻结时形成的冰晶越细小，升华后产生的孔隙通道也就越小，使水蒸气逸出困难，干燥速率降低。另外，此时若三七基质温度过高，则干燥层将可能因温度降低而发生塌缩，封闭蒸汽逸出，使孔隙内的蒸汽压升高。当出现这种状况时，若不迅速减少热量供给，则升华界面的温度也将随之升高。一旦温度超过三七的共晶点温度，冻结层就会因供热过剩而融化，使产品报废。因此，升华干燥时，提供给升华界面的热量不能太高，应与冰晶升华所需的潜热基本相当，以使升华界面的温度保持在共晶点温度以下（低于共晶点温度2～5℃）。

解吸干燥：升华干燥结束后即可进入解吸干燥阶段。此时，三七内部的毛细管壁还吸附有一部分残余水分，这些水分或者以无定形的玻璃态形式出现，或者与极性基团相连接形成结合水分，不能流动，也不能被冻结成冰晶。它们的吸附能量很高，必须通过高温气化才能解吸出来。但温度过高会使三七中的热敏性成分发生热分解，降低三七品质。因此，可以在升高温度的同时，增大真空度，以使水蒸气在三七内外压力差的推动下更易逸出。在达到三七的平衡含水率时应该停止加热，降低真空度直至常压，结束干燥过程。本阶段应注意加热温度必须低于有效成分的热变性温度。

3）包装

冻干结束后，应立即进行充氮或真空包装，以延长三七的储藏时间。同时，由于经真空冷冻干燥后的产品中有海绵状微孔，吸水性强，所以要防止冻干三七因吸湿而变质。

4. 冻干产品外观、颜色、性状

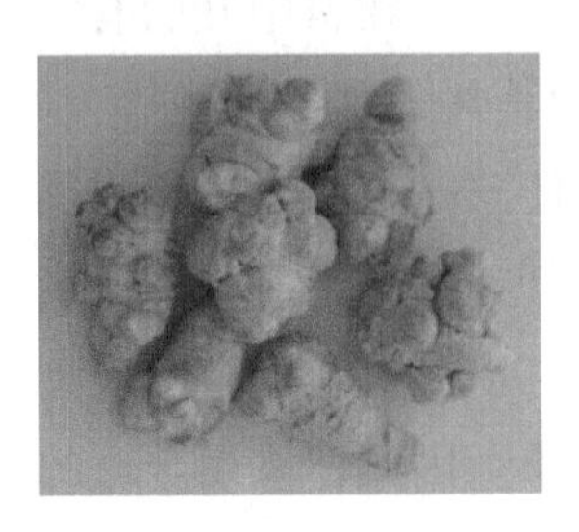

图3.6　冻干三七药材

冻干三七呈类球形。质地酥脆，呈灰褐色或灰黄色，见图3.6。断面呈灰绿色、黄绿色或灰白色。质脆、气微、味苦回甜。

冻干三七片为不规则薄片。外表皮呈灰褐色或灰黄色，有多数干缩皱纹。切面呈灰绿色、黄绿色或灰白色，具环纹和放射状纹理，质脆、气微、味苦回甜。

冻干三七颗粒为不规则粒状。呈灰褐色或灰黄色。手捻易碎。气微、味苦回甜。

冻干三七粉为浅黄绿色至灰白色的粉末。气微、味苦回甜。

5. 冻干工艺中的影响因素

低温冷冻干燥是一个复杂的机制，涉及气-液-固三相的动态平衡以及在此过程中水分的动态迁移以及热量传递的变化。笔者等人研究发现，在冻干三七的生产工艺中，尤其是在低温冷冻干燥的核心操作中，真空压强、干燥温度（解吸阶段）以及三七物料的形态（片、全根、粒）等均会对最终的产品质量以及产品的干燥特性（干燥速率、生产率、面积收缩率）产生影响。

1）干燥速率

冻干三七切片的干燥速率与干燥室压强之间呈先升后降的关系。这是因为干燥室的压强会影响三七切片中气体的导热系数，同时也会影响水蒸气通过三七孔隙的传质系数。当干燥室压强增大时，气体的导热系数增大，即三七的有效导热系数增大，从而对传热有利；同时当干燥室压强增大时，分子扩散系数会减小，传质系数也减小，这会对传质不利。由于有效导热系数的增大，传入物料的热量就比原来多，引起三七界面温度升高、水蒸气分压增大，则传质推动力增大，有利于传质。因此，当干燥室压强增大时，传质阻力与传质推动力两者的增加比例影响着传质速率到底是增大还是减小。因此，真空冷冻干燥存在一个最佳干燥室压强，当干燥室压强未达到最佳压强时，三七的界面温度一直保持上升，传质推动力和三七界面的水蒸气分压也会一直在增加，确保了整个冷冻干燥过程传质推动力的增加大于传质阻力的增加，所以使真空冷冻干燥时间缩短，提高了三七切片的干燥速率。

随加热板温度的上升，三七的干燥速率也随之增大。这主要是由于加热板温度的提高，使三七切片的界面温度上升，提高了传质推动力，加快了水蒸气的逸出速率，缩短了干燥时间，所以干燥速率随之增大。

三七切片厚度对干燥速率的影响是单调递减的，即三七切片越厚，干燥速率越小。这主要是因为切片的厚度大，物料内部水分不易扩散，所需的干燥时间也会随着增大，导致干燥速率的降低。

2）生产率

三七切片的生产率与干燥室压强之间呈先增后降的关系。在一定的干燥室压强范围内，随干燥室压强的升高，三七切片的生产率随着增大。这主要是在升华阶段压强越高，干燥层的热质传递系数越大，升华界面温度上升越快，同时水蒸气压力增大，从而增大传质推动力，三七切片升温速度加快，冻干所需的时间随之减少。对于恒压操作的真空冷冻干燥过程，在解吸阶段加快干燥层升温会提高解吸速率，由于升华阶段解吸的结合水减少而延长了解吸阶段的干燥时间。因此，生产率出现了先升后降的趋势。

随加热板温度的上升，物料的单位时间内生产率也随之增大。这主要是由于加热板温度的提高，强化热量的输入，提高了传质推动力，缩短了干燥时间，所以，单位时间内生产率随之增大。

真空冷冻干燥三七切片时，热量通过干燥层向冷冻层传导，水蒸气通过干燥层逸出，因此三七切片厚度越厚，真空冷冻干燥的时间就越长，单位时间生产率越低。

3）单位面积收缩率

三七切片的面积收缩率与干燥室压强之间呈近似线性关系。随干燥室压强增加，三七切片的面积收缩率也随着增大，说明采用较低的干燥室压强对保持三七切片干燥后的形状是有利的。这是因为当干燥室压强较低时，三七切片内的冻结面积缓慢减少，水分均匀穿过干燥层，使其较易保持疏松多孔的形态，因此干燥后三七切片面积变化率就小。当干燥室压强较高时，三七切片内外很难形成较大的蒸汽压差来推动水蒸气逸出三七切片，部分水分会被干燥层吸收导致萎缩。同时，干燥室的压强较高时，影响着升华界面的温度的升高，容易引起三七切片冻结层的融化，导致干燥层崩解，因此三七切片的面积收缩率必然升高。三七切片的面积收缩率与加热温度之间呈近似线性关系。随加热温度升高，三七切片的面积收缩率也随着增大，升高加热板温度，会加剧物料收缩，因此，降低加热板的温度有助于保持三七切片的原始形状。

随着切片厚度的增加，三七切片的面积收缩率逐渐减小。这主要是因为当厚度较小时，在真空冷冻干燥的过程中，物料的冻结层容易产生局部融化，从而导致干燥后物料面积易收缩；当厚度较大时，即使在干燥前期用较高的加热温度，由于厚度大的物料具有能够保持稳定升华的能力，也不至于使物料内部冻结层融化，所以冻干后产品的面积变化率较小。

6. 冻干三七饮片与传统三七饮片的比较

冻干三七饮片因制备工艺的特殊性，与传统的三七饮片在产品的微观细胞结构上具有显著的差异。该差异性决定了两种饮片在感官特性、质地、皂苷成分溶出等方面都有很大的不同。

1）微观结构

普通三七饮片和冻干三七饮片在微观结构上有很大的区别，详见图3.7、图3.8和表3.6。此外，冻干三七饮片的孔隙率，也显著于普通干燥三七，见表3.7。

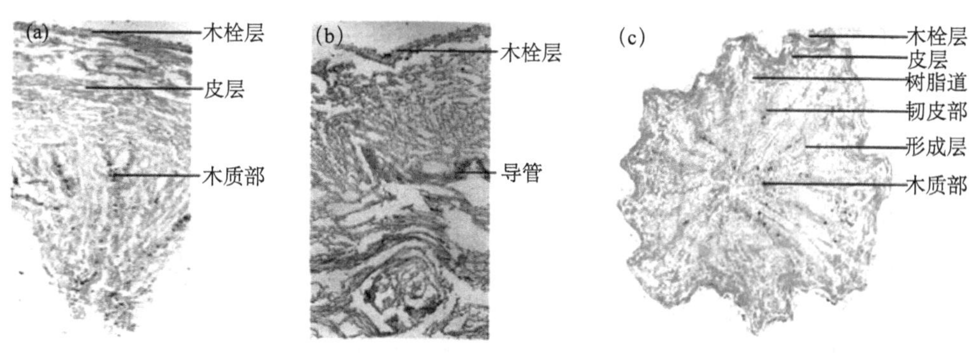

图3.7　冻干三七饮片微观结构

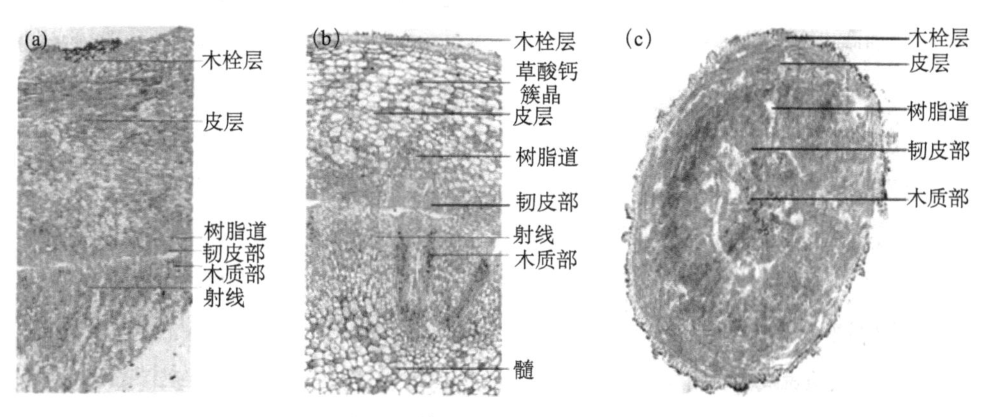

图3.8　普通三七饮片微观结构

表3.6　普通干燥三七饮片与冷冻干燥三七饮片区别

部位	普通干燥三七饮片	冷冻干燥三七饮片
主根	木栓层为数列细胞，栓内层不明显，皮层宽广，皮层和韧皮部有树脂道散在，形成层成环，束中形成层有裂隙，木质部导管1～2列径向排列，射线宽广，薄壁细胞内含有淀粉粒，可见草酸钙簇晶	最外层可见木栓层，为数列细胞，皮层、韧皮部薄壁细胞破碎，细胞界限不清晰，未能清晰辨认树脂道。木质部导管可见，形态未发生变化，未见淀粉粒和草酸钙簇晶
剪口	木栓层为数列细胞，栓内层不明显，皮层宽广，皮层和韧皮部有树脂道散在，形成层成环，束中形成层有裂隙，木质部导管1～2列径向排列，射线宽广，中央有髓，薄壁细胞内含有淀粉粒，可见草酸钙簇晶	外层为数列细胞的木栓层，里面一层为细胞界限模糊破的薄壁细胞和皮层细胞，细胞破碎不易分辨。韧皮部细胞破碎形成空洞，但木质部导管清晰可见

续表

部位	普通干燥三七饮片	冷冻干燥三七饮片
须根	木栓层为数列细胞，皮层宽广，树脂道较少，存在于皮层和韧皮部，形成层成环，木质部导管1～2列径向排列，射线宽广，薄壁细胞内含有淀粉粒，草酸钙簇晶较少	栓层为数列细胞排列，栓内层不明显，韧皮部有树脂道散在，形成层成环，木质部导管1～2列径向排列，射线宽广，薄壁细胞含淀粉粒，草酸钙簇晶稀少

表 3.7　经不同方法干燥的三七切片孔隙率

方法	孔隙率（%）	平均值（%）	标准差（%）	标准误差
热风干燥	14.21，14.57，14.84	14.54	0.031607	0.182
真空干燥	10.19，10.57，10.23	10.33	0.20881	0.120
真空冷冻干燥	12.52，12.35，12.08	12.32	0.22189	0.128

2）感官特征

将冻干三七饮片与热风干燥的三七饮片进行比较发现，真空冷冻干燥后的三七切片样品表面比较平整，肉眼可明显看出菊花心木质部，颜色呈黄绿色，较新鲜，脆性较大，味较明显。这是由于真空冷冻干燥过程三七切片的干燥在冻结状态下完成，其物理结构和分子结构变化极小，组织结构和外观形态被较好地保存。而且干燥过程是在低温状态下进行，且基本隔绝了空气，因此有效地保持了原料的色泽。经热风干燥后，三七切片样品的硬度大，灰白色，随着干燥温度的升高，产品的颜色也随之加深。在40～50℃加工条件下样品颜色为黄绿色，但比真空冷冻干燥的成品颜色深；表面无明显的皱缩现象，无光泽，但整体外观没有真空冷冻干燥工艺的好；有一定的药味，但不浓郁，这主要是因为在热风干燥过程中，空气的流动挥发了药味。经真空干燥后，三七切片样品颜色泛白，干燥温度越高，成品的颜色越浅，为黄白色；皱缩程度与温度关系较大，随着温度的升高，皱缩越来越严重；药味不明显，这是因为真空干燥时间较长，不利于三七药性药味的保持。三七中含有很多热敏性和易氧化性成分，如挥发油等，干燥时间越长，破坏越大，真空干燥的三七切片产品可以缩短干燥时间以保证外观品质优良，但会造成干燥不彻底等情况的发生。

3）复水品质

将冻干三七饮片与热风干燥、真空干燥的三七饮片进行比较发现，热风干燥的复水比最大，复水时间最长，复水效果最差；真空干燥复水比最小，复水时间最短，复水效果较好；真空冷冻干燥复水比较大，复水时间较短，复水效果最好，见表3.8和表3.9。

表 3.8　不同方法干燥三七切片复水时间和复水口感

复水品质	干燥方法		
	真空冷冻干燥	热风干燥	真空干燥
复水平均时间（min）	5.5	9	4
复水后的口感	比较浓郁的中药味、微苦，口感较脆，滋味悠长	中药味较淡、感受不出新鲜三七的药味，在口中味道停留时间短	口感较脆，有一定药味，但不明显

表 3.9　不同干燥方法三七切片的复水性能

方法	孔隙率（%）	平均值（%）	标准差（%）	标准误差
热风干燥	2.54，2.43，2.49	2.4867	0.05508	0.03180
真空干燥	2.21，2.24，2.31	2.2533	0.05132	0.02963
真空冷冻干燥	2.37，2.36，2.28	2.3367	0.04933	0.02848

4）皂苷溶出率

冻干三七的显著特点之一，即为显著增加活性成分（三七总皂苷）的溶出速率。三七经冷冻干燥后，内部水分直接气化升华，造成细胞内部大量的间隙，可加快水分的渗入，并促进活性成分在细胞内的解吸。此外，冻干三七的质地疏松、复水性好，可加快有效成分的溶出。对比冻干三七饮片和普通三七饮片的体外溶出曲线可发现，冻干三七饮片中的皂苷的溶出速率比普通三七饮片提高了约 10%，见图 3.9。

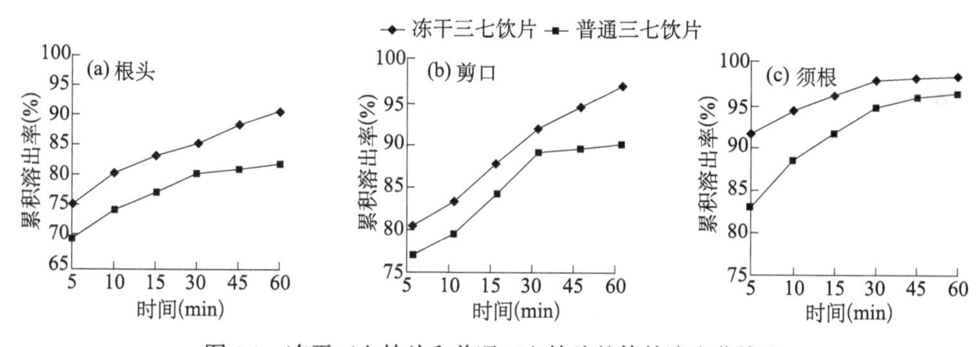

图 3.9　冻干三七饮片和普通三七饮片的体外溶出曲线比

四、三七粉

三七粉是三七的根及根茎干燥后，采用适宜方法将三七粉碎成一定颗粒直径或炮制后粉碎的加工炮制品。三七质硬，粉碎比较困难，粉碎时要采用专用设备进行粉碎。粉碎后的三七粉，增加了颗粒的表面积，可促进三七在机体内的有效成分的溶出，提高其生物利用度。

三七粉为直接口服中药饮片，加工需在洁净区域进行。药品生产质量管理规范对直接口服饮片车间要求粉碎、过筛、内包装等生产厂房应符合D级（十万级）洁净区的要求。

三七粉：为灰百色或灰黄色粉末，气微、味苦回甜。

1. 三七粉生产工艺流程

三七粉生产工艺流程，见图3.10。

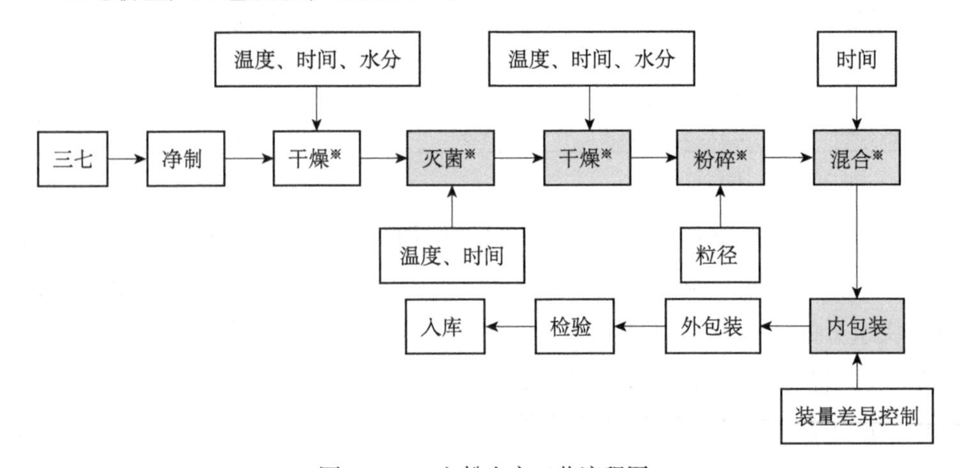

图3.10　三七粉生产工艺流程图

※ 关键控制点：干燥温度、时间、水分；灭菌时间、温度；粉碎粒径；混合时间

为十万级净化区

2. 三七粉生产关键质量控制点

三七粉生产关键质量控制点见表3.10。

表3.10　三七粉生产关键质量控制点

工序	控制点	项目	标准
净制	净药材	净度	无土、无虫蛀霉变、无杂质、无非药用部位
干燥	干燥过程	温度	（80±5）℃
		时间	2～3 h
	干燥品	水分	≤10.0%
灭菌	灭菌过程	灭菌温度	121℃
		灭菌时间	30 min
		灭菌压力	0.04～0.05 MPa
		真空干燥时间	30 min
干燥	干燥过程	温度	（80±5）℃
		时间	2～3 h
	干燥品	水分	≤8.0%

续表

工序	控制点	项目	标准
粉碎	药材粉末	性状	外观、气味、色泽
		粒度	过 200 目筛
混合	混合时间	时间	30 min
内包装	称量	装量及差异	按最小包装偏差范围控制
外包装	贴标	外观	位置、准确、方正、牢固
	生产场地		一般生产区，不同时包装两个品种

3. 工艺的操作程序要求及工艺技术参数

1）净制

目的：除去泥土、灰屑、杂质、非药用部分、异物等。将三七药材平铺于操作台上，进行净选，除去非药用部位及杂质，用塑料周转筐盛装物料。

工艺要点：检查净选的三七，并称量、记录。净选操作必须按要求分别拣选，清除杂质，除去非药用部分；拣选药材应设工作台，工作台表面应平整，不易产生脱落物；三七经净选后不得直接接触地面，净选后置于周转容器内。

2）清洗

目的：洗净附着在三七表面的泥土。操作：在清洗区将净选后的三七用清洗机清洗，生产用水为生活用水。用流动水将药材附着的泥土或不洁物洗掉，每次清洗时间约 15～20 min，洗至有清水流出，目检无泥土。用塑料周转筐盛装物料。并沥干水分，转入下送生产工序。

工艺要点：清洗药材用水应符合国家饮用水标准；清洗区应有良好的排水系统，地面不积水，易清洗，耐腐蚀；洗涤的设备或设施内表面应平整、光洁、易清洗、耐腐蚀，不与药材发生化学变化或吸附药材；药材洗涤应使用流动水，用过的水不得用于洗涤其他药材，不同的药材不宜在一起洗涤；洗涤时目测三七表面无泥，洗至水清，勿使药材在水中浸泡过久，以免损失药效。洗涤后的药材应及时转下道工序及时干燥。

3）干燥

目的：将清洗干净的三七干燥，并控制水分小于等于 10%。将沥干水分的三七平铺于烤盘内，厚度不超过 4 cm。将烤盘置于烘车上。烘箱温度调至上限 85℃为报警系统，下限 75℃为自动恒温。装满物料的烘车推入烘箱内，关紧门。使排湿手柄指向全循环位置。按物料的湿度和烘干要求而选定排湿过程为：循环—排湿直到烘干的操作过程。烘干物料厚度 3～4 cm，烘烤温度为

（80±5）℃，烘烤时间 2～3 h，水分≤10.0%。烘烤结束后，将烘车推出，待物料冷确，转入洁净容器内，进入下一道生产工序。

工艺要点：干燥温度不超过 85℃，水分≤10.0%，三七厚度不超过 4 cm。干燥后的三七应装入洁净容器。

4）灭菌、干燥

目的：为使物料达到用药要求，须进行灭菌。将三七置入灭菌操作间，装入灭菌柜。预热一定温度，启动，循环三次真空转入升温。灭菌室压力上升至设定压力（0.04～0.05 MPa），温度持续上升到设定值 121℃，转入灭菌。灭菌室压力、温度维持在设定范围内，到设定灭菌时间 30 min，转入干燥，干燥时间 30 min。灭菌所得三七取出放凉，盛于洁净容器内，及时转入粉碎工序。

工艺要点：灭菌温度不超过 121℃，灭菌时间 30 min，药材厚度为 3～4 cm。灭菌设备及工艺的技术参数应经验证确认。

干燥：将灭菌后的三七进行二次烘干，烘干厚度 3～4 cm，烘烤温度（80±5）℃，烘烤时间 2～3 h，水分≤8.0%，在关上烘箱门后开始计时。结束后取出放凉，盛于洁净容器内，及时转入粉碎工序。

5）粉碎

目的：粉碎到一定细度，便于服用或投料。生产设备为气流粉碎机、超微粉碎机或振动磨等，粉碎粒径 200 目。将已灭菌的三七进行粉碎，所得三七粉盛于洁净容器内，及时转入下道工序。

工艺要点：粉碎至 200 目，粉碎设备及工艺的技术参数应经验证确认。

6）混合

目的：使三七粉均匀，保证质量。生产设备为混合机，将已粉碎的三七粉进行混合，混合时间为 10～30 min，所得三七粉装于聚乙烯塑料袋。

工艺要点：时间 10～30 min。混合后的粉应装入洁净容器。

7）内包装

目的：把三七粉分装为一定规格的包装，便于调配、使用和储存。根据产品包装规格要求，调节好称量器具的装量，分装时每隔 30 min 抽查一次，严格控制装量差异，并详细记录抽查结果，确保每袋（瓶）装量在控制范围内。

工艺要点：操作中随时注意检查装量是否准确，每 30 min 须检查一次装量，装量须在允许偏差范围。包装前检查包装材料有无破损，内部是否清洁、干燥，必要时要采用适当的方法进行清洁或消毒。

8）外包装、入库

目的：便于运输储藏。仓库管理人员根据批包装指令发放标签、包装材料。标签要计数发放，并核对。每批包装结束后及时运至成品仓库规定位置。每完成一个批次的包装时，如遇有产品零头，按实际数量入库。剩余的包装材料及时清理退库。经检验合格的成品，仓库管理员填入库单入成品库。

工艺要点：按批包装指令限额领取说明书、标签、纸箱、装箱单（合格证）等，并一一核对，在纸箱上指定位置打印产品批号、生产日期、有效期至字码，并要求字迹清楚、准确无误。装纸箱：按批包装指令执行，放一张装箱单，用胶带封箱。

储藏注意事项：成品应交由仓库保管，并填写相应记录。置阴凉通风干燥处保存，注意防潮。

4. 冻干三七粉、极细三七粉生产

以冻干三七片、冻干三七、冻干三七颗粒为原料加工的粉，称为冻干三七粉，生产工艺同三七粉生产。

极细三七粉生产工艺同三七粉，在粉碎工序阶段，控制三七粉碎粒径达 300 目即可。

5. 不同粒径三七粉比较研究

三七粉是一种常见的三七饮片形式。在三七粉饮片发展过程中，根据粉碎度或粒径的不同，经历了三七粉到超细三七粉，再到极细三七粉的发展。而根据制备工艺的不同，三七粉可分为冻干粉和普通粉。但在产业发展的过程中，随着市场的不断规范，因“超细三七粉”概念不在《中国药典》规定的范围内，超细三七粉已退出中药饮片市场，而按《中国药典》规范要求的极细三七粉进行生产销售。本节重点介绍不同规格的三七粉的药理活性、理化性质和体内吸收特性。

三七粉的粉碎粒径首先影响了饮片的微观形貌和粒子之间的作用力，在宏观上体现出了不同的流动性和吸湿性。另一方面，粒径的大小与活性成分的溶出特性直接相关，从而对饮片的药理活性、体内吸收等特性产生重要影响。

1）粒度分布和显微形貌特征

不同粒径的三七粉在粒度分布、显微形貌特征方面具有显著差异。应用激光粒度分析仪可对三七超微粉体与细粉、不同目数范围粉体的粒度及其分布进行表征并观察其显微形貌特征。研究发现，超微粉粒度分布在 0.30~24 μm，大部分粉体达到了 10 μm 以下，呈对称的单峰分布，引起团聚的作用力为各种表面力，说明超微粉体均匀度高质量易控。三七细粉及不同目数范围的粉体粒度分布范围在 2~190 μm，分布不对称，引起团聚的作用力为重力的等质量力，说明其均匀度差，质量难以控制。超微粉体、细粉及不同目数范围粉体的粒度分布参数，见表 3.11。

表 3.11　不同粒径三七粉不同目数范围粉体的粒度分布参数

样品	D_{10}（μm）	D_{90}（μm）	D_{50}（μm）	$D_{4,3}$（μm）
超微粉（单峰）	3.39	11.29	7.06	7.25
超微粉（多峰）	3.30	11.32	7.00	7.21
细粉（单峰）	3.17	18.41	9.95	106.5
细粉（多峰）	5.12	97.17	14.59	33.98
80～120 目粉（多峰）	4.49	190.45	10.82	53.03
120～150 目粉（多峰）	5.12	186.84	30.95	75.72
150～200 目粉（多峰）	5.49	136.56	42.17	58.51
200 目以上粉（多峰）	5.62	71.71	19.04	30.19

2）理化性质

与微观结构相对应，随着粒径的减小，三七粉在宏观上逐渐出现团聚现象，伴随有颜色变浅、粉末细腻、颗粒感消失，流动性和松密度也都出现不同程度的改变。不同粒径三七粉的休止角和松密度测定结果，见表 3.12。休止角是表征粉体流动性的重要参数。休止角越大，粉体流动性越差。由表 3.12 可知，随着粒径的减小，三七粉的流动性逐渐降低，松密度逐渐提高。

表 3.12　不同粒径三七粉的休止角和松密度比较

粒径（μm）	休止角（°）	松密度 (g/cm^3)
152.07	44.30±0.74	0.495±0.019
40.93	48.54±0.42	0.575±0.017
30.97	50.56±0.57	0.581±0.012
23.35	53.28±0.05	0.600±0.025
20.87	54.52±0.41	0.638±0.011

粉体的吸湿性是指固体表面吸附水分的现象。粉体的吸湿性不仅影响粉体性质，而且还会影响化学稳定性。不同粒径的三七粉在水分含量和粉体吸湿性方面也有很大的差异。微粒的比表面积随着粒径的减小呈现大幅增大。随着与空气的接触面积增大，其水分含量和吸湿性呈现逐渐升高的趋势，见表 3.13 和表 3.14。因此，对于三七超微粉和破壁饮片药物的吸湿性是需要重点考虑的问题，可从包装材料和储存方式上进行改进。

表 3.13　不同粒径三七粉含水量比较（n=3）

粒径（D_{90}）(μm)	1	2	3	平均值
156.83	4.93	4.90	4.94	4.92
67.03	6.39	6.48	6.31	6.39
31.84	7.08	7.02	7.07	7.06
22.68	7.17	7.15	7.19	7.17
19.02	7.21	7.18	7.15	7.18

表 3.14　不同粒径三七粉吸湿性比较

粒径（D_{90}）(μm)	4 h	8 h	12 h	24 h	48 h
156.83	8.21	9.42	10.12	10.25	10.22
67.03	9.22	11.06	12.15	12.32	12.39
31.84	10.36	13.25	13.66	13.89	13.95
22.68	10.87	13.41	13.78	13.98	14.08
19.02	10.89	13.44	13.86	13.99	13.99

3）溶出特性

饮片的溶出特性是评价其体内吸收的重要指标。饮片的溶出与其活性成分性质、饮片的结构有很大关系。不同规格的三七粉在溶出特性上具有很大的区别。三七超微粉、三七破壁饮片、三七细粉颗粒、三七细粉四种不同细度三七粉粒度分布和皂苷类成分溶出见表 3.15 和表 3.16。结果表明，4 种三七粉样品粒度分布 $D_{0.9}$ 排序：三七超微粉＜三七破壁饮片＜三七细粉颗粒＜三七细粉。以人参皂苷 Rg_1、人参皂苷 Rb_1、三七皂苷 R_1 的总含量为指标，考察不同时间点的累积溶出量，绘制溶出曲线。结果表明，60 min 时，4 种样品的溶出速率排序为三七细粉颗粒＞三七破壁饮片＞三七细粉＞三七超微粉。因此可知，在一定粒度范围内，三七的粒径与其溶出度成负相关关系，即三七粉粒径越小，溶出度越高。然而，根据微粒分散体系和粒子双电层理论，当三七粉粒径过细时，在水中容易通过离子化作用产生絮凝-反絮凝以致结饼现象，导致粒子集聚结块，严重影响其溶出特性。

表 3.15　四种三七粉体饮片颗粒粒度分布测定结果

样品	$D_{0.1}$（μm）	$D_{0.5}$（μm）	$D_{0.9}$（μm）
三七破壁饮片	5.156	17.635	51.543
三七细粉	6.720	28.230	124.142
三七超微粉	7.557	15.612	27.760
三七细粉颗粒	6.184	25.215	107.539

表 3.16　四种三七粉样品溶出曲线测定结果（n=6）

取样时间（min）	三七破壁饮片（%）	三七细粉（%）	三七超微粉（%）	三七细粉颗粒（%）
5	99.5	74.0	76.4	80.7
10	102.1	80.0	87.9	90.0
15	102.1	85.7	91.9	98.1
20	102.3	88.0	93.4	99.2
30	101.5	91.0	95.0	101.3
60	101.7	99.0	95.8	102.7
90	101.1	97.6	95.5	101.2

4）药效活性

三七粉的不同规格对其药效活性也有影响。笔者等针对不同三七粉的药效活性做了比较，见表 3.17 和表 3.18。研究发现，超细粉、粗粉等三七饮片制剂在大鼠动静脉血栓、角叉菜胶致小鼠尾部血栓，以及其他抗凝和抗血小板聚集实验中均显示有良好的抗血栓、抗凝和抗血小板聚集的作用。冻干粉和超细粉剂显示出在较小剂量时就能产生与三七粗粉较大剂量产生的抗血栓和抗凝作用，提示这两种新的饮片制剂可能具有更好的生物利用度。对超细粉而言，与超细粉有效成分的溶出速度快、溶出率高有关。而冻干粉由于其细胞内部结构的改变，有效成分溶出也得到加快。

表 3.17　不同三七粉对大鼠动脉、静脉旁路血栓形成的影响（$X \pm SD$，n=10）

组别	血栓湿重（mg）	血栓指数 (mg/g)
正常对照组	45.5±11.0	0.210±0.033
阳性药物组	26.4±12.4**	0.123±0.054**
粗粉高剂量组	29.4±11.9*	0.186±0.069*
粗粉低剂量组	29.0±15.7*	0.175±0.042*
超细粉高剂量组	21.2±13.9**	0.133±0.037**
超细粉低剂量组	23.6±8.2**	0.109±0.055**
冻干粉高剂量组	23.2±13.6**	0.143±0.021**
冻干粉低剂量组	24.4±12.4**	0.167±0.049**

注：与正常对照组比较，* 表示 $P < 0.05$，** 表示 $P < 0.01$。

表 3.18　不同三七饮片制剂对大鼠血小板聚集、凝血酶原时间（PT）和部分凝血活酶时间（APTT）的影响（$X \pm SD$，n=10）

组别	血小板聚集	凝血酶原时间（s）	部分凝血活酶时间 (mg/g)
正常对照组	10.00±3.37	15.5±4.0	41.6±12.65
阳性药物组	7.21±1.52**	19.4±2.4**	84.5±23.04**
粗粉高剂量组	8.97±1.87*	22.4±2.9*	50.4±13.51*
粗粉低剂量组	8.26±1.83*	20.0±1.7*	56.4±24.58*

续表

组别	血小板聚集	凝血酶原时间（s）	部分凝血活酶时间 (mg/g)
超细粉高剂量组	6.52±1.15**	19.2±13.9**	72.9±14.76**
超细粉低剂量组	7.30±1.18**	19.6±2.2**	66.4±15.65**
冻干粉高剂量组	6.07±2.39**	22.2±3.6**	78.8±22.03**
冻干粉低剂量组	7.27±2.18**	18.4±2.4**	68.6±18.7**

注：与正常对照组比较，* 表示 $P < 0.05$，** 表示 $P < 0.01$。

五、熟三七粉

三七具有“生打熟补”之说，即认为生三七能消肿化瘀、止血活血、镇痛。熟三七则具有补气补血、强身健体、提高人体免疫力、促进发育之功效。从药理学角度分析可知，生、熟三七虽同为三七药材但各自具有独特的功效。

（一）熟三七药理学作用

近年来中外学者对经过加工的熟三七进行了研究，刘环香和张洪（1995）报道生三七经过热处理后药性有所改变，“补血”的功效得到加强，这与中医的三七“生打熟补”的理论相吻合。王顺官（2012）认为熟三七破壁粉粒及其常规饮片能催化激活机体的免疫系统，提高免疫应答，增强免疫功能，从而加强机体的抗炎能力，同时熟三七破壁粉粒及其常规饮片发挥了活血、化瘀、抗炎的功效。龙桂宁等 (2012) 发现熟三七破壁粉粒及其常规饮片均能增加红细胞数血红蛋白含量，且增加血虚小鼠的胸腺和脾脏指数。认为熟三七破壁粉粒及其常规饮片具有一定的补血作用，可用于辅助治疗血虚证。王若光等 (1996) 通过临床应用也证实了同样的观点。万晓青等 (2014) 报道生三七及不同炮制品水、醇提取物均能显著增加小鼠的抓力，延长悬尾活动时间及耐缺氧时间，缩短小鼠水迷宫游泳持续时间；蒸三七水提物及油炒制三七水、醇提取物能显著缩短第 4 象限游泳时间，说明三七及其不同炮制品均具有增强小鼠体力、改善记忆能力及提高耐缺氧能力的作用；三七生品与炮制品的药理作用存在一定的差异，在益智方面，油炒制三七的作用较其他品种明显。彭芸崧等 (2012) 报道了生三七水提和醇提物都能降低大鼠低切变率下全血黏度和血浆黏度、延长大鼠凝血时间；生三七水提和醇提物、蒸三七醇提物、油炸三七水提物能增加大鼠微循环血流量。因此生三七在改善血黏度、抗凝方面具有较好作用，炮制后作用减弱，提示生三七可能具有较优的破瘀效果。

（二）生熟三七物质基础变化概述

大量研究表明，熟三七在化学成分上表现出明显异于生三七的特性。首先对于皂苷成分来说，总皂苷及三种单体皂苷的含量在炮制后均有不同程度的下降。三七经不同方法炮制后三七皂苷 R_1、人参皂苷 Rg_1、人参皂苷 Rb_1 的含量均有不同程度的降低，这可能与三七炮制为熟三七后补血补气功效的增强具有某些关联性，而皂苷成分含量降低幅度与新生成成分含量的增加幅度与温度有关。其中人参皂苷 Rg_1、Rb_1、Re、Rc、Rb_2、Rd、R_2、Re 的含量显著减少，而 Rh_1、Rg_2、Rg_3、20(*R*)-Rg_2 和 Rh_2 含量升高，新产生成分主要是人参皂苷 Rh_1、Rk_3、Rh_4、Rg_5、Rg_3。

对于三七中其他物质来说，秦宇芬（2012）报道生三七经炮制后总黄酮含量有所下降，且炮制方法不同，降低程度也不同；王先友等（2010）报道熟三七中的多糖含量高于生三七，这可能与一些配糖体在高温高压作用下发生降解有关。此外，周新惠（2014）认为三七经蒸制法炮制后，三七素含量会减少。

（三）熟三七炮制工艺研究

1. 熟三七粉（蒸制）生产

熟三七粉：为浅黄色或黄棕色的粉末；气香，味苦回甜。

功能主治：补血活血。用于贫血，失血虚弱，月经不调，产后恶血不尽。

（1）生产工艺流程

熟三七粉生产工艺流程，见图 3.11。

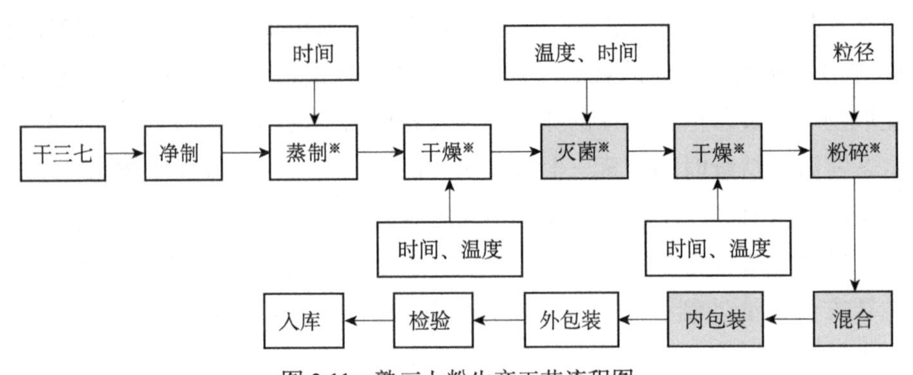

图 3.11 熟三七粉生产工艺流程图

※ 关键控制点：蒸制时间；干燥温度、时间；灭菌时间、温度；粉碎粒径；混合时间

为十万级净化区

（2）生产过程和工艺条件

净制、灭菌、干燥、粉碎、混合、分装工艺条件及要求同三七粉生产。

蒸制条件：取三七洗净，用流通蒸汽蒸制 3 h。

蒸制关键点：时间 3 h，以上汽开始计时。

2. 油炸熟三七粉的生产

油炸法炮制熟三七粉，在过去应用比较常见，也是 1977 年版《中国药典》收载方法。熟三七粉：取净三七，打碎，分大小块，用食油炸至表面棕黄色，取出，碾细粉。关于油炸法炮制熟三七研究较少，现市场上熟三七也不再用此加工方法。其炮制工艺，见图 3.12。

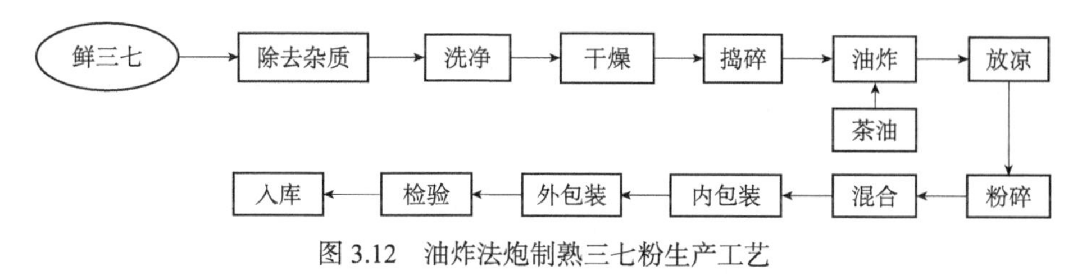

图 3.12 油炸法炮制熟三七粉生产工艺

大量研究表明，与生三七相比，油炸三七炮制品的化学成分的质与量均发生了改变，溶出物含量下降。此外，油炸法炮制可能对皂苷成分有一定的破坏作用，总皂苷含量仅为生三七的 60%～70%，且随着油炸程度的加深，总皂苷含量急剧下降，由此得出结论，传统油炸法炮制三七欠妥，见表 3.19。此结论仅是基于三七中几种总皂苷含量变化进行讨论，依据是否恰当，有待进一步论证。

表 3.19 三七及其炮制品总皂苷含量（n=3）

样品	生三七	熟三七	熟三七	未熟三七	过熟三七
总皂苷含量（%）	11.46	7.07	6.83	10.74	3.95
	11.39	7.06	6.87	10.70	3.94
	11.40	6.97	6.86	10.69	2.97
	11.41	7.01	6.83	10.78	3.90
	11.41	7.00	6.81	10.72	3.98
平均值（%）	11.41	7.02	6.84	10.73	3.95

3. 微波辐射法

笔者等采用微波辐射对生三七药材进行炮制。研究发现，采用微波法处理生三七药材，炮制效果等同于蒸制法处理。相比于蒸制法，微波法显著缩短炮制时间，提高了药材的炮制效率。由此看来，微波处理可作为一种新兴的三七炮制方法进行深入研究。其中，乙醇浓度、微波功率、温度、时间、料液比均是影响微波炮制的重要因素，现分述如下：

乙醇浓度：随着乙醇浓度的升高，微波炮制的效率逐渐降低。通过微波辐射，可加速极性分子之间摩擦和振动，因此，微波炮制适用于水溶剂体系。当乙醇浓度从 0% 上升到 40% 时，稀有皂苷的转化率大幅降低，见图 3.13。

微波功率：笔者等研究发现，微波功率是影响三七炮制的重要因素。在微波功率为 500 W 时，稀有皂苷转化率最高（图 3.14）。

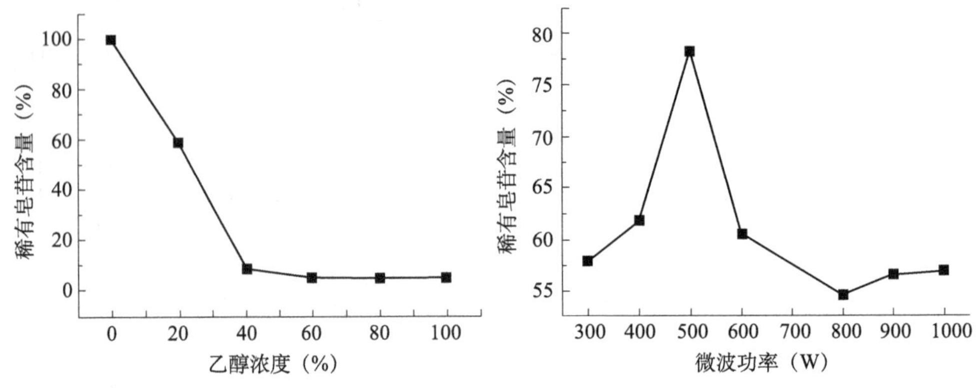

图 3.13　乙醇浓度对微波炮制效率的影响　　图 3.14　微波功率对微波炮制效率的影响

炮制温度：炮制温度较低（60～100℃）时，温度对皂苷的影响不大；当温度超过 100℃时，继续炮制温度上升，稀有皂苷的转化率迅速提高，当温度达到 150℃时，转化率最高。可知温度是影响微波炮制的重要影响因素，见图 3.15。

微波炮制时间：在一段时间内，稀有皂苷含量随着炮制时间的延长而增加，当超过 30 min 后，由于微波场的作用，皂苷大幅分解。因此，20～30 min 为微波炮制的最佳时间，见图 3.16。

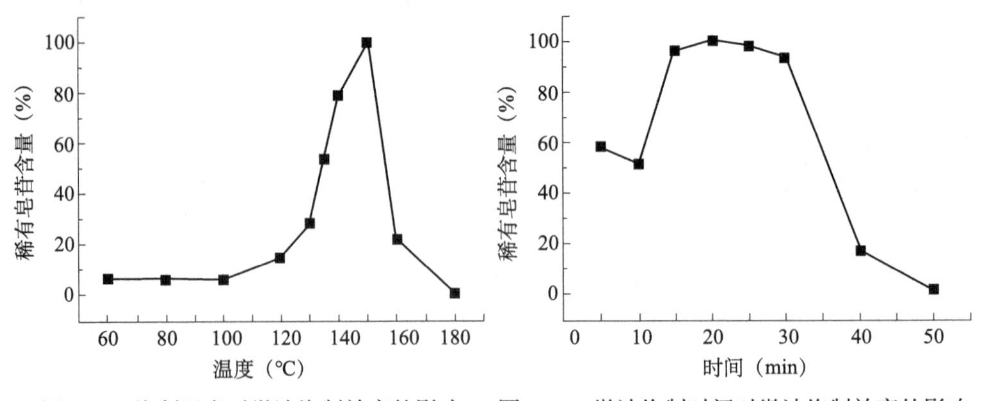

图 3.15　炮制温度对微波炮制效率的影响　　图 3.16　微波炮制时间对微波炮制效率的影响

料液比：料液比会显著影响三七稀有皂苷的转化。随着料液比的上升，三七中稀有皂苷的含量逐渐增加；当料液比超过1 ∶ 40后，继续增大料液比，稀有皂苷含量反而降低。因此，以料液比为1 ∶ 40为宜，见图3.17。

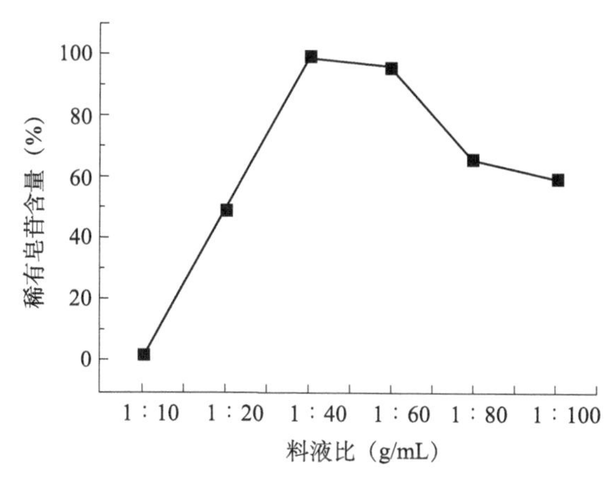

图3.17　料液比对三七稀有皂苷含量的影响

4. 蒸制工艺对药材质量变化的影响

1）对外观品质的影响

蒸制法对三七的外观品质有较大的影响，随着蒸制温度的升高、蒸制时间的延长，三七外观颜色越来越深，由浅咖啡色逐渐变成深褐色，这可能与三七经蒸制后，许多化学成分发生了变化，有新成分生成相关。

2）对皂苷类成分的影响

笔者经研究发现，在采用蒸制法炮制三七的过程中，水分和温度是关键因素，其中主要皂苷随温度、时间的变化而发生不同程度的降解和转化，生成许多稀有皂苷，如图3.18所示。此外，三七皂苷R_1，人参皂苷Rg_1、Re、Rb_1、Rd这五种皂苷的含量在蒸制条件下都有不同程度的降低，其中Rg_1降解最快，Rb_1、Rd降解相对较慢，见表3.20。此外，稀有人参皂苷Rh_1、Rk_3、Rh_4、20(*S*)-Rg_3、20(*R*)-Rg_3在蒸制条件下随着时间的延长、温度的升高均呈稳步增长趋势，其中人参皂苷Rh_4增长最快。生、熟生七HPLC图谱见图3.19。

总体而言，不同处理方法会影响皂苷成分转化的快慢，以三七主根为例，蒸制鲜三七主根样品明显比干三七主根样品快，而切片接触的相对表面积大，比整体更容易使皂苷成分转化。在蒸制过程中，三七主根炮制品按皂苷成分总体上的转化（包括降解和形成）快慢速度为：蒸制鲜三七主根切片＞蒸制鲜三七主根整体>蒸制干三七主根。

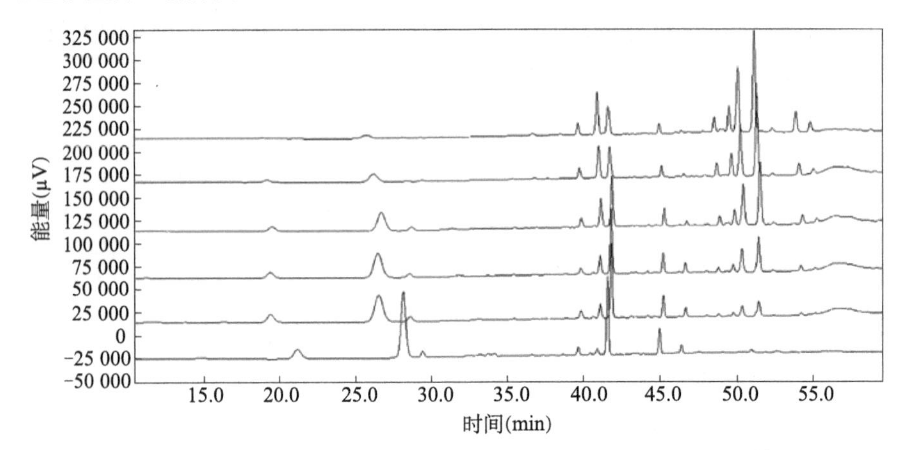

图 3.18　生三七及 110℃下不同蒸制时间炮制品的 HPLC 图谱

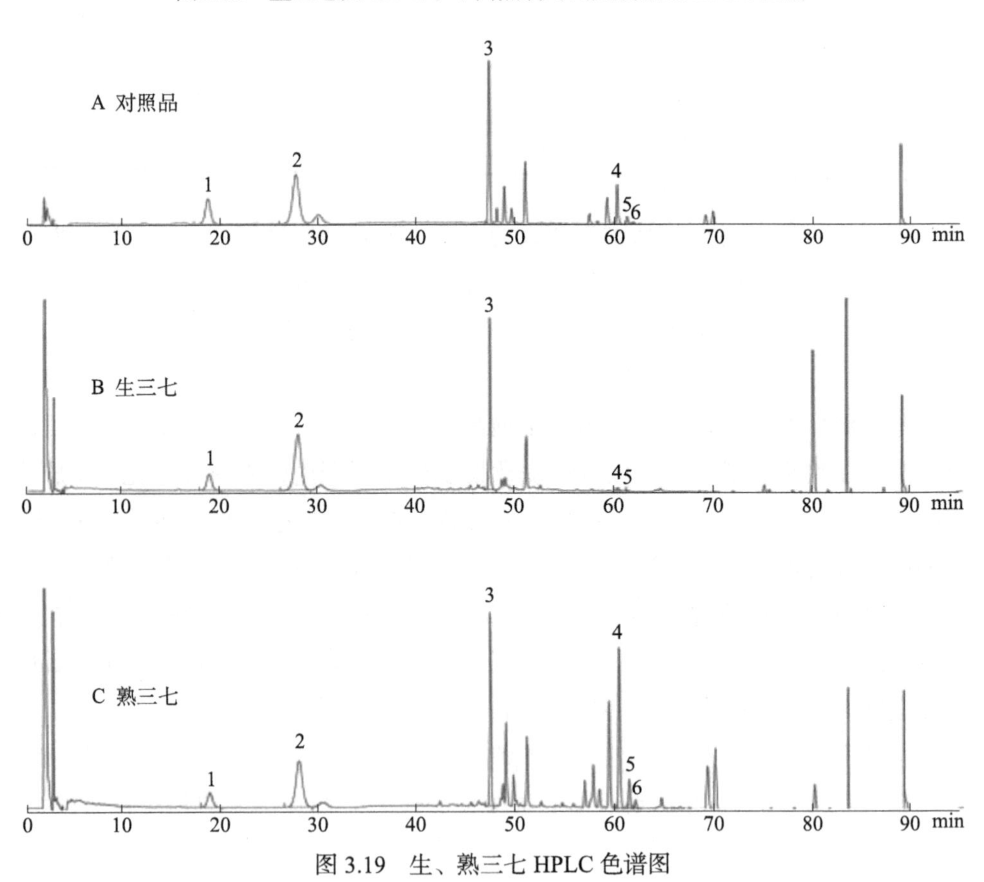

图 3.19　生、熟三七 HPLC 色谱图

1. 三七皂苷 R_1；2. 人参皂苷 Rg_1；3. 人参皂苷 Rb_1；4. 人参皂苷 Rh_4；5. 人参皂苷 20(*S*)-Rg_3；6. 人参皂苷 20(*R*)-Rg_3

表 3.20　经新鲜切片处理的三七主根炮制后 10 种皂苷的含量（%）

样品	R_1	Rg_1	Re	Rb_1	Rd	Rh_1	RK_3	Rh_4	20(*S*)-Rg_3	20(*R*)-Rg_3
生三七主根	1.179	4.085	0.509	2.827	0.698	0.111	—	—	—	—
105℃蒸制 2 h（鲜）	1.253	3.350	0.440	3.006	0.690	0.298	0.071	0.196	0.048	0.024
105℃蒸制 4 h	0.934	2.622	0.517	3.709	0.817	0.383	0.130	0.339	0.122	0.075
105℃蒸制 6 h	0.611	1.974	0.343	2.665	0.526	0.604	0.238	0.564	0.162	0.100
105℃蒸制 8 h	0.508	1.418	0.312	2.674	0.548	0.714	0.332	0.732	0.293	0.180
105℃蒸制 10 h	0.280	0.999	0.167	2.352	0.483	0.875	0.445	1.009	0.348	0.256
110℃蒸制 2 h	0.904	2.915	0.437	2.970	0.692	0.361	0.122	0.281	0.083	0.049
110℃蒸制 4 h	0.542	2.052	0.355	2.771	0.632	0.625	0.288	0.626	0.185	0.127
110℃蒸制 6 h	0.334	1.126	0.255	2.353	0.477	0.869	0.452	0.936	0.326	0.245
110℃蒸制 8 h	0.106	0.493	0.093	2.202	0.451	1.104	0.625	1.323	0.541	0.419
110℃蒸制 10 h	0.035	0.122	0.054	1.666	0.350	1.103	0.689	1.439	0.757	0.596
120℃蒸制 2 h	0.424	1.410	0.214	2.679	0.572	0.737	0.380	0.817	0.322	0.207
120℃蒸制 4 h	0.056	0.241	0.065	1.897	0.338	1.140	0.696	1.463	0.669	0.525
120℃蒸制 6 h	—	—	—	1.188	0.136	1.009	0.702	1.432	0.958	0.807
120℃蒸制 8 h	—	—	—	1.382	0.019	1.090	0.930	1.957	1.083	0.898
120℃蒸制 10 h	—	—	—	1.365	—	0.910	0.926	2.066	1.068	0.982

3）对糖类成分的影响

笔者研究发现，不同蒸制法对三七主根中的可溶性糖含量有影响，随着蒸制温度的升高，可溶性糖含量逐渐下降，但减少不明显。由图 3.20 可知，在 110℃条件下，随着时间的延长，可溶性糖含量先增加再下降，在 110℃蒸制 6 h 后，可溶性糖含量达到最大。这可能是在蒸制过程中，可溶性糖含量的变化存在转化和降解两种形式，在 6 h 之前，转化速率大于降解速率，含量呈增加状态，在 6 h 之后，对可溶性糖破坏加大，使之含量降低。

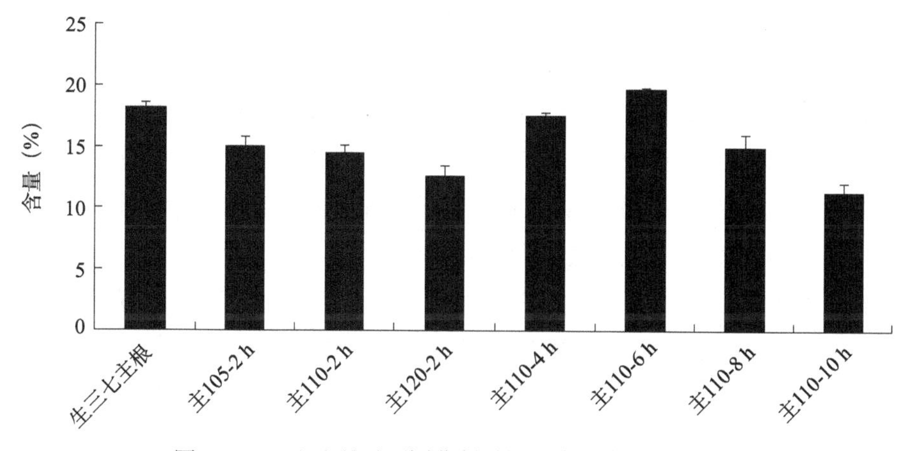

图 3.20　三七生品及不同蒸制时间可溶性糖的含量比较

4）对三七素含量的影响

笔者研究发现，不同蒸制法对三七主根中的三七素含量有影响，高温高压对三七素成分有破坏作用，且三七素含量随蒸制温度的升高、蒸制时间的延长不断减少，究其原因，可能是三七素在高温高压条件下不稳定，容易发生脱羧反应而减少。在 120℃减少的量明显比 105℃和 110℃条件下要多，在 110℃条件下蒸制 8 h 和 10 h 后三七素几乎检测不到，如图 3.21 所示。

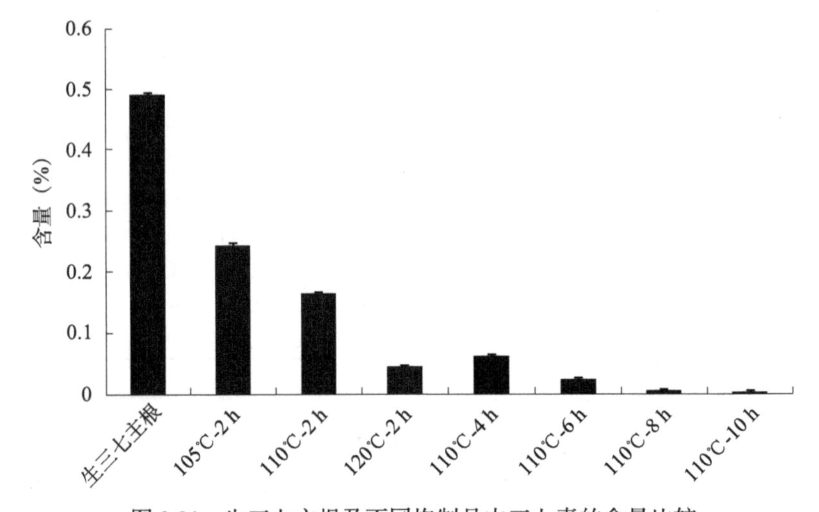

图 3.21　生三七主根及不同炮制品中三七素的含量比较

5）总黄酮含量

蒸制法对黄酮类物质破坏作用不大，适宜的蒸制温度和时间还能增加总黄酮的含量。不同蒸制法对三七主根中的总黄酮含量有影响。随着蒸制温度的升高，总黄酮含量有所增加，但在高温 120℃的条件下，总黄酮被破坏程度明显，导致总黄酮含量稍微减少。在 110℃条件下，随着时间的延长，总黄酮含量先增加再下降，在 110℃蒸制 8 h 后，总黄酮含量达到最大，110℃蒸制 10 h 时含量有所下降，如图 3.22 所示。分析其原因，可能是在蒸制过程中，总黄酮的量与其他物质含量的变化以及其他具有黄酮母核的非黄酮类物质的生成有关。

6）干燥方法对熟三七含量的影响

笔者等研究了不同的干燥方法对熟三七主根切片中五种皂苷有影响，如图 3.23 所示。其中，微波对皂苷破坏比较大，皂苷含量减少比较多；阴干和晒干方法对熟三七皂苷含量的影响区别不大；鼓风干燥对皂苷含量影响最小，且温度具有可控性，可以作为最佳干燥方法。

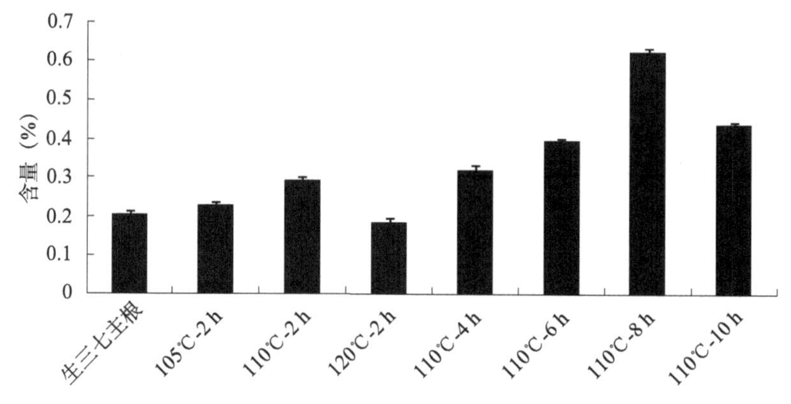

图 3.22　生三七和蒸制三七中总黄酮的含量比较

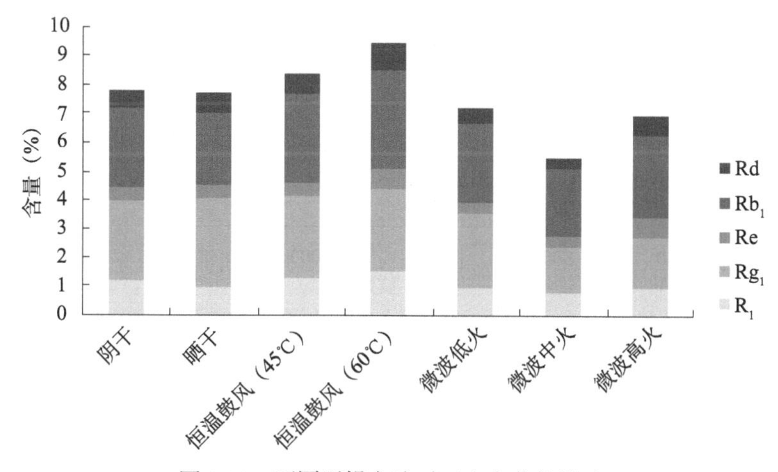

图 3.23　不同干燥方法对三七皂苷的影响

7）生熟三七红外光谱对比研究

生三七与炮制品的红外光谱图相似，在定量情况下，主要物质峰强度发生变化，这与三七经炮制后各成分含量发生改变基本一致。在 3400 cm^{-1} 附近有 O—H 伸缩振动吸收峰，2930 cm^{-1} 附近有甲基、亚甲基的 C—H 反对称伸缩振动吸收峰，1650 cm^{-1} 附近主要为酸、酮、醛、酰胺的 C—O 伸缩振动吸收峰，1417 cm^{-1}、1383 cm^{-1} 主要为 C—H 面内弯曲振动吸收峰，1155 cm^{-1}、1079 cm^{-1}、1020 cm^{-1} 主要为多糖内的 C—O 伸缩振动吸收峰。

三七中主要含有糖苷、多糖、黄酮等化学成分。在 110℃条件下，随着蒸制时间的延长，各吸收峰强度不断减弱，蒸制 2 h、4 h、6 h 后，各吸收峰强度差不多，蒸制 8 h、10 h 后，各吸收峰强度明显减弱，表明炮制工艺对三七的主要成分有影响，如图 3.24 所示。三七中糖苷、多糖等物质经炮制后含量有所减少，这与各成分的含量测定分析结果基本一致。

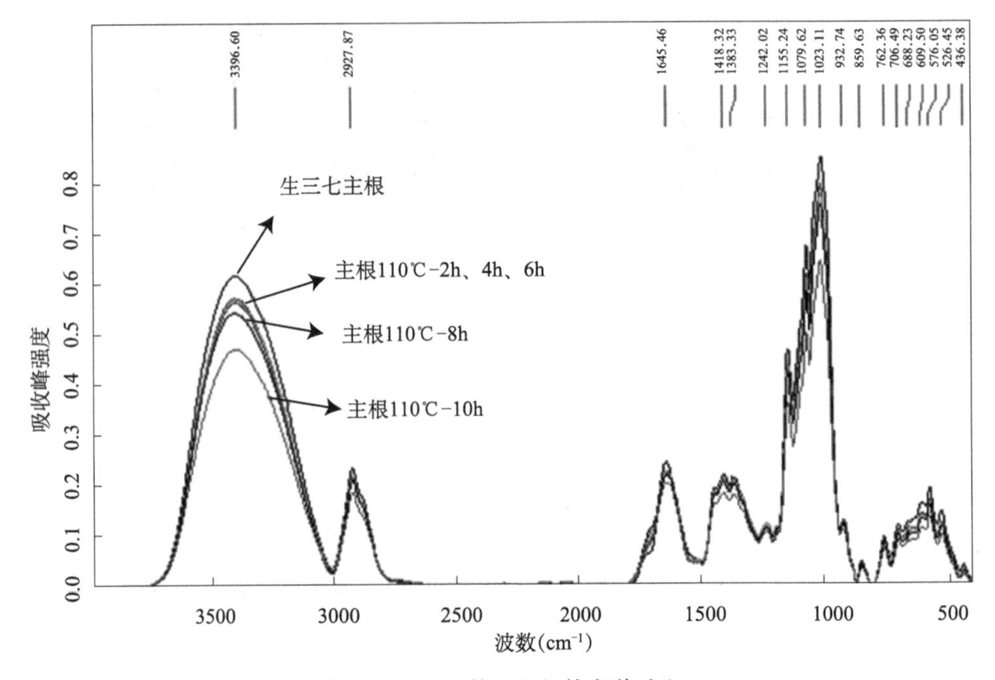

图 3.24　生、熟三七红外光谱对比

六、三七配方颗粒

（一）配方颗粒概述

1. 配方颗粒

随着时代的发展、科学技术的不断进步，传统中药饮片也在发生着变化，产生了新型中药饮片，中药配方颗粒就是其中之一。中药配方颗粒也称“单味中药浓缩颗粒”“中药新型颗粒饮片”“免煎饮片”等，是以符合炮制规范的中药饮片为原料，经现代工艺提取、浓缩、干燥、制粒精制而成的纯中药产品系列。中药配方颗粒在美国、欧洲、澳大利亚、韩国、日本，以及我国台湾和香港等地发展极快。其中韩国、日本，以及我国台湾和香港除满足本地区外还大量出口。配方颗粒是中药在海外的主要应用方式。日本虽然中医理论基础较低，但在配方颗粒（汉方制剂）方面起步较早，目前配方颗粒占中药饮片份额 90%

以上。20 世纪 50 年代，我国台湾开始生产配方颗粒，并于 70 年代正式纳入医保。80 年代末，江苏江阴对国内外浓缩颗粒的制作工艺、制作设备、生产质量管理、市场背景等方面开展调研。1992 年江阴天江药业有限公司正式成立，成为国内首家专门从事生产研究“中药配方颗粒”的企业。1999 年，江苏天江、广东一方两个试点单位课题小组结题，标志着配方颗粒改革的初步成功。

中药配方颗粒的有效成分、性味、归经、功能与主治和传统中药饮片完全一致，保持了传统中药饮片的全部特征，既能保证中医传统的君臣佐使和辨证论治、灵活加减的特点，优于中成药，又免去了传统煎煮的麻烦，同时还可灵活地单味颗粒冲服，卫生有效。在《中药配方颗粒质量控制与标准制定技术要求》中，明确指出提取溶媒为制药用水，以此更接近传统水煎剂。

2015 年 12 月，国家食品药品监督管理总局下发《中药配方颗粒管理办法（征求意见稿）》，各省市开始批准省级中药配方颗粒生产试点。2021 年 2 月，国家药监局、国家中医药局、国家卫生健康委、国家医保局《关于结束中药配方颗粒试点工作的公告》(2021 年第 22 号）的发布，正式宣告长达 20 多年的中药配方颗粒试点彻底结束，所有符合条件的中药企业只需备案即可生产中药配方颗粒，不再需要申请批准。

自从 2001 年国家发布《中药配方颗粒管理暂行规定》，将中药配方颗粒纳入中药饮片范畴并进行企业研究生产后，中药配方颗粒在我国得到迅速发展。现阶段，从配方颗粒应用结构来看，中药配方颗粒最大的应用领域是感冒用药和清热解毒用药，分别占 18.65% 和 11.13% 的市场份额；其次是儿科感冒用药和胃药，分别占据 7.17% 和 6.54% 的市场份额。

2. 配方颗粒的适宜性

由于中药配方颗粒的特殊性，一些药材并不能完全适合开发成中药配方颗粒，《中药配方颗粒质量控制与标准制定技术要求》对此也做出了相应的规定，明确提出“对于部分自然属性不适宜制成中药配方颗粒的品种，原则上不应制备成中药配方颗粒”。一是矿物药，如雄黄、石钟乳、磁石、丹砂、赤石脂、自然铜等；贵重药材如牛黄、海马、人参、鹿茸、冬虫夏草、麝香、沉香、阿胶、西红花、天山雪莲等；需特殊处理的有毒药材如附子、马钱子、雷公藤、曼陀罗、商陆、天南星、蜈蚣、千金子等；出膏率大和黏度大影响成型工艺的药材、高纯度的结晶性药材、含难溶性成分的药材如葶苈子、白花蛇舌草、青黛、琥珀、血竭、乳香、没药等。二是特殊原因不适宜制成中药配方颗粒的药材，如质量标准难以控制的药材、提取所用溶媒特殊的药材、特殊管理的药材、基原不统一的药材等。

3. 配方颗粒存在的问题

由于部分药材不适宜制成配方颗粒，临床上医师在开中药配方颗粒处方时，会出现所需中药材无对应中药配方颗粒的现象，如经典名方中的大承气汤、附子理中汤等，其所需中药分别为芒硝、附子，芒硝作为矿物药不适宜制成配方颗粒，而附子具有较强毒性，需要经过特殊处理，不符合中药配方颗粒技术指导要求。在实际临床应用中，医师在开具中药处方前，应对中药配方颗粒有一定了解，避免临床用药时重复修改处方。对于部分不适宜制成中药配方颗粒的中药饮片可进行特殊处理，如贵重药材饮片可直接粉碎制粒，含挥发性成分的饮片可先提取挥发油再添加到饮片提取物中制粒，含淀粉及黏液质较多的饮片提取液，滤过时可通过大孔树脂或使用膜分离等方法。日本在吸收了中国传统中医理论基础上，创立“复方颗粒＋单方颗粒”的配伍模式，复方颗粒是根据中医名家名方制成的复方中药颗粒剂，单方颗粒则指单味中药提取制成的中药配方颗粒。此种配伍模式更加灵活，在一定程度上可缓解品种不适宜的情况。在我国公示的 160 种中药配方颗粒质量标准中，部分品种的标准特异性不强，不利于鉴别其真伪优劣。如生地黄、熟地黄配方颗粒；白芍、赤芍、炒白芍配方颗粒；葛根、粉葛配方颗粒等。这些品种在使用饮片时，可用“性状”对其进行真伪鉴别，但制成配方颗粒后，已经丧失了外观特征，其现有的标准无专属性，很难控制其生产原料。针对此类中药配方颗粒品种的假投料或乱投料现象，难以进行鉴别和控制。所以，对这些易混淆的配方颗粒品种建立特异性标准，在此之前，建议不宜制成中药配方颗粒上市销售，以确保中药配方颗粒的质量，促进产业良性发展。

疗效尚不明确，根据中医的一些理论和实践证明，几味药材一起煎熬，可以发挥的作用与颗粒简单配方不完全一样，比如生脉散（人参、麦冬、五味子）一起煎汤的疗效，显著强于将以上 3 种颗粒混合后的冲剂；四逆汤（附子、干姜、炙甘草）中，一起煎汤，不仅疗效显著强于将它们混合的颗粒配方，而且附子所含的乌头碱的毒性大大降低。研究发现，这是因为几种药材一起煎汤，期间它们所含的有效成分发生了一系列的化合、络合、共溶等化学变化，达到传统中医理论认为的疗效，而颗粒配方则没有或者很少有这些反应，使疗效大打折扣，这在许多配方上已有所反映。

制剂厂家存在以次充好等现象，《中国药典》对药材的有效成分有要求，但单纯的成分分析有时并不与实践一致，如人参的叶子和须的有效成分远高于根，但是实践疗效显然根远强于叶子和须，于是厂家可以拿叶子来代替根，作为制剂的原料，节省成本，而药效则明显不如汤剂，送检却是合格的。

（二）三七配方颗粒的生产

1. 配方颗粒生产工艺

配方颗粒的制备工艺流程如下，见图 3.25 所示。

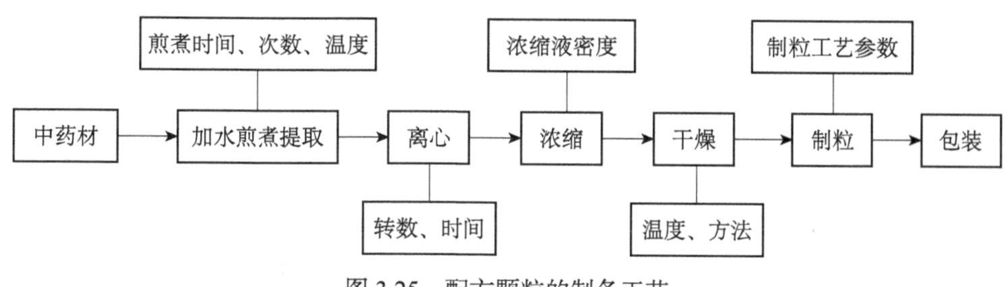

图 3.25　配方颗粒的制备工艺

2. 三七配方颗粒的等效性研究

药物的等效性研究多从药学等效性、药效学等效性和生物等效性三个方面进行研究，其中药学等效性研究是以药物的化学成分为指标，药效学等效性研究是以药理效应为指标成分，生物等效性研究是以生物利用度有关参数作为评价指标。2005 年 3 月，国家食品药品监督管理总局颁布的《化学药物制剂人体生物利用度和生物等效性研究技术指导原则》为药物等效性研究提供了参考和指导。三七配方颗粒与传统三七饮片的等效性问题，是相关领域的研究热点和难点，出现的问题表现在以下几个方面。

1）三七配方颗粒与三七饮片两者所含化学成分并非完全一致

三七配方颗粒的主要成分是单味三七饮片用水煎煮提取物，而传统的中药饮片使用方法是多味中药饮片的混合煎煮，在整个煎煮过程中发生了一系列分子间的吸附、沉淀、增溶、助溶、水解、酶解、中和、氧化、还原、分解、聚合等复杂的物理化学反应，其化学成分及其含量、药理作用、临床效果会有不同。尽管很多国内的非临床研究文献都表明，中药配方颗粒的临床应用效果与传统中药饮片相比并无很大差别，临床使用过程中可以用多味中药配方颗粒直接混合冲服的方法代替多味中药饮片混合煎煮服用。但是这种观点并没有得到大多数专家包括中医临床专家的认可。而且这种观点的得出主要是建立在非临床试验数据上，具体的临床效果还必须建立在大量临床试验研究基础上。判定配方颗粒有没有临床效果，也必须进行足够大样本量的药物临床试验，进一步得出是否有效的结论。

2）三七配方颗粒能否体现出传统中医药理论的炮制和配伍特点

中医药经过数千年的发展，形成了一套极具特色的中医药理论体系。配伍理论和炮制理论是中医药理论的两大优势和特点。传统中药饮片使用方法是合煎服用，饮片共煎，可以发生更多的物理化学反应，充分发挥饮片之间君臣佐使的相互配伍作用，提高药效。同时能提高有效成分的含量，降低药物的毒性，保证安全用药。三七配方颗粒的服用方法是各味中药配方颗粒混合后冲服，缺少饮片共煎的过程，中药配方颗粒混合与饮片合煎两者所含化学成分并非完全一致。

为此，笔者等选择三七的止血活性为研究对象，通过不同提取和干燥工艺制备三七提取物，并将三七活血化瘀的药理活性转化为对应生物效价，以考察不同制备工艺对三七提取物抗凝血生物活性的影响，进而研究三七提取物与三七药材的生物等效性；进一步进行三七提取物的制备工艺、药理活性、活性成分三者之间的关联性研究。实验结果见表 3.21。

表 3.21　不同制备方法三七提取物止血活性的生物效价（IU/mg）*

干燥方式	物料比	提取方式			
		煎煮（水）	超声提取（80% 乙醇）	超声提取（60% 乙醇）	超声提取（40% 乙醇）
热风干燥	1∶10	148.34	351.17	258.17	219.94
	1∶8	153.30	401.92	275.65	246.91
	1∶6	135.95	345.15	261.30	232.52
真空干燥	1∶10	159.25	304.00	239.34	226.88
	1∶8	164.11	337.77	288.12	236.17
	1∶6	148.78	327.39	240.95	204.56
冷冻干燥	1∶10	173.14	417.86	296.34	240.75
	1∶8	183.44	448.81	298.47	262.55
	1∶6	138.96	306.89	266.04	250.41

* 三七原药材的生物效价为 100 IU/mg。

通过表 3.21 可建立不同制备方式下的三七提取物的生物效价与三七原药材的生物等效性。将三七原药材的生物效价定为 100 IU/mg，通过不同制备方式制备的三七提取物生物效价分别提高了 1.2~4.5 倍。将三七提取物中的三七总皂苷含量与其生物等效性进行线性关联，见图 3.26，可发现由此得到生物效价与皂苷含量间的一元线性回归方程为 $y=948.76x+103.47$。通过对活性成分与生物效价的分析，可知不同提取物中活性成分含量与其生物效价存在着显著正相关关系。

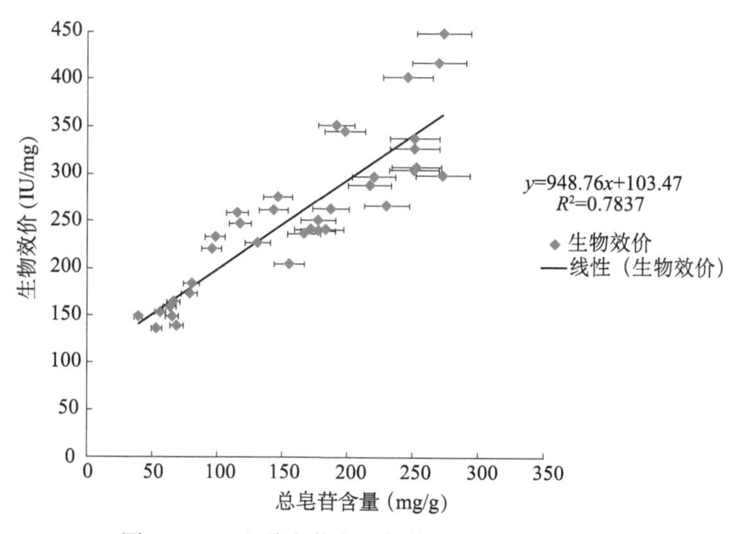

图 3.26　三七总皂苷含量与其生物等效性关系图

3）三七配方颗粒的新型制备工艺

由于三七水提物黏度较大，浸膏吸湿性较强，增加了三七配方颗粒剂过程中制软材和制粒难度，同时影响了产品的色泽、药物-辅料的均匀程度等质量。针对这个问题，笔者尝试将冷冻干燥工艺引入三七配方颗粒的制备过程中，具体工艺见图 3.27 所示。首先，对三七原药材采用水提醇沉以及回流超声提取；之后利用真空冷冻干燥工艺处理三七提取液，将干燥处理后的大块粉末粉碎处理；将冻干所得提取物粉末与适宜辅料 [乳糖、糊精、可溶性淀粉、微晶纤维素（MCC）等黏合剂] 在纯化水、乙醇、聚乙烯吡咯烷酮（PVP）中溶解 / 混合，溶液采用真空冷冻干燥方式处理，所制备的冻干粉末用少量黏合剂制备软材，烘干，取出，整粒，即得三七配方颗粒。

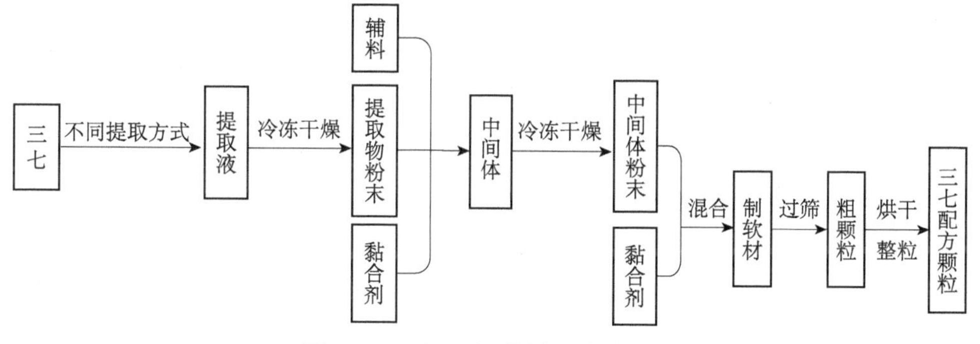

图 3.27　三七配方颗粒新型制备工艺

与传统配方颗粒的制备工艺相比，该新型工艺采用冷冻干燥工艺对三七提取液进行干燥，得到了疏松和黏度小的中间体。将该中间体与黏合剂在水相中充分溶解，并进行二次冻干，可使药物与辅料在分子层面混合均匀。与传统干燥方式比较，采用该方法制备的三七配方颗粒，具有以下几个优点：有效成分含量提高约10%；使药物有效成分与辅料在分子层面达到充分混合，分布更加均匀；其颗粒色度较传统方法有所提高，见表3.22，*L*值（亮暗度）提高3%~7%，*a*值（红绿度）提高30%~104%，*b*值（蓝黄度）提高30%~70%。其颗粒内部结晶程度较传统方法有所改善。其平衡吸湿时间较传统制备工艺延长8%~22%，平衡吸湿量较传统制备工艺降低3%~23%，更有利于颗粒的保存。

表3.22 不同制备工艺下三七配方颗粒的色度检测

辅料	传统工艺			新型工艺		
	L	*a*	*b*	*L*	*a*	*b*
乳糖	18.83	4.17	9.47	20.30	8.53	14.33
RSD（%）	7.05	1.39	3.99	1.97	7.97	7.93
甘露醇	23.93	5.37	11.17	24.83	10.80	18.73
RSD（%）	4.69	8.61	6.29	0.83	2.45	1.34
糊精	22.83	6.67	12.67	18.27	6.27	11.17
RSD（%）	8.65	9.64	6.33	2.21	5.74	2.74
微晶纤维素	25.53	9.97	17.23	24.43	13.40	23.07
RSD（%）	1.19	7.66	2.92	2.33	1.97	1.95
可溶性淀粉	19.60	6.47	12.87	18.17	4.60	10.93
RSD（%）	5.75	3.51	6.52	2.60	2.17	1.90

如图3.28所示，辅料的衍射峰非常明显；两种工艺衍射图中，在辅料特征衍射峰的对应位置出现了强度较弱的衍射峰，说明经两种工艺制备的颗粒，辅料的结晶度大大减弱；由新型工艺衍射图可以看出，特征衍射峰强度进一步减弱，说明在新型制备工艺下，三七提取物抑制了辅料的结晶，在颗粒中更多的是以无定形或微晶形式存在。

如图3.29所示，在恒温25℃，湿度75%条件下，传统工艺的三七配方颗粒吸湿率均大于新型工艺，说明经新型工艺后，三七提取物被辅料包裹得更加均匀，因此吸湿率发生明显下降。

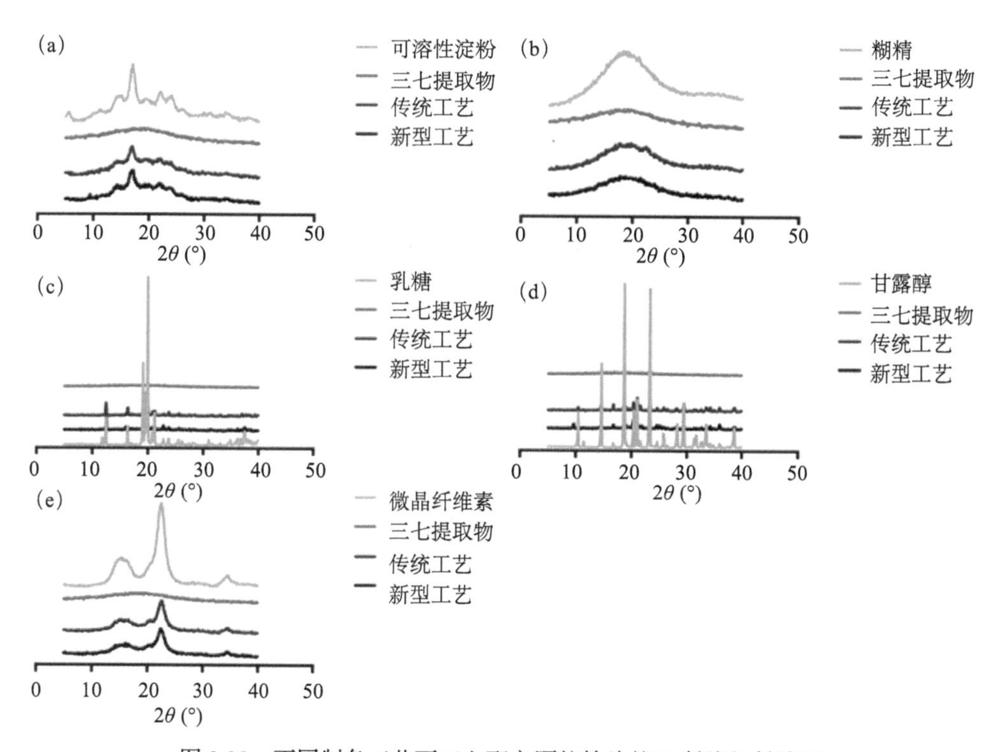

图 3.28　不同制备工艺下三七配方颗粒饮片的 X 射线衍射检测

（a）可溶性淀粉；（b）糊精；（c）乳糖；（d）甘露醇；（e）微晶纤维素

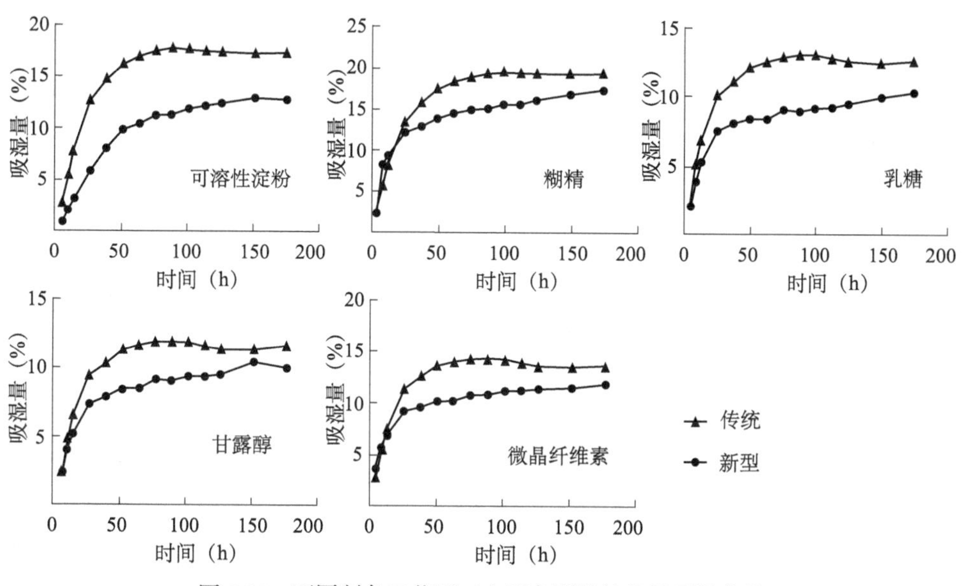

图 3.29　不同制备工艺下三七配方颗粒饮片的吸湿曲线

七、三七破壁饮片

破壁饮片是将符合法定要求并具有细胞结构的中药饮片，经现代破壁粉碎技术加工至 D_{90}<45 μm 的粉体，加水或不同浓度的乙醇黏合成型，制成的30～100 目粒度的干燥颗粒状饮片。

中药破壁饮片的加工过程避免了溶剂提取和高温等因素造成的化学成分损失，基本保留了传统中药饮片的化学成分，也保留了中药性能和配伍等传统属性，保持了中医药的特色，是对传统中药饮片粉末应用的传承和创新发展。

中药破壁饮片由中智药业集团于 2003 年开始研发，2005 年首期开发了丹参、三七、西洋参、石斛 4 个品种，随后陆续开发其他品种并启动了质量标准研究。中药破壁饮片的工艺是其产品开发的核心。工艺应用破壁粉碎和无添加成型技术，在保证物质基础不变的前提下，打破植物细胞壁，形成破壁粉体，实现中药物质基础的高度均匀；采用水或一定浓度乙醇诱发破壁粉体自身的黏性黏合成型，制成特定形态的颗粒，避免了破壁粉体易吸潮结块、易氧化变质等缺点。

破壁三七饮片生产工艺，见图 3.30。

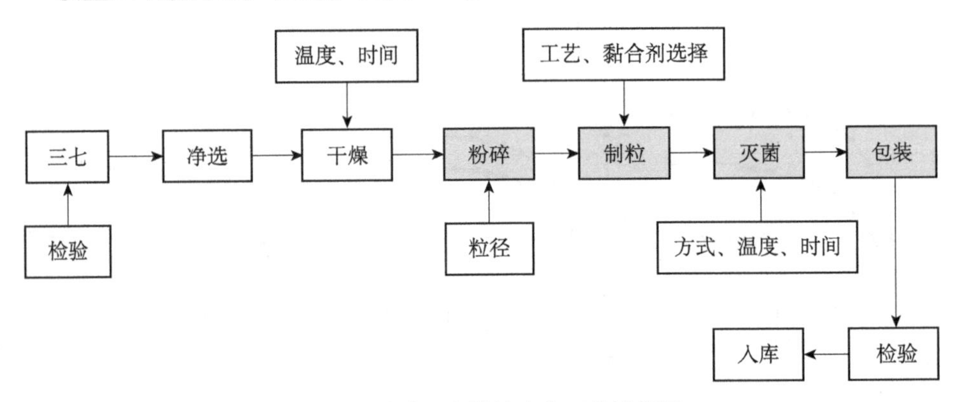

图 3.30　破壁三七饮片生产工艺流程图

程东亮（2020）研究了三七破壁饮片工艺参数，结果表明：当筛选机的频率达到 400 次 /min，洗药机保持 8 r/min 的转速 15 min 时，净选效果显著，同时，把净选后的产品放入 100℃的灭菌烘箱中干燥 120 min，可以达到灭菌及干燥要求；干燥灭菌后的中间品在−15℃的环境下连续粉碎 40 min，产品破壁效果较为明显；经破壁后的粉体按照 0.4 L/kg 的比例加入 75% 乙醇制成颗粒物，再经 80℃热风干燥 2 h 后即可制成三七破壁饮片。

三七药材破壁之后，由于其壁体被粉碎，壁内有效成分得以流出，并被均匀分散，不但提高了其粉体均一度，而且比表面积与三七药材相比变小，内部有效成分被更好地保留；另外三七破壁饮片因被制成颗粒状，其流动性得到极大改善，有效解决了三七粉体吞服困难的难题。研究结果表明，三七破壁饮片在质量方面明显优于三七粉。

固体物料的粉碎过程主要是利用外加机械力，部分地破坏物质分子间的内聚力，使药物的块粒减少，表面积增大，即机械能转变成表面能的过程。目前，中药材粉碎主要有干法粉碎、湿法粉碎和低温粉碎。干法粉碎有气流式、高频振动式、旋转球（棒）磨式、锤击式和自磨式等几种形式；湿法粉碎主要是胶体磨和均质机。目前三七常用的粉碎方法有干法粉碎和低温粉碎两种。

干法粉碎是把药物经过适当干燥处理，使药中水分含量降低到一定限度再粉碎的方法。湿法粉碎是指在药料中加入适量较易除去的液体（如水或乙醇）共同研磨粉碎的方法，又称加液研磨法。将物料或粉碎机进行冷却的粉碎方法称为低温粉碎。三七粉碎可达到超微粉碎的细度。超微粉碎设备主要有气流式粉碎机、球磨粉碎机、振动式超微粉碎机和超微粉碎机。现使用较多的为超微粉碎机。

超微粉碎：是指利用机器或者流体动力的途径将 0.5～5 mm 的物料颗粒粉碎至微米甚至纳米级（5～25 nm）的过程。一般的粉碎技术只能使物料粒径粉碎至 45 μm，而运用现代超微粉碎加工技术能将物料粉碎至 10 μm，甚至 1 μm 的超细粉体。

参考文献

程东亮，2020. 三七破壁饮片制备工艺及质量研究 [D]. 南昌：江西农业大学 .

盖雪，刘波，2005. 熟三七炮制方法的改进 [J]. 药学研究，24（5）：304-305.

刘环香，张洪，1995. 热处理对三七药理作用的影响 [J]. 中药材，（3）：144-146.

龙桂宁，于礼建，崔建东，等，2012. 熟三七破壁粉粒与常规饮片对血虚模型小鼠的影响 [J]. 中药材，35（2）：291-293.

牛超，石典花，孙立靖，等，2015. 新型中药饮片研究进展 [J]. 药学研究，（2）：100-102.

彭芸崧，陈素红，吕圭源，等，2012. 生三七及其不同炮制品对血瘀模型大鼠的影响 [J]. 中华中医药学刊，（4）：901-902.

秦宇芬，2012. 三七不同炮制品中总黄酮的含量分析 [J]. 中国基层医药，19（11）：1664-1666.

万晓青，陈素红，彭芸崧，等，2014. 三七及其炮制品对血虚模型大鼠的补血益气作用比较 [J]. 中国现代应用药学，31（6）：696-699.

王若光，尤昭玲，李克湘，1996. 人参三七相似之性探析 [J]. 辽宁中医杂志，（1）：39-40.

王顺官，2012. 熟三七破壁粉粒和常规饮片对小鼠免疫功能的影响 [J]. 中药材，35（1）：122-124.

王先友，杨浩，刘蕾，2010. 生、熟三七中多糖的含量比较 [J]. 河南大学学报（医学版），29（4）：235-236.

徐维统，王新功，2012. 正交试验法优选熟三七最佳炮制工艺 [J]. 山东中医杂志，31（8），doi：CNKI：SUN：SDZY. O. 2012-08-034.

杨光，王诺，詹志来，等，2016. 中药材市场商品规格等级划分依据现状调查 [J]. 中国中药杂志，41（5）：761-763.

周新惠，2014. 生熟三七炮制及其部分药理评价研究 [D]. 昆明：昆明医科大学 .

Peiran L，Liu Y，Zhao M Z，et al.，2017. The development of a *Panax notoginseng* medicinal liquor processing technology using the response surface method and a study of its antioxidant activity and its effects on mouse melanoma B16 cells[J]. Food & Function，DOI: 10.1039/c7f00080e.

第四章

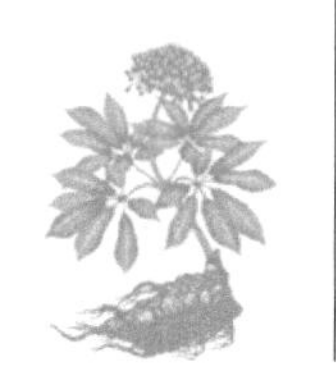

三七有效成分的提取

三七化学成分研究始于20世纪30年代初期，但其水溶性成分研究困难，直到70年代后随着配糖体成分分离和结构鉴定技术的发展，才有较显著的进展。随着对其化学成分和生理活性研究的深入，三七的医疗保健作用不断被阐明，并已广泛应用于心脑血管疾病以及抗衰老、保肝护肝等方面，被开发成许多种中成药和保健产品，拥有十分广阔的市场应用前景。三七中的主要化学成分包括皂苷（saponins）、黄酮（flavonoids）、多糖（polysaccharides）、氨基酸（amino acids）、脂肪酸（fatty acids）以及环肽类（cyclopeptides）等多种类型的化合物。

第一节　概　　述

一、植物提取物

1. 植物提取物的概念

植物提取物是以植物为原料，按照对提取的最终产品的用途需要，经过物理化学提取分离过程，定向获取和浓集植物中的某一种或多种有效成分，而不改变其有效成分结构而形成的产品。

根据有效成分的含量，植物提取物可分为有效单体提取物、标准提取物和比率提取物三类。按照成分，可分为苷、酸、多酚、多糖、萜类、黄酮、生物碱等。按照产品形态，可分为植物油、浸膏、粉、晶状体等。按照用途，又可分为天然色素制品类、中药提取物制品、提取物制品类和浓缩制品类。

2. 植物提取物的应用

植物提取物的应用范围如今已经非常广泛，除了传统的用于中药产品，随着人们对天然产品的信任和依赖逐步增加，植物提取物很大一部分已经用于保健食品、食品配料范畴。另外，植物提取物近年来在化妆品、饲料方面也已经有了应用。

国际上部分畅销的植物提取物品种有几个分类，比如，红景天、银杏、人参提取物等，应用于健脑、益智、防治老年痴呆领域；绿茶、枳实、苹果、苦瓜多肽提取物等，应用于减肥、降血糖兼防治糖尿病；紫杉醇、茶多酚、茶氨酸、生物黄酮类，如番茄红素、花青素等，应用于天然抗癌领域；甘草、大蒜、黄芪、大豆提取物，应用于人体免疫系统领域。

二、原料药

1. 原料药的概念

原料药英文简称为 API（active pharmaceutical ingredient），在 ICH Q7A[ICH：国际人用药品注册技术协调会；Q7A：原料药的优良制造规范（GMP）指南]中的完善定义为：旨在用于药品制造成的任何一种物质或物质的混合物，而且在用于制药时，成为药品的一种活性成分，此种物质在疾病的诊断、治疗、症状缓解、处理或疾病的预防中有药理活性或其他直接作用，或者能影响机体的功能或结构。

原料药是用于生产各类制剂的原料药物，是制剂中的有效成分，由化学合成、植物提取或者生物技术所制备的各种用来作为药用的粉末、结晶、浸膏等，但患者无法直接服用的物质。原料药是药剂的有效成分。原料药只有加工成为药制剂，才能成为可供临床应用的医药。本章中涉及的三七总皂苷、三醇皂苷、三七茎叶皂苷按《中国药典》管理规定均为原料药。在我国原料药的生产参照《药品生产质量管理规范（2021 年修订）》“附件 2 原料药”执行。

2. 原料药的分类

根据来源，可分为化学合成药和天然化学药两大类。

化学合成药又可分为无机合成药和有机合成药。无机合成药为无机化合物（极个别为元素），如用于治疗胃及十二指肠溃疡的氢氧化铝、三硅酸镁等；有机合成药主要是由基本有机化工原料，经一系列有机化学反应而制得的药物，如阿司匹林、氯霉素、咖啡因等。

天然化学药按其来源，也可分为生物化学药与植物化学药两大类。抗生素一般系由微生物发酵制得，属于生物化学范畴。近年出现的多种半合成抗生素，则是生物合成和化学合成相结合的产品。

三、三七原料药的发展

1. 三七总皂苷提取分离技术发展

从三七的根和根茎中经提取、脱色、纯化、干燥等工艺加工成的提取物的总称，统称为三七总皂苷，英文简称 PNS。根据提取工艺不同，《中国药典》将其分为两类：三七三醇皂苷和三七总皂苷。

三七总皂苷的研究及应用始于 20 世纪 80 年代，云南、广西的医药科技工作者分别应用三七的根茎（剪口）、主根提取三七总皂苷，开发出血塞通和血栓通两个系列中成药。目前，三七总皂苷的工业化生产工艺技术也不断得到发展，在发展的过程中经历了以下三个阶段。

第一阶段：丙酮沉降法，生产工艺流程见图 4.1。

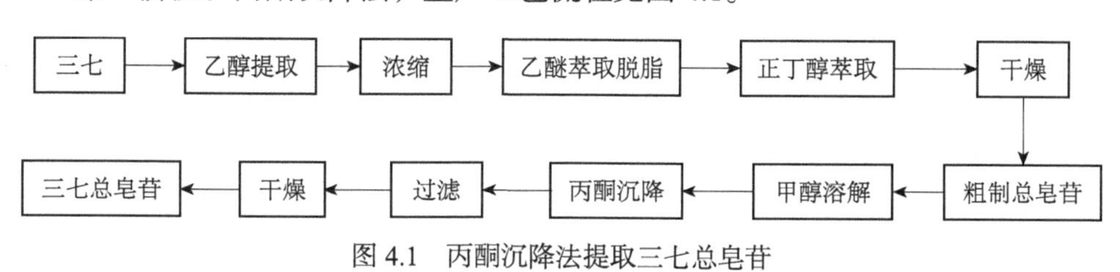

图 4.1　丙酮沉降法提取三七总皂苷

缺点：有机溶剂残留高，毒性大，产品收率低；可溶于丙酮的皂苷成分损失，使三七总皂苷中各单体皂苷成分的相对比例发生变化。在 2010 年版《中国药典》实施以前，三七总皂苷及制剂（血塞通系列）质量标准就规定有人参皂苷含量 Rb_1 大于 Rg_1 的要求。

第二阶段：大孔树脂柱层析法，生产工艺流程，见图 4.2。

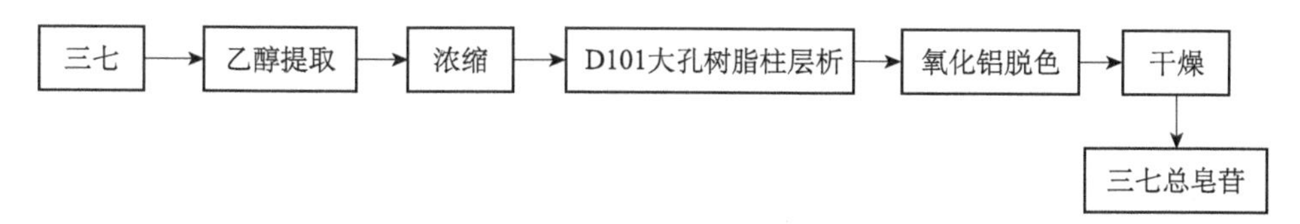

图 4.2　大孔树脂柱层析法提取三七总皂苷

1981 年，云南省药物研究所的周志华、章观德等应用大孔吸附树脂柱层析纯化得到三七总皂苷。1984 年，中国科学院昆明植物研究所杨崇仁研究员改进了该方法。昆明制药厂应用该方法，从三七茎叶中提取三七叶总皂苷，进行新药七叶神安片的研发。特点：应用大孔树脂吸附技术生产三七总皂苷，缩短了生产周期，产品收率大幅提高，质量稳定，且大孔树脂可再生重复使用，但使用氧化铝精制（脱色）成本高。

第三阶段：复合树脂柱层析法，生产工艺流程，见图 4.3。

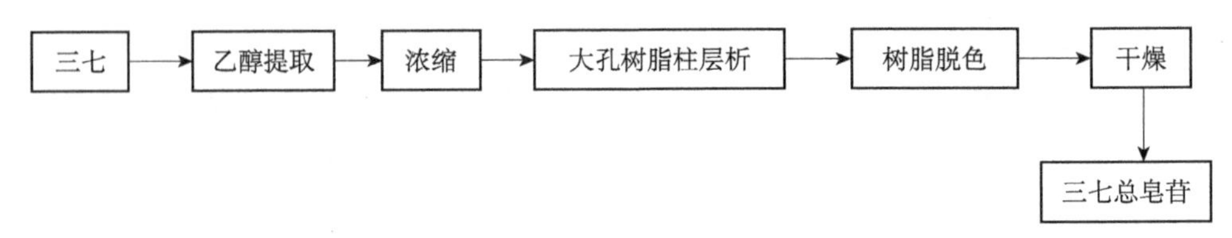

图 4.3　复合树脂柱层析法提取三七总皂苷

第三阶段的三七总皂苷生产技术的升级主要体现在提取和脱色两个生产工序。提取方法由渗漉法、冷浸法转向热回流提取为主，辅助应用超声、微波、循环、加压等技术，缩短了提取时间。而脱色方法由氧化铝、活性炭转为使用离子树脂脱色，常用的离子脱色树脂有 D941、328 等，且树脂可再生重复使用。

特点：吸附容量大，选择性好，易解吸再生，成本低，效率高。

2. 三七总皂苷分析检测技术发展

在 20 世纪 80 年代以前，由于三七在市场上商品规格较为复杂，因产地、采收年限、部位及加工方法不同，产品质量差异悬殊较大，如何评定三七质量，是人们重点关注的问题。随着对三七研究的逐步深入，证明三七总皂苷是三七的主要有效成分，成为三七质量的重要评价指标，如何快速、准确地测定三七中总皂苷的含量，成为研究的热点。随着科学技术的进步，三七总皂苷分析检测技术也得到快速发展，发展历程为：重量法—薄层层析-比色法或光密度扫描法—比色法—光密度扫描法—吸附树脂分离-比色法—高效液相色谱法（HPLC）。

1）重量法

1971 年，日本学者安藤利夫应用重量法测定了三七总皂苷含量；1975 年，云南省药物研究所章观德将方法改善为：三七经甲醇或乙醇提取，提取物溶于水，用石油醚或乙醚脱脂，然后用水饱和正丁醇萃取多次，将正丁醇减压蒸干，称重即得三七总皂苷含量。特点：由于提取出的总皂苷混有不少杂质，导致测定结果偏高，误差较大。

2）薄层层析-比色法或光密度扫描法

该方法在药物分析上的应用始于20世纪70年代，1981年周志华应用薄层层析-光密度扫描法测定了不同规格三七的总皂苷含量，1982年王菊芬应用薄层层析-比色法测定了三七、红参、西洋参中总皂苷含量。

3）比色法

硅胶G薄层板用碘显色，标出斑点位置，用冷风将碘吹尽，加入5%香草醛-冰醋酸0.2 mL与高氯酸0.8 mL置于60℃水浴中加热15 min显色，立即冷却，加入5 mL冰醋酸摇匀，离心，取上清液在560 nm处比色测定吸光度与对照品比较，计算即得。

4）光密度扫描法

硅胶G薄层板用10%硫酸乙醇溶液，在110℃加热至斑点显色清晰，取出，在薄层板上覆盖同样大小的玻璃板，周围用胶布固定，用薄层扫描仪进行扫描，波长：λ_S=510 nm，λ_R=700 nm，测量供试品吸收度积分值与对照品吸收度积分值，计算，即得。该方法为2000年版《中国药典》检测三七总皂苷含量的标准方法。

5）吸附树脂分离-比色法

该方法是在薄层层析-比色法的基础上，改进了三七样品的前处理方法得出的，1981年章观德利用该方法成功测定了三七及其制剂冠心宁中总皂苷含量，即先应用大孔吸附树脂柱层析法分离纯化得到三七总皂苷，再用香草醛-冰醋酸与高氯酸显色，采用紫外分光光度法，在560 nm波长处测定吸收度与对照品吸收度比较，计算，即得。该方法为血塞通、血栓通口服制剂及三七保健食品检测三七总皂苷含量的标准方法。在应用历史中，不同品种的检测，对照品有人参皂苷Rg_1、人参皂苷Rb_1、人参皂苷Re及三七总皂苷。而紫外检测波长有560 nm和203 nm。

6）高效液相色谱法（HPLC）

应用HPLC测定人参单体皂苷含量始于1979年，Sticher等测定了人参及其制剂中4种皂苷的含量，在40 min内完成，检测时间较短。杨崇仁等于1989年采用N-18ODS柱，以乙腈-水-磷酸为流动相，在202 nm紫外吸收波长下，测定了云南丽江引种栽培的西洋参中10种主要皂苷含量。同年，栗晓黎等利用YWG-C18柱，以58%甲醇为流动相，于203 nm波长下检测，测定了三七及其制剂复方丹参片中三七皂苷R_1和人参皂苷Rg_1的含量，该方法检测准确、灵敏，回收率高，为今后三七质量检测提供了科学依据。但由于高效液相色谱仪当时较为昂贵，仅限于科研使用，限制了该方法的推广运用，直到2003年高效液相色谱法测定三七皂苷含量才得到广泛运用。在《原产地域产品　文山三七》GB 19086—2003中，使用该法测定三七皂苷含量。

2005年版《中国药典》利用高效液相色谱法进行三七皂苷含量测定，规定为：人参皂苷 Rg_1、三七皂苷 R_1 和人参皂苷 Rg_1 的总和不得低于5.0%，该方法一直沿用至今。

第二节　三七皂苷提取常用方法

文献报道的三七皂苷提取方法较多，主要有渗漉法、热回流提取法、煎煮法、浸渍法、超声提取法、微波辅助提取法、超临界流体萃取法、酶提取法等。虽然提取方法众多，但目前产业化生产中常用的方法为渗漉法、热回流提取法，其他方法在三七的产业化生产过程中未能得到普及推广。

一、提取概述

1. 提取阶段

王博然等（2017）认为三七中有效成分的提取方法多种多样，从本质上讲，提取过程属于将溶质（有效成分）从药材固相向溶剂相转移的传质过程。根据扩散原理，三七药材有效成分的提取可分为三个阶段。

1）浸润与渗透阶段

当提取介质与三七药材颗粒混合时，介质首先吸附于药材颗粒表面使之浸润，然后以一定的速率渗透进入药材内部，充分浸润药材细胞。药材浸润效率取决于溶剂与药材界面的性质，如固液界面张力、药材本身性质等。例如，药材中含蛋白质、淀粉、纤维素等极性成分，极性介质（水）容易浸润，进而分子通过毛细管及细胞间隙渗透进入药材细胞内。

2）解吸与溶解阶段

当提取介质充分浸润三七并进入细胞内部时，能够将吸附于细胞组织中的皂苷等有效成分溶解。溶解能力与提取介质和有效成分之间的亲和力大小有关。当提取介质和有效成分之间亲和力大于有效成分和细胞之间的亲和力时，就能将有效成分溶解，解除吸附而转移至溶剂中。

3）扩散阶段

当有效成分在三七细胞内部的提取介质中充分溶解并形成高浓度溶液后，与细胞外部的溶液介质形成浓度差和渗透压差。浓度差的推动力使得皂苷等成分从细胞内部向细胞外部定向扩散；而渗透压的推动力使得细胞外部的介质进入细胞内。该过程可用菲克（Fick）扩散第一定律进行描述。公式如下：

$$\frac{\mathrm{d}m}{\mathrm{d}t}=-DA\frac{\mathrm{d}C}{\mathrm{d}x}$$

式中，$\mathrm{d}m/\mathrm{d}t$ 为扩散速度；$\mathrm{d}C/\mathrm{d}x$ 为浓度梯度；D 为扩散系数；A 为扩散界面的面积。

扩散系数 D 由药材本身性质，如密度、黏度、孔隙率等决定，也受到提取条件的影响，如提取温度、介质黏度等的影响。由菲克扩散定律可知，三七中有效成分的扩散速度与其扩散系数、扩散面积、浓度梯度成正比。三七经过适当的粉碎可增加其中成分的扩散面积，调节三七药材与介质的逆向运动速度可提高浓度梯度。

2. 影响提取的因素

影响三七提取效率的因素有以下几个方面。

1）提取溶剂

提取介质的性质与用量对三七提取率有较大的影响，应根据目标有效成分、目标部位的性质选择合适的提取溶剂。

2）药材粒度

三七颗粒越小，接触面积与扩散面积越大，越有利于溶剂渗入颗粒内部，有利于有效成分的扩散，提高提取速率；但是并非药材越细越好，如采用渗漉法，粒度过细会阻碍溶剂的流动；同时，三七药材粉碎过细，会造成细胞破裂，导致杂质浸出增加，后续的分离纯化难度加大。

3）提取温度

提高提取温度可增大扩散系数 D，有利于三七中有效成分的扩散，但杂质的含量也随之增加；且提高提取温度有可能导致不耐热成分遭到破坏或挥发性成分大量损失。

4）浓度梯度

浓度梯度越大，浸提速率越快。增强搅拌（浸渍法）或强制循环（渗漉法）是提高浓度梯度的有效措施。

5）提取压力

增加提取压力可加速介质的浸润和渗透能力，增加有效成分的扩散速度，提高提取效率。

6）提取时间

提取时间越长，浸提越完全，但当有效成分在三七细胞内外部达到扩散、置换平衡后，延长提取时间，不会再增加有效成分的提取量，反而会导致有效成分的水解、破坏及微生物的滋长。

二、渗漉法

渗漉法是将适度粉碎的药材置于渗漉筒中，由上部不断添加溶剂，溶剂渗过药材层向下流动过程中浸出药材成分的方法。渗漉属于动态浸出方法，溶剂利用率高，有效成分浸出完全，可直接收集浸出液。渗漉法是三七皂苷提取的一种常用方法。有学者针对渗漉法提取三七总皂苷的方法做出了研究。渗漉法提取三七皂苷中，常用的提取溶剂为水-乙醇的混合体系，浸泡时间通常为 24 h 左右，渗漉流速常用 1～3 mL/（min · kg）。提取率可达 95% 左右（谭朝阳等，2010）。

渗漉法提取要注意以下几点：

三七装入渗漉桶前，需先充分润湿药材，使其充分膨胀，以免药材在桶内膨胀，造成药材过量使渗漉不均匀，润湿时间一般为 15 min～6 h，也有文献报道润湿时间 24 h 提取效果较好。

装柱应分次加入，每次应均匀压平，且应松紧适宜、四周均匀、渗漉桶装药量一般不超过筒体积的 2/3。

装柱后三七药材粉末上部以滤纸覆盖，防止加溶剂时三七粉末浮起。然后打开渗漉筒的阀门，从上部缓慢加入溶剂以利于气泡排除。

渗漉前应浸渍 24～48 h，完成皂苷在溶剂中的溶解扩散过程。

渗漉速度以 1000 g 三七药材计，一般为 1～3 mL/min（慢速）、3～5 mL/min（快速），用 4～8 份溶剂完成浸出过程。

初滤液的 85% 另外保存，待滤液浓缩后与初滤液合并。

常用设备：渗漉筒。

三、回流提取法

回流提取法是用乙醇等易挥发的有机溶剂提取原料成分，将浸出液加热蒸馏，其中挥发性溶剂馏出后又被冷却，重复流回浸出容器中浸提原料，这样周而复始，直至有效成分回流提取完全的方法。

回流提取也是三七皂苷提取的一种常用方法。目前已有大量文献对三七皂苷的回流提取工艺进行报道。常用的提取溶剂为水-乙醇的混合溶剂，文献报道30%、50%和70%的乙醇溶液均可作为提取溶剂，以70%最为常用；提取溶剂用量可为三七药材的6～10倍量。此外，三七药材的粉碎粒度也会对提取造成影响。虽然降低药材的粉碎粒度可增加有效成分的提取率，但粉碎粒度并非越小越好。有研究指出，当三七药材的粉碎粒径控制在16～24目范围内时，三七总皂苷的提取率最高，可达92%左右，见表4.1。回流法提取三七皂苷的时间一般以1～3 h/次，回流2～3次为宜（张莹，2015）。

表4.1　三七不同粒径范围提取率比较

粒径范围（目）	三七总皂苷提取率（mg/g生药）	粒径范围（目）	三七总皂苷提取率（mg/g生药）
8～12	85.35±1.01	16～24	91.85±2.66
12～16	89.49±1.30	24～40	84.48±3.42

四、煎煮法

煎煮法是将药材加水煎煮取汁的方法。该法是最早使用的一种简易浸出方法，至今仍是制备浸出制剂最常用的方法。由于浸出溶剂通常为水，故有时也称为“水煮法”或“水提法”。三七药材在加热煎煮前，将药材冷浸30～60 min；煎煮时每次加水量为药材的6～8倍，沸腾后改为文火；每次煎煮1～2 h，通常煎煮2～3次。虽然煎煮法适用于对湿热稳定且溶于水的成分。但是该法采用水作为溶剂，因此提取得到的三七皂苷杂质较多，且提取率低于回流提取法。有研究指出，采用回流提取法提取的三七总皂苷含量比煎煮法提高约3%，且砷含量较低（蒋艳雪等，2013）。表4.2为不同提取方式下三七中有效成分的质量分数。

表4.2　不同提取溶剂提取三七中有效成分的质量分数（n=5）

提取溶剂	三七皂苷R_1（%）	人参皂苷Rg_1（%）	人参皂苷Rb_1（%）
水提取	1.460	3.878	2.400
乙醇提取	1.625	4.589	2.884
甲醇提取	1.640	4.569	2.869

五、浸渍法

浸渍法是将药材用定量溶剂，在一定温度下浸泡一定时间，提取有效成分的方法。根据浸渍温度的不同，可分为冷浸法（室温）和热浸法（40～60℃）；根据浸渍次数的不同，可分为单次浸渍和多次浸渍。

由于浸渍时间较长，不宜用水浸渍，多用不同浓度的乙醇浸渍，浸渍过程应密封，防止溶剂挥发损失；浸渍过程中应加强搅拌，促进溶剂循环，提高浸出效果；可采用多次浸渍法来减少单次浸渍时药渣吸附浸液所引起的有效成分的损失。

在实际生产操作中，浸渍法常与渗漉法联用，即先将三七药材浸渍 24～48 h，使皂苷成分在溶剂中充分溶解、扩散之后再进行渗漉操作，可使三七总皂苷的提取率达到 95% 以上 (唐红芳等，2001)。

六、超声提取法

超声提取法是利用超声波的空化效应、机械效应和热效应等加速细胞内有效物质的释放、扩散和溶解，显著提高提取率的方法。

1. 提取原理

1）空化效应

通常情况下，介质内部或多或少地溶解一些微气泡，这些气泡在超声波的作用下产生振动，当声压达到一定值时，气泡由于定向扩散而增大，形成共振腔，然后突然闭合，这就是超声波的空化效应。这种气泡在闭合时会在其周围产生几千个大气压的压力，形成微激波，它可造成植物细胞壁及整个生物体破裂，而且整个破裂过程在瞬间完成，有利于有效成分的溶出。

2）机械效应

超声波在介质中的传播可以使介质质点在其传播空间内产生振动，从而强化介质的扩散、传播，这就是超声波的机械效应。超声波在传播过程中产生一种辐射压强，沿声波方向传播，对物料有很强的破坏作用，可使细胞组织变形，植物蛋白质变性；同时，它还可以给予介质和悬浮体以不同的加速度，且介质分子的运动速度远大于悬浮体分子的运动速度，从而在两者间产生摩擦，这种摩擦力可使生物分子解聚，使细胞壁上的有效成分更快地溶解于溶剂之中。

3）热效应

和其他物理波一样，超声波在介质中的传播过程也是一个能量传播和扩散的过程，即超声波在介质的传播过程中，其声能不断被介质的质点吸收，介质将所吸收的能量全部或大部分转变成热能，从而导致介质本身和药材组织温度的升高，增大药物有效成分的溶解速度。由于这种吸收声能引起的药物组织内部温度的升高是瞬间的，因此可使被提取成分的生物活性保持不变。

此外，超声波还可以产生许多次级效应，如乳化、扩散、击碎、化学效应等，这些作用也可促进植物体中有效成分的溶解，促使药物有效成分进入介质，并与介质充分混合，加快提取过程的进行，并提高药物有效成分的提取率。

2. 超声提取的优点

目前超声提取法已在三七总皂苷的提取中得到应用。采用超声提取法提取总皂苷，具有以下几个优点。

（1）不需加热。超声提取总皂苷，不需加热，避免了常规煎煮法、回流提取法长时间加热对有效成分的不良影响，适用于对热敏物质的提取；同时，由于其不需加热，也节省了能源。

（2）提取得率高。超声波提取可提高三七皂苷的提取率，节省原料药材，有利于药材的充分利用，提高经济效益。

（3）溶剂用量少。超声提取法提取，溶剂用量少，节省了溶剂。

（4）属物理反应，不发生化学反应。超声波提取是一个物理过程，在整个浸提过程中无化学反应发生，不影响三七总皂苷的生理活性。

（5）有效成分含量高。提取物有效成分含量高，有利于进一步精制。

3. 超声提取影响因素研究

在超声提取工艺中，超声时间、超声频率和料液比均会影响皂苷的得率和生物活性，见表4.3（高强和姜忠丽，2016）。在高频条件下，皂苷的转移率（提取率）及皂苷得率均高于低频处理（丁艳芬，2013）。

表4.3　超声频率的选择

频率	溶剂	时间（min）	温度（℃）	次数（次）	转移率（%）	皂苷含量（%）
高频（50 kHz）	70%乙醇	30	40	3	98.7	83.4
低频（25 kHz）	70%乙醇	30	40	3	95.9	82.3

超声时间和料液比也是重要影响因素之一。超声时间通常以2～3 h为宜。时间过短，皂苷成分未能充分提取；时间过长，则会造成部分成分的损失。料液比以1 ∶ 25至1 ∶ 35之间为宜，见图4.4和图4.5。

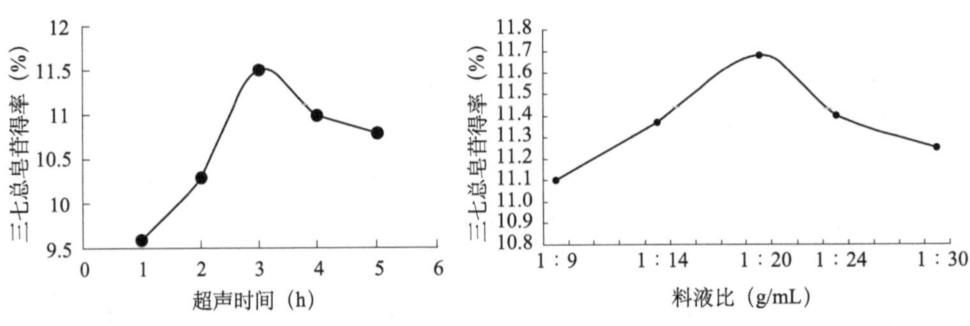

图 4.4　超声时间对三七总皂苷的率的影响　　图 4.5　料液比对三七总皂苷的率的影响

乙醇浓度同样是超声提取中的重要影响因素，与皂苷提取率及其生物活性直接关联。乙醇浓度在 70%～80% 内，皂苷成分具有较好的提取率，且生物活性较高（图 4.6）。乙醇是一种良好的增溶剂，可调节提取介质的极性。皂苷成分与 70% 左右的乙醇体系极性相似，根据相似相溶原则，该条件下皂苷的提取率最高，为 85%～90%。皂苷含量直接关系药物的生物活性，因此该条件下提取产物的生物活性也相对较好，见图 4.7。

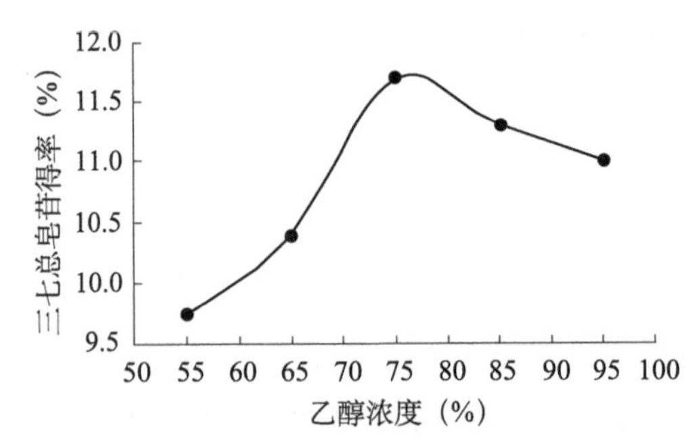

图 4.6　乙醇浓度对三七总皂苷得率的影响

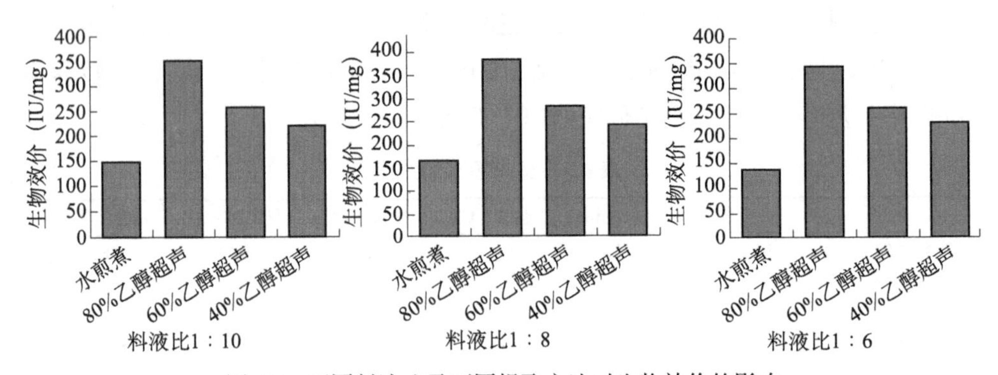

图 4.7　不同料液比及不同提取方法对生物效价的影响

七、微波辅助提取法

微波辅助提取是利用微波能进行物质萃取的一种新技术，是使用适合的溶剂在微波反应器中从天然植物、矿物或动物组织中提取各种化学成分的技术和方法（郭景强，2010）。

1. 微波辅助提取原理

微波辅助提取的原理主要有以下三个方面。

微波辐射过程是高频电磁波穿透萃取介质到达物料内部的微管束和腺胞系统的过程。由于吸收了微波能，细胞内部的温度将迅速上升，从而使细胞内部的压力超过细胞壁膨胀所能承受的能力，结果细胞破裂，其内部有效成分自由流出，并在较低的温度下溶解于萃取介质中。通过进一步的过滤和分离，即可获得所需的萃取物。

微波所产生的电磁场可加速被萃取组分的分子由固体内部向固液界面扩散的速率。例如，以水作溶剂时，在微波场的作用下，水分子由高速转动状态转变为激发态，这是一种高能量的不稳定状态。此时，水分子或者汽化以加强萃取组分的驱动力，或者释放出自身多余的能量回到基态，所释放出的能量将传递给其他物质的分子，以加速其热运动，从而缩短萃取组分的分子由固体内部扩散至固液界面的时间，结果就是萃取速率提高数倍，并能降低萃取温度，最大限度地保证萃取物的质量。

由于微波的频率与分子转动的频率相关联，因此微波能是一种由离子迁移和偶极子转动而引起分子运动的非离子化辐射能，当它作用于分子时，可促进分子的转动运动，若分子具有一定的极性，即可在微波场的作用下产生瞬时极化，并以 24.5 亿次 /s 的速度做极性变换运动，从而产生键的振动、撕裂和粒子间的摩擦与碰撞，并迅速生成大量的热能，促使细胞破裂，使细胞液溢出并扩散至溶剂中。在微波萃取中，吸收微波能力的差异可使基体物质的某些区域或萃取体系中的某些组分被选择性加热，从而使被萃取物质从基体或体系中分离，进入具有较小介电常数、微波吸收能力相对较差的萃取溶剂中。

2. 微波辅助提取优势

微波辅助提取在三七皂苷提取上得到广泛应用，相对于其他提取方法，其具有以下优势。

（1）快速高效。三七样品及溶剂中的偶极分子在高频微波能的作用下，产生偶极涡流、离子传导和高频率摩擦，从而在短时间内产生大量的热量。偶极分子旋转导致的弱氢键破裂、离子迁移等加速了溶剂分子对样品基体的渗透，目标成分三七皂苷很快被溶剂化，使微波萃取时间显著缩短。

（2）加热均匀。微波加热是通过体加热进行的。独特的物料受热方式，使整个三七样品被加热，无温度梯度，具有加热均匀的优点。由于消除了物料内的热梯度，提取质量大大提高，有效保护了三七皂苷的功能成分。

（3）选择性。由于不同化合物具有不同的介电常数，所以微波萃取具有选择性加热的特点。溶质和溶剂的极性越大，对微波能的吸收越大，升温越快，萃取速度增大得越快；而对于非极性溶剂，微波几乎不起加热作用。所以，可通过选择不同极性的溶剂，达到三七皂苷提取的最佳效果。

（4）生物效应。三七细胞中含有极性水分子，因此在微波场的作用下引起强烈的极性振荡，容易导致细胞分子间氢键断裂，细胞膜结构被电击穿、破裂，进而促进基体的渗透和待提取成分的溶剂化。此外，微波萃取还可实现时间、温度、压力控制，保证在萃取过程中有机物不发生分解。因此，利用微波辅助提取三七总皂苷在热与非热效应的协同作用下，更能提高萃取效率。

（5）节省溶剂。与其他萃取方法相比，微波萃取能减少萃取试剂的消耗，可以在相同条件下同时萃取多种样品。用于生产过程时，溶剂用量较常规方法可减少 50%～90%。

3. 微波辅助提取三七皂苷的影响因素

利用微波辅助提取三七皂苷，提取溶剂、三七中的水分、提取功率、提取温度、提取时间均会影响提取率（林文等，2009），现分述如下。

（1）提取溶剂。提取溶剂的选择对萃取结果的影响至关重要。微波提取要求溶剂必须有一定的极性，以吸收微波能进行内部加热；所选溶剂对目标萃取物必须具有较强的溶解能力；此外，还需考虑溶剂的沸点及其对后续测定的干扰。

溶剂的极性对于提取率影响很大。三七皂苷的微波辅助提取中，常用溶剂为不同浓度的乙醇溶液。一方面，乙醇浓度增大可以提高皂苷的溶解度，增加浓度梯度，有利于传质；另一方面，微波通过离子传导和偶极子转动加热介质，分子极性越大，吸收的微波能就越多，其被加热的速度也就越快。乙醇浓度的增大导致体系极性减小、吸收的微波能变小，降低皂苷成分的提取速率。两者综合作用的结果使得乙醇浓度在 60% 左右时对皂苷提取率最高，见图 4.8。

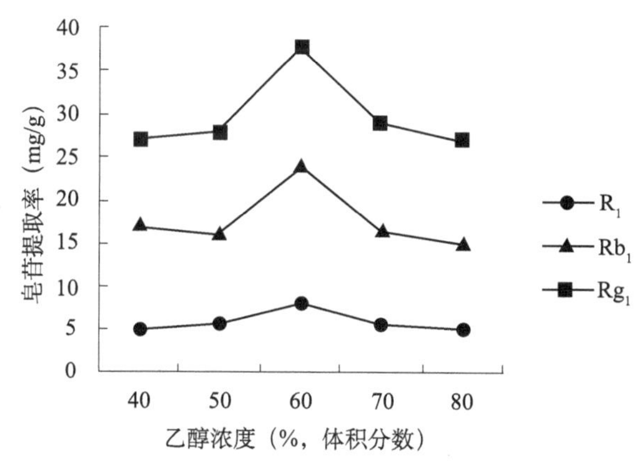

图 4.8　乙醇浓度对三七皂苷提取率的影响

（2）药材含水量。三七药材的初始含水量对提取率影响也很大。水是极性分子，因此物料中含有水分才能有效吸收微波能产生温度差。若物料不含水分，就要采取物料再湿的方法，使其具有足够的水分。研究发现，三七样品水分为20% 时微波提取率最高，见表 4.4。

表 4.4　三七药材的初始含水量对微波辅助提取影响

项目	水分含量（%）				
	10	20	30	40	50
三七总皂苷提取率（%）	78.5	88.6	75.4	80.1	77.6
三七总皂苷得率（%）	31.5	36.5	28.5	37.1	26.5

（3）提取温度。在微波密闭容器中，内部压力达到十几个大气压，使得溶剂沸点比常压下要高。因此，用微波提取可以达到常压下使用相同溶剂所达不到的提取温度，从而提高三七总皂苷得率，但又不至于分解目标产物。得率随温度升高而增大的趋势仅表现在不太高的温度范围内，当温度过高时，则会导致三七总皂苷成分的分解，从而使得率下降，见图 4.9。

（4）提取时间。微波提取时间与被测物样品量、溶剂体积和加热功率有关。一般情况下，提取时间在 10～15 min 内。在提取过程中，一般加热 1～2 min 即可达到所要求的提取温度。有研究结果显示，三七皂苷的提取率随微波时间延长而有所提高，但提高幅度不大，可忽略不计，见图 4.10。

（5）提取功率。在微波功率低时，对植物组织细胞的破坏作用比较小，溶出物较少，提取率低；但随着微波功率不断增加，瞬间能量很大，分子运动越剧烈，细胞内水蒸气气化产生的压力使细胞膜（壁）破坏程度加大，细胞内皂苷类化合物的提取率也随之提高。但是，当微波功率过高时，反而使皂苷成分部分分解，降低了提取率。有研究表明，在微波功率为 340 W 时具有较好的提取率，见图 4.11。

（6）料液比。在微波辅助提取过程中，料液比的影响较为复杂。一方面，料液比较大时，微波热效应的负载量增加，提取物升温较慢，从而降低了皂苷成分的溶出；另一方面，料液比增加会导致皂苷从三七内部向表面扩散的浓度梯度增大，从而增大传质动力，有利于皂苷的提取，见图 4.12。

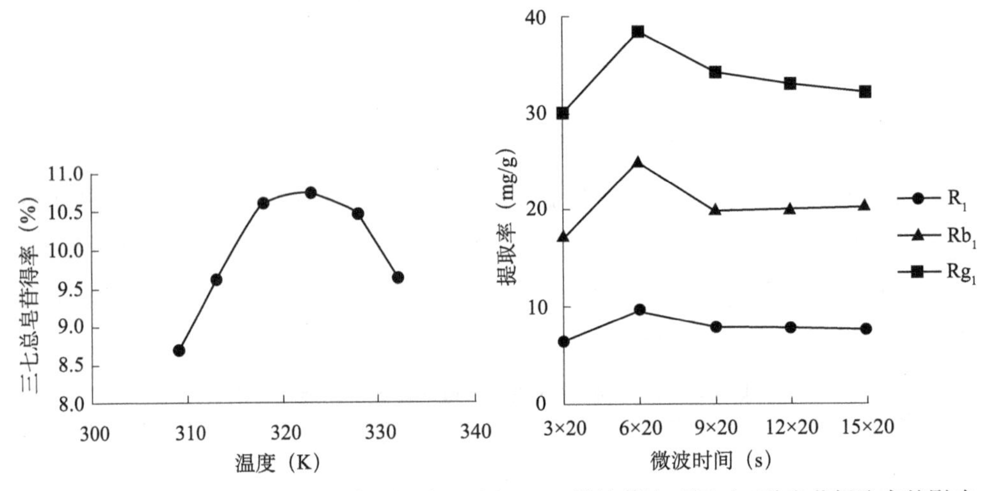

图 4.9 温度对三七总皂苷得率的影响　图 4.10 微波萃取时间对三种皂苷提取率的影响

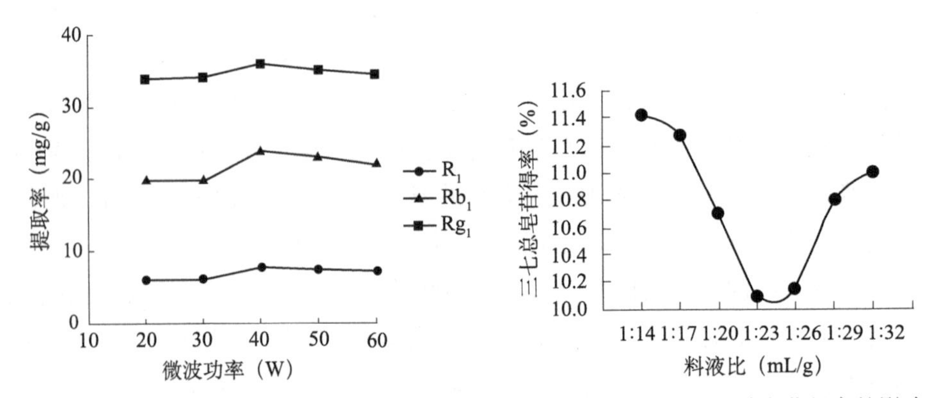

图 4.11 微波功率对三种皂苷提取率的影响　图 4.12 料液比对三七总皂苷得率的影响

八、超临界流体萃取法

超临界流体萃取法（SFE）是指利用超临界条件下的流体作为萃取剂，从液体或固体中萃取出特定成分，以达到某种分离目的。超临界流体（SCF）的密度对温度和压力的变化很敏感，而其溶解能力在一定压力范围内与其密度成比例，因此可以通过控制温度和压力来改变物质在超临界流体中的溶解度，特别是在临界点附近，温度和压力的微小变化可导致溶质溶解度发生几个数量级的突变。

1. 超临界流体萃取法的特点

（1）通过调节温度和压力可全部或选择性地提取有效成分或脱除有害物质。

（2）选择适宜的溶剂如 CO_2 可在较低温度和无氧环境下操作，分离、精制热敏性物质和易氧化物质。

（3）超临界流体具有良好的渗透性和溶解性，能从固体或黏稠的原料中快速提取有效成分。

（4）降低超临界相的密度，很容易使溶剂从产品中分离，无溶剂污染，且回收溶剂无相变过程，能耗低。

（5）兼有蒸馏和萃取双重功能，可用于有机物的分离、精制。

2. 超临界流体萃取的缺点

（1）高压下萃取，相平衡较复杂，物性数据缺乏。

（2）需要高压装置与高压操作，投资费用高，安全要求也高。

（3）超临界流体中溶质浓度相对较低，故需大量溶剂循环。

（4）超临界流体萃取过程中固体物料居多，连续化生产较困难。

3. 超临界流体萃取技术在三七提取中的应用

目前超临界流体萃取技术多用于提取三七中的脂溶性成分（段贤春等，2011），对三七总皂苷的提取研究相对较少。在萃取之前，需要将三七药材进行轧胚处理，通过该处理大量细胞的细胞壁受到挤压和撕裂作用而遭到破坏，细胞内部结构也会受到不同程度的破坏。轧胚后，三七由粒状变成片状，其表面积增大，同时，由于三七的生理结构受到破坏，原来隐藏在内部的表面大量地暴露出来变成外表面。通过该处理，皂苷的提取率可增加20%～30%，见图 4.13（黄雪等，2008）。

三七皂苷的提取率受萃取时间、萃取温度、萃取压力、夹带剂用量、CO_2 流量等因素的影响（黄雪等，2008）。有研究指出，在萃取温度 45℃、压力 35 MPa、CO_2 流量 23 kg/h、夹带剂 300 mL、萃取时间 2.5 h 的条件下，提取率最高，为 10% 左右，见图 4.14～图 4.18。

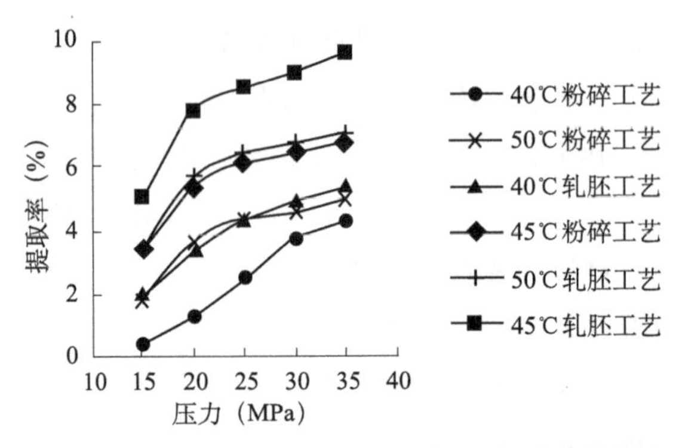

图 4.13　不同温度、压力及工艺对三七提取率的影响

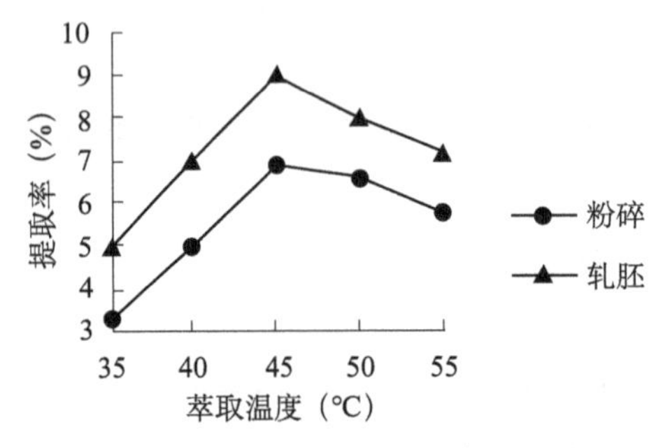

图 4.14　萃取温度对提取率的影响

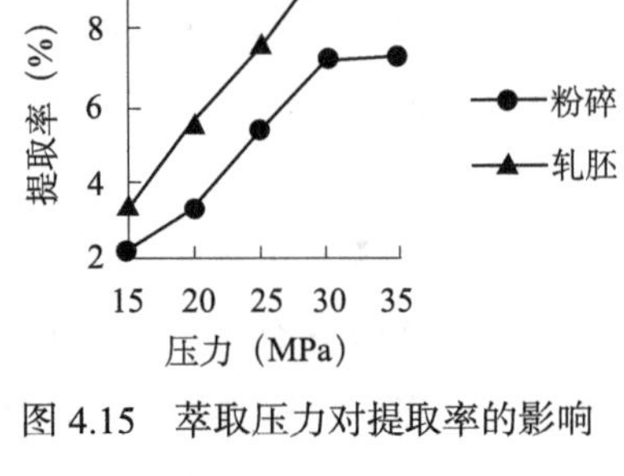

图 4.15　萃取压力对提取率的影响

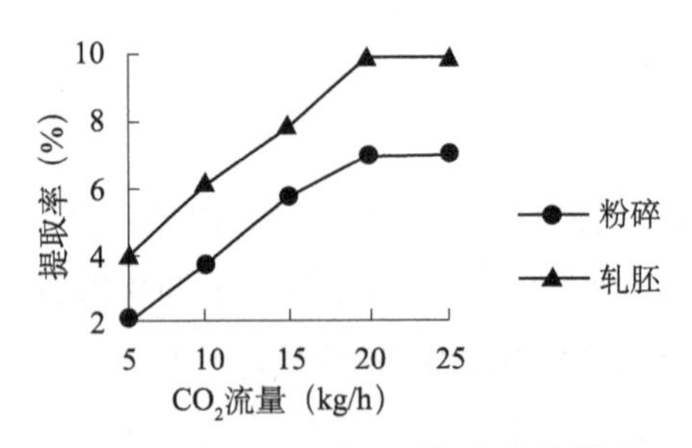

图 4.16　CO_2 流量对提取率的影响

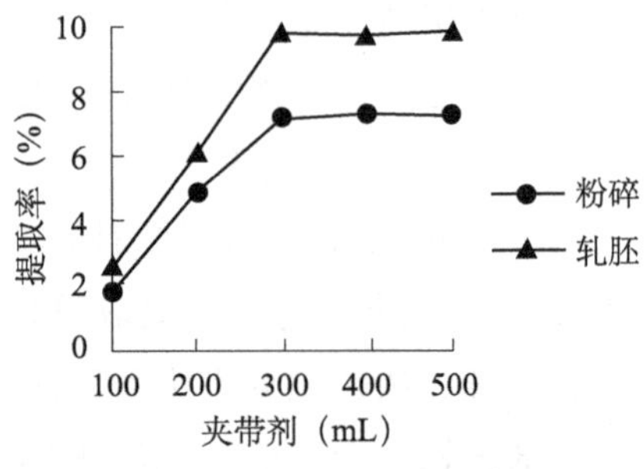

图 4.17　夹带剂用量对提取率的影响

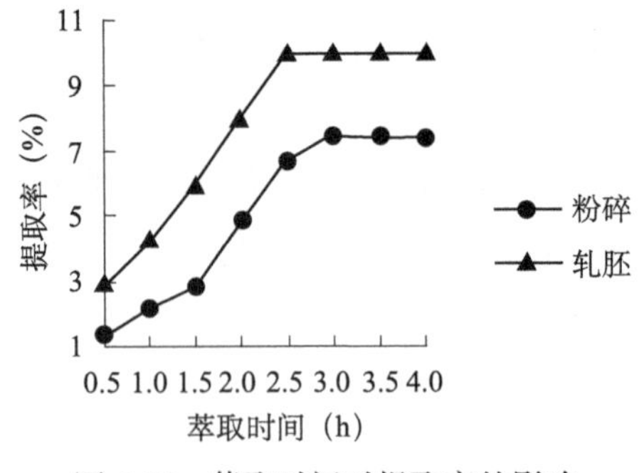

图 4.18　萃取时间对提取率的影响

九、酶提取法

酶作为一种生物催化剂，在中药提取中，对中草药细胞壁的有效成分进行分解破坏，从而降低传质阻力，提高提取率；可改变中药目标产物的生理生化性能，优化产物效用，并且酶提取法操作简单，条件温和，环保无毒，现已将其用于中药提取过程（宋成英，2013）。

1. 酶提取法的基本原理

大多数中药为植物药材，中药材的有效成分多存在于植物细胞的细胞质中。在中药提取过程中，溶剂需要克服来自细胞壁及细胞间质的传质阻力。细胞壁是由纤维素、半纤维素、果胶质等物质构成的致密结构，选用合适的酶（如纤维素酶、半纤维素酶、果胶酶）对中药材进行预处理，能分解构成细胞壁的纤维素、半纤维素及果胶质，从而破坏细胞壁的结构，产生局部的坍塌、溶解、疏松，减少溶剂提取时来自细胞壁和细胞间质的阻力，加快有效成分溶出细胞的速率，提高提取效率，缩短提取时间。

2. 酶提取法的特点

（1）反应条件温和，产物不易变性。酶提取法主要利用酶破坏细胞壁结构，具有反应条件温和、选择性高的特点，而酶的专一性可避免对底物外物质的破坏。在提取热稳定性差或含量较少的化学成分时，优势更为明显。

（2）提高提取率，缩短提取时间。酶提取法预处理减少了中药材中有效成分的溶出及溶剂提取时的传质阻力，缩短了提取时间，提高了提取率，具有很大的应用价值。

（3）降低成本，环保节能。酶提取法是绿色高效的植物提取技术，可利用相关的酶制剂来提高提取物的极性，从而减少有机溶剂的使用，降低成本。

（4）优化有效组分。酶提取法不仅可以应用在中药材的提取过程，也可对中药提取物进行酶法处理，优化有效组分，提高目标产物的药用价值。

（5）工艺简单可行。酶提取法在原工艺条件上仅增加了 1 个操作单元，反应条件温和易获得。不需要对原有工艺设备进行过多的改变，对反应设备的要求较低，操作简单。

3. 酶提取影响因素

目前已有学者针对三七皂苷的酶提取法工艺做出了研究。研究发现，相比渗漉提取、回流提取等传统工艺，三七总皂苷采用复合酶提取法，其产量和得率均有不同程度的提高。在该提取工艺中，酶的种类、用量、酶解时间、药材颗粒度、提取温度和 pH 等均会影响皂苷的提取物得率（王莉等，2013；宋宏新等，2009；隋晓璠等，2005）。

1）酶的种类

三七药材细胞壁及细胞间质中的纤维素、半纤维素、果胶质等具有大分子结构的物质是提取中传质的主要阻力来源。所以采用酶提取法，分解破坏植物细胞的细胞壁。多采用纤维素酶、半纤维素酶、果胶酶。采用几种酶复合使用的酶解法提取三七总皂苷效果更佳，见表 4.5（李元波等，2005）。

表 4.5　不同提取方法与结果比较

提取方法	皂苷含量（%）					提取物得率（%）				
	1	2	3	平均值	RSD	1	2	3	平均值	RSD
乙醇提取法	7.76	8.13	7.94	7.94	2.33	21.24	20.34	21.04	21.04	0.61
渗漉法	8.12	8.24	7.99	8.12	2.54	17.22	17.70	17.56	17.49	1.41
纤维素酶解法	9.46	8.78	9.46	9.23	2.87	27.22	26.03	26.50	26.58	1.02
果胶酶酶解法	8.90	8.64	9.16	8.90	2.92	34.52	33.92	35.32	34.59	2.03
复合酶解法	11.26	11.38	10.97	11.20	2.67	32.01	32.50	33.46	32.43	0.82

2）酶的用量

随着酶的浓度的升高，与底物的接触面积增大，酶解反应速率增大。但当酶的浓度达到过饱和时，底物浓度相对较低，酶与底物竞争，会对酶产生抑制作用，使得酶得不到充分利用，造成浪费。有研究指出，在三七总皂苷的提取工艺中，酶的适宜用量为 140 U/g 左右。

3）酶解时间

三七总皂苷的提取率通常随提取时间的延长而增加，直到药材细胞内外有效成分的浓度达到平衡为止。所以不必无限制地延长提取时间，一般用水加热提取以每次 2～3 h 为宜，见图 4.19 和图 4.20。

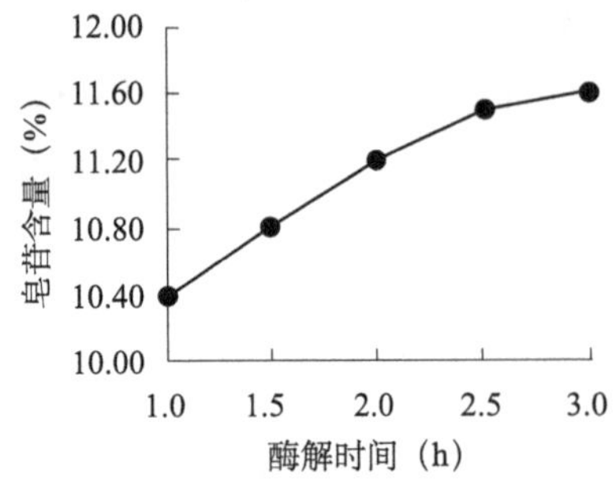

图 4.19　酶解时间对皂苷含量的影响

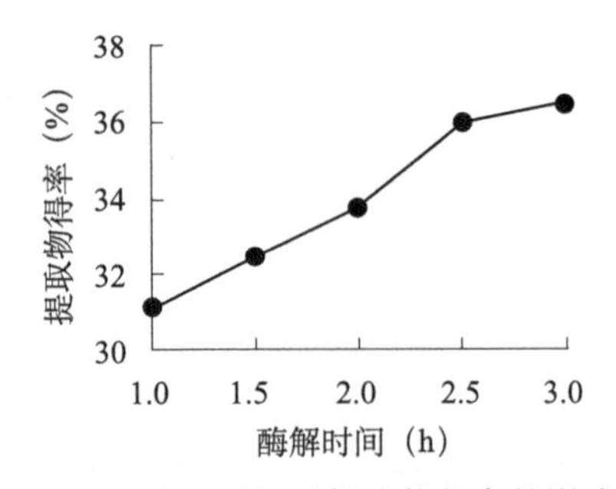

图 4.20　酶解时间对提取物得率的影响

4）药材颗粒度

为利于酶解，须对三七药材进行粉碎预处理。粉碎颗粒越细，越易悬浮在酶解液中，增加有效面积而易被酶水解，加快水解速度。但粉碎过细，吸附作用过强，反而会影响扩散作用。因此通常在提取前将三七适当粉碎，以提高酶解效率。

5）提取溶剂

酶提取法的关键是选择适当的溶剂。溶剂选择适当，就可以比较顺利地将需要的成分提取出来，并且可溶解较多的有效成分。选择溶剂需要注意以下三点：一是溶剂对有效成分溶解度大，对杂质溶解度小；二是溶剂不能与中药的成分发生化学变化；三是溶剂要经济、易得、使用安全等。对于三七总皂苷，主要采用水作为提取溶剂。

6）温度及 pH

温度和 pH 是影响三七皂苷提取的重要因素。温度升高，分子运动加快，溶解、扩散速度也加快，有利于有效成分的提出，所以热提效率常比冷提效率高。但温度过高，有些有效成分被破坏，酶的活性降低，甚至失活，同时杂质的溶出也增多。故一般加热不超过 60℃，最高不超过 100℃。过高或过低的 pH 都会导致酶失活，pH 不仅影响酶的立体构象，也影响底物解离状态。在最适宜的 pH 下进行提取，效率最高。三七总皂苷酶解提取的适宜温度为 45～55℃，最适宜 pH 为 4～5。

酶解技术也可作为药材预处理方式，串联超声、微波提取等几种提取方法提取三七总皂苷，可充分发挥各自提取优势，具有提高效率、缩短提取时间、提高提取物得率等特点，见表 4.6。

表 4.6　提取方法与结果比较

提取方法	皂苷含量（%）					提取物得率（%）				
	1	2	3	平均值	RSD	1	2	3	平均值	RSD
乙醇提取法	7.76	8.13	7.94	7.94	2.33	21.24	20.34	21.04	20.87	0.61
超声法	8.61	8.42	8.68	8.57	1.57	23.00	17.70	17.56	19.42	1.41
超声纤维素酶法	9.06	9.37	9.50	9.31	2.43	27.22	30.56	26.50	28.09	1.02
超声果胶酶法	8.93	8.55	9.12	8.87	3.27	34.52	35.12	35.32	34.99	2.03
超声复合酶法	11.26	10.52	10.00	10.28	2.56	37.12	38.88	36.38	37.46	2.02

选用合适的酶对三七进行预处理，能分解构成细胞壁的纤维素、半纤维素及果胶，再结合超声提取的空化作用，可充分破坏药材细胞壁，使皂苷成分迅

速溶出，提高得率，缩短提取时间（杨庆稳等，2017；周琳等，2006）。

第三节　三七皂苷的纯化

一、皂苷提取液的分离

三七药材在提取后，药渣需要用沉降、过滤、离心等分离方法进行固液分离，除去固体药渣，保留三七总皂苷提取液进行下一部分离纯化。

1. 沉降分离法

沉降分离法系指固体物与液体介质密度相差悬殊，固体物靠自身重量自然下沉，用虹吸法吸取上层澄清液，使固体与液体分离的一种方法。该方法对料液中固体物含量少，粒子细而轻者不宜使用。这种方法能去除大量杂质，但分离不完全。

2. 离心分离法

在离心力的作用下，利用三七提取液中药渣与液体的密度差进行分离的方法。因为离心力比重力高2000～3000倍，离心分离效果优于沉降分离法。

3. 过滤分离法

中药提取液通过多孔介质时截留药渣而实现固液分离的方法。过滤机制有表面过滤（膜过滤）与深层过滤（砂滤棒、垂熔玻璃漏斗）。三七提取液的固液分离常用的是膜过滤法。

二、皂苷提取液的纯化

纯化中药提取物可最大限度富集有效成分。传统的纯化方法有水提醇沉、醇提水纯法、澄清剂法、盐析法、透析法等。对于三七总皂苷提取液，常用的纯化方法为大孔树脂过滤法。

大孔树脂过滤法是利用高分子聚合物的特殊结构和选择性吸附将中药提取液中不同分子量的有效成分或有效部位通过分子筛及表面吸附、表面电性、氢键物理吸附截留于树脂，再经过适宜溶剂洗脱回收，以除去杂质的一种方法。大孔树脂过滤法具有如下特点：提取物的纯度高；杂质分离率高；可降低产物的吸湿性，增加制剂的稳定性；对有机物的选择性强、吸附量大、吸附迅速、解吸容易、树脂稳定、再生方便、高效节能等。

采用大孔树脂过滤法分离纯化三七总皂苷，树脂种类、吸附流速、清洗液流速、洗脱液种类、树脂药材比、树脂柱径高比、洗脱液流速等条件，均会影响最终的分离纯化效果。

1. 树脂种类

分离三七总皂苷最常用的树脂型号有 D101、AB-8、HPD100、HPD300 等。几种树脂在三七总皂苷吸附率和解吸率上并无显著区别，见表 4.7 和表 4.8。

表 4.7　不同型号树脂的参数性能

型号	粒径范围 (mm)	含水量（%）	比表面积（m²/g）	比照吸附量（mg/g）	堆积密度（湿态）(g/mL)
D101	0.3～1.25（≥90%）	65～75	≥550	≥40	0.65～0.7
AB-8	0.3～1.25（≥90%）	65～75	≥480	≥45	0.65～0.7
HPD100	0.3～1.25（≥90%）	65～75	650～700	≥40	0.65～0.75
HPD300	0.3～1.25（≥90%）	65～75	≥330	≥40	0.65～0.7

表 4.8　不同型号树脂在三七总皂苷的吸附率和解吸率

树脂型号	吸附率 (%)	解吸率 (%)
D101	234	94.3
AB-8	231	95.5
HPD100	236	94.2
HPD300	229	94.9

2. 吸附流速

上柱吸附流速过快，三七总皂苷损失较大，当吸附流速小于 6 BV/h 时，三七总皂苷保留率较高。表 4.9 为不同吸附流速对三七总皂苷保留率的影响。

表 4.9　不同吸附流速对三七总皂苷保留率的影响（n=3）

吸附流速 (BV/h)	三七总皂苷保留率（%）	吸附流速（BV/h）	三七总皂苷保留率（%）
2	94.1	8	84.3
4	93.7	10	75.7
6	93.4		

3. 清洗液流速

清洗液流速在 2.5～20 BV/h 范围内，三七总皂苷的保留率均较高。具体操作时，为加快实验进程，可在清洗液流速控制范围内适当增大清洗流速，见表 4.10。

表 4.10　不同清洗液流速对三七总皂苷保留率的影响（n=3）

清洗液流速 (BV/h)	三七总皂苷保留率（%）	清洗液流速（BV/h）	三七总皂苷保留率（%）
2.5	97.2	20	95.5
5	96.3	30	90.4
10	95.7		

4. 洗脱液种类

常用的洗脱液为水-乙醇的混合体系。有研究指出，随着乙醇浓度的提高，三七总皂苷的转移率逐渐增大，在应用 70% 乙醇作为洗脱剂进行洗脱时，三七总皂苷的转移率可达到 94% 以上，三七总皂苷基本洗脱完全，并且纯度较高，见表 4.11。因此，在保证有效成分尽可能转移的前提下，宜选用洗脱杂质较少、洗脱体积较小的 70% 乙醇作为洗脱液。

表 4.11　乙醇浓度对洗脱效果的影响（n=3）

乙醇浓度（%）	三七总皂苷转移率（%）	三七总皂苷纯度（%）
30	69.7	64.9
50	80.4	67.7
70	94.3	78.8
95	95.1	71.3

5. 树脂药材比

树脂用量与上柱的药材量（树脂药材比）是影响三七总皂苷转移率的重要因素。树脂药材比值过小，会引起药量超载，使药物泄漏流失，降低保留率。树脂药材比值增大，保留率基本不变，然而纯度下降，并且上柱时间延长，成本增加。有研究指出，树脂药材比以 4 ∶ 1 为宜，见表 4.12。

表 4.12　树脂药材比考查（n=3）

树脂药材比	三七总皂苷转移率（%）	三七总皂苷纯度（%）
10 ∶ 1	95.6	67.0
8 ∶ 1	95.5	69.3
6 ∶ 1	95.3	71.1
4 ∶ 1	95.3	76.4
2 ∶ 1	77.6	72.1

6. 树脂柱径高比

树脂柱径高比是影响三七总皂苷转移率的又一因素，树脂柱过短，容易引起药物的泄漏；树脂柱过长，三七总皂苷转移过程中容易损失。因此，树脂柱径高比控制在 1 ∶ 6 较好，见表 4.13。

表 4.13　树脂柱径高比考查（n=3）

树脂柱径高比	三七总皂苷转移率（%）	三七总皂苷纯度（%）
1：10	89.4	73.7
1：8	92.8	74.1
1：6	94.5	76.1

7. 洗脱液流速

洗脱液流速较低时，三七皂苷的转移率和纯度较低；洗脱液流速过高则会造成成分的损失，且树脂和皂苷成分未充分吸附，导致纯度下降。有研究指出，三七皂苷提取液的洗脱液流速控制在 9~12 BV/h 为宜，见表 4.14。

表 4.14　流速的考查（n=3）

洗脱液流速 (BV/h）	三七总皂苷转移率（%）	三七总皂苷纯度（%）
3	93.1	73.7
6	94.7	74.1
9	95.2	76.1
12	94.9	76.4
15	92.4	72.1

三、三七总皂苷提取液的浓缩与干燥

三七总皂苷提取液经分离和纯化后，液体量仍然很大。为了后续制剂的制备，需经过浓缩或干燥等操作减小体积，提高皂苷含量和纯度。浓缩方法有蒸发、蒸馏、反渗透。

1. 蒸发浓缩

蒸发是指通过加热，使提取液中的部分溶剂汽化并除去，从而提高溶液中皂苷浓度的单元操作。

1）影响蒸发的因素

蒸发效率通常以蒸发器的生产强度来表示，即单位时间、单位传热面积上所蒸发的溶剂或水量，如下式所示。

$$U = \frac{W}{A} = \frac{K \cdot \Delta t_{\mathrm{m}}}{r'}$$

式中，U 为蒸发器的生产强度，kg/(m^2 · h)；W 为蒸发量，kg/h；A 为蒸发器的传热面积，m^2；K 为蒸发器传热总系数，kJ/(m^2 · h · ℃)；Δt_{m} 为加热蒸气的饱和温度与溶液沸点之差，℃；r' 为二次蒸气的汽化潜热，kJ/kg。

由上式可知，生产强度与传热温度差及传热系数成正比，与二次蒸气的汽化潜热成反比。

传热温度差Δt_m的影响：提高传热温度差Δt_m可有效提高蒸发效率。常用的方法有：提高加热蒸气压力，以提高蒸气的湿度；减压浓缩可降低溶剂沸点。

传热系数的影响：提高蒸发效率的另一种有效途径是增加传热系数。提高传热系数的有效方法是减少热阻，有两种方法：一是及时除去蒸发所产生的溶剂蒸气；二是增加蒸发面积，减少液层厚度等。

2）常用的蒸发方法

蒸发可分为自然蒸发和沸腾蒸发。后者蒸发速度快，效率高，在三七皂苷提取生产中常用。沸腾蒸发常用以下几种方式。

常压蒸发：在一个大气压下将提取液蒸发浓缩的操作。通常采用敞口夹层不锈钢蒸发锅进行常压蒸发浓缩。该法操作简便，但蒸发效率低、温度高、时间长、三七皂苷浓缩物易受污染、环境潮湿。

减压蒸发：在减压条件下进行蒸发的操作。常采用密闭蒸发器，在减压条件下操作，可使溶剂在低于沸点的温度下蒸发，温度一般控制在40～60℃。该法可避免皂苷成分的破坏，蒸发速度快，效率高。

多效蒸发：用一次蒸气加热产生的二次蒸气引入后一效蒸发器当作一次蒸气供加热使用，依次类推组成多效蒸发器。最后一效引出的二次蒸气进入冷凝器。为了维持一定的温度差，多效蒸发器一般在减压条件下进行操作。

薄膜蒸发：利用三七皂苷提取液在形成液膜的条件下进行蒸发的操作。该法传热速度快且均匀，提取液受热时间短，适合热敏性物质的操作。

2. 蒸馏浓缩

蒸馏与蒸发的区别是蒸馏将溶液进行浓缩的同时回收溶剂。生产中多为减压蒸馏，可降低蒸馏温度。常用的减压蒸馏设备为减压蒸馏塔，见图4.21。

3. 反渗透浓缩

反渗透浓缩的原料是在高于溶液渗透压的压力下，借助反渗透膜只允许水分子透过的截留作用，将水分子从三七皂苷提取液中分离出去，从而达到浓缩溶液的目的。反渗透属于膜技术，其特点是在低温下进行，耗能低，截留能力强。图4.22为反渗透原理示意图。

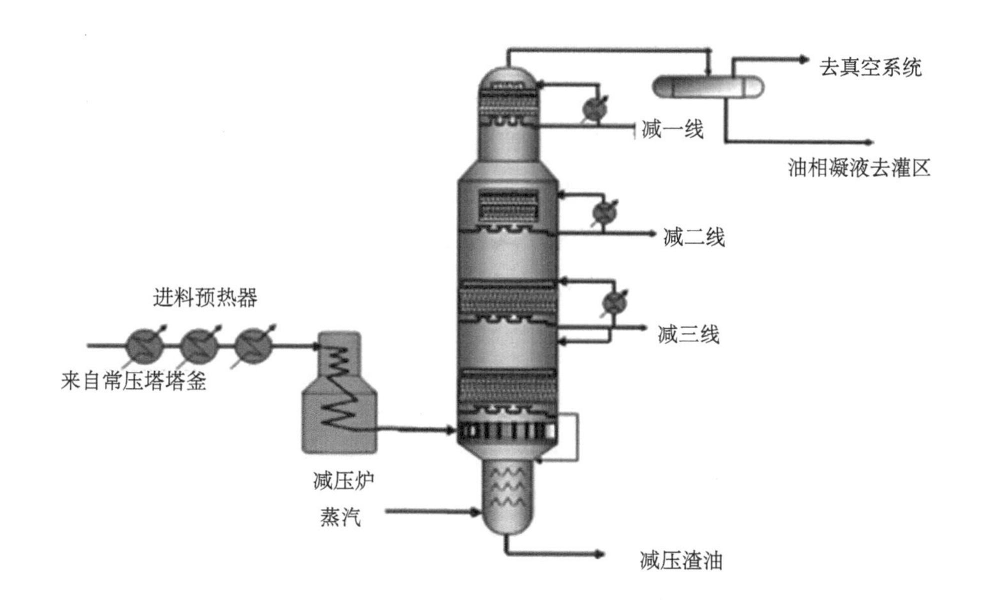

图 4.21　减压蒸馏塔

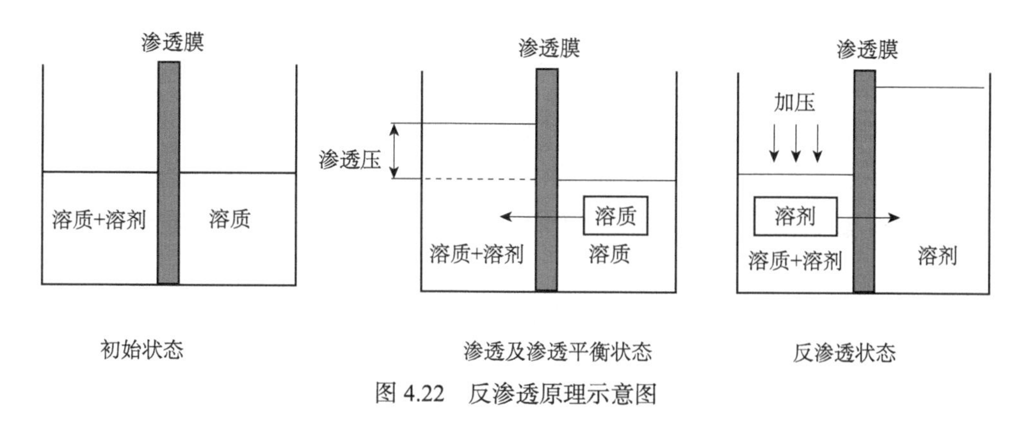

图 4.22　反渗透原理示意图

4. 三七总皂苷的干燥

三七总皂苷提取液经浓缩后一般为流浸膏或浸膏，有时仍需进一步干燥以满足以下需要：增强提取物的稳定性，利于保存；有利于控制原料及制剂规格；有利于制剂的制备。对于三七流浸膏或浸膏，常用的干燥方法有烘干法、减压干燥法、喷雾干燥法、冷冻干燥法等。

（1）烘干法。是将三七浸膏摊放在烘盘内，放入烘箱或烘房进行干燥。由于物料处于静止状态，干燥速率很慢。且产物通常呈大块状，需粉碎成一定粒度。

（2）减压干燥法。将三七皂苷提取物放置在浅盘内，放到干燥柜的隔板上，密闭，抽去空气减压而进行干燥的方法。减压干燥的温度低，干燥速度快，减少了三七浸膏与空气的接触，从而避免污染或氧化变质。产品呈松脆的海绵状，易于粉碎。但是生产能力小，劳动强度大。

（3）喷雾干燥法。喷雾干燥对三七成方制剂的研发具有重要意义。三七浸膏黏度较大，不易干燥。采用喷雾干燥可方便得到干浸膏，作为中间体任意调节辅料用量，给剂型设计带来很大的便利，图 4.23 为喷雾干燥工艺流程。

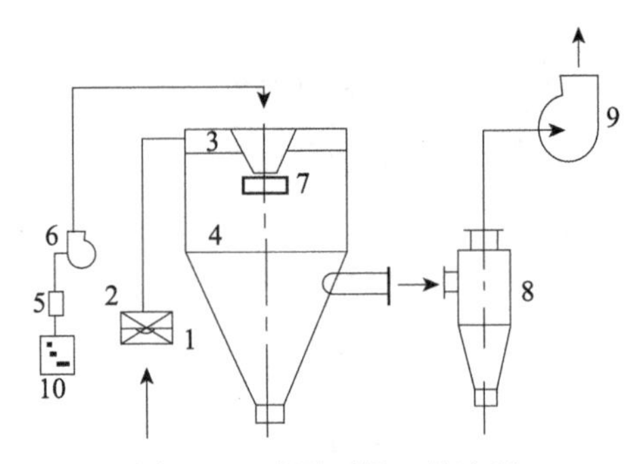

图 4.23　喷雾干燥工艺流程

1. 空气过滤器；2. 加热器；3. 热风分配器；4. 干燥室；5. 过滤器；6. 泵；7. 喷头；8. 旋风分离器；9. 风机；10. 料液槽

（4）冷冻干燥法。是在低温真空下干燥，有利于产物的稳定，且干燥产品质地疏松，溶解性好，对中药制剂现代化同样具有重要意义。

此外，还有红外干燥法和微波干燥法，但在实际生产中的应用不多。

第四节　三七中皂苷成分的提取

达玛烷型四环三萜皂苷是人参属植物的主要生理活性成分，而三七以富含达玛烷型四环三萜皂苷、不含齐墩果酸型皂苷为显著特点，这也是三七与人参、西洋参的最大区别。

三七地下部分既含有 20(*S*)-原人参二醇型皂苷，也含有 20(*S*)-原人参三醇型皂苷，主根、须根和根茎（又称芦头或剪口）的皂苷组成基本相同，其含量以剪口最高，因此，剪口是三七总皂苷的主要工业原料。地上部分成分则以 20(*S*)-原人参二醇型皂苷为主，叶、花、果实以及果梗等各部位的皂苷组成有所差异。

一、生产工艺和设备流程

三七总皂苷是三七根部提取的有效成分。从三七中分离得到20种达玛烷（dammarane），根据水解后次皂苷元结构的不同，分为人参皂苷（ginsenoside）Rg、Rb、Ro 3种类型，包括人参皂苷 Rg_1、Rg_2、Rb_1、Rb_2、Rc、Rd、Re、Rh、F_2，三七皂苷 R_1、R_2、R_3、R_6、Fa、Fc、Fe、R_4 等80多种单体皂苷。

目前，三七总皂苷的工业生产工艺与大多数皂苷类的生产工艺相同，主要采用渗漉法或热回流法进行提取，并通过大孔树脂纯化，进一步浓缩、精制、干燥制得。典型的生产工艺和操作要点如图4.24所示。

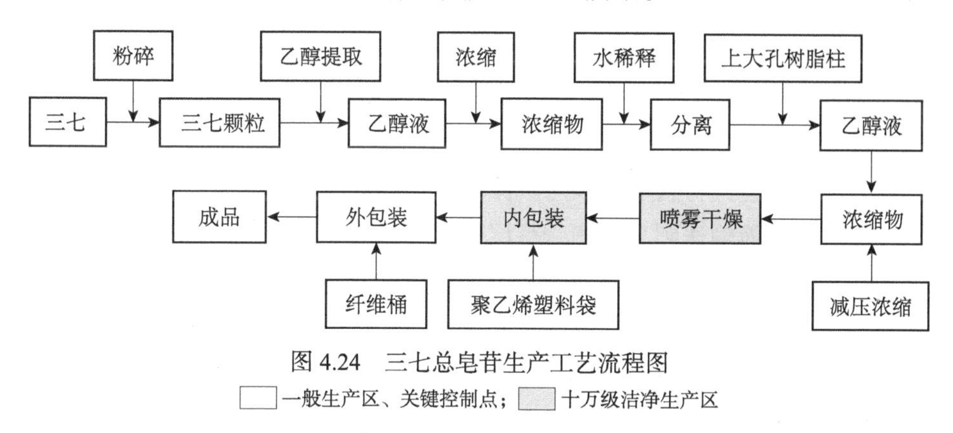

图4.24　三七总皂苷生产工艺流程图

一般生产区、关键控制点；十万级洁净生产区

生产过程须配有相应的生产设备来完成，图4.25为三七总皂苷提取设备图。

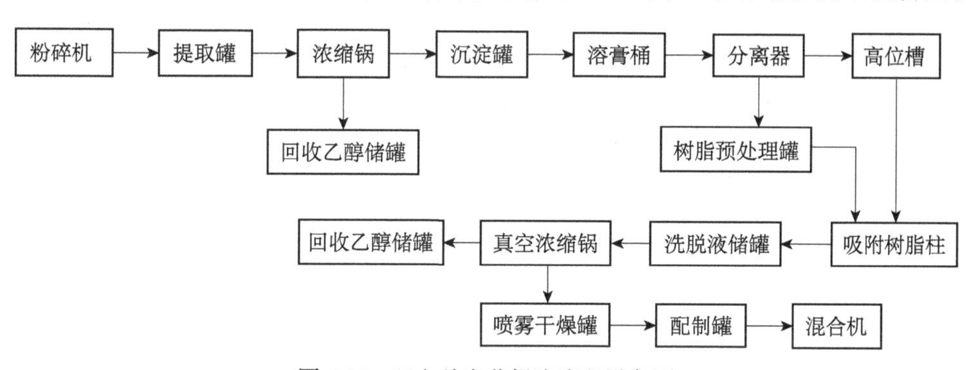

图4.25　三七总皂苷提取流程设备图

二、三七总皂苷提取生产操作要点

三七总皂苷生产操作要点，以热回流提取法为例。

1. 粉碎

三七清洗后，用工艺用水拌匀，软化 10～20 min，三七粗碎成粗颗粒状。生产设备万能粉碎机。

2. 提取

将三七颗粒投入提取罐中，并同时提取、浓缩，以每次投料量为 1 个批号。投料后每口罐加入 70%±3% 乙醇热提 3～5 h，乙醇用量为原料量的 3～5 倍（*V*/*w*），热提过程为循环使用溶剂 3～5 次。热提法常用设备为提取罐，渗漉法常用设备为渗漉桶等。

3. 浓缩、离心过滤

在负压−0.06～−0.08 MPa，浓缩温度 40～45℃，浓缩至相对密度为 1.02～1.08。按批分别收集浸提浸膏，抽入沉淀储罐中以待静止分离。静置澄清后的浓缩液用滤布过滤后，分离。

三七浸膏稀释：将提取液抽入沉淀罐中，用工艺用水稀释，静止 12 h 以上，进行分离，分离液输送到高位槽，待层析。

上药液：开启药液泵，将药液罐中的药液送至脱糖树脂柱内，上药液时要把药液均匀地送入每根树脂柱内，直到药液面升至树脂柱上部视镜的 1/3 处时停止送药液，打开树脂柱底部排污阀，控制流速在 1.2～1.5 BV/h；待药液降至树脂柱下部视镜的 1/3 时，开启药液泵上药液。重复上述操作，直至药液罐中的药液全部上完。

4. 脱糖、脱色

上药结束后，待药液降至树脂面上 1～2 cm 处时开始洗糖，即用纯化水洗去脱糖树脂中吸附的糖分。洗糖方法：打开纯化水高位槽底部出水阀、脱糖离子交换柱顶部进水阀及底部排污阀，用纯化水（1.25 BV）（上进下出，正洗）洗至树脂柱排出液无味、颜色较淡即可。控制流速在 1.2～1.5 BV/h。

洗脱：打开乙醇高位槽的出口阀，用浓度为 70% 以上的乙醇（1.25 BV）洗脱（上进下出，正洗）树脂中的药液，并将洗脱出的药液排至脱糖药液罐。注意：刚开始洗脱时，从树脂柱内排出的液体是 5%～10% 乙醇溶液，洗至排出液带有颜色及乙醇味时，表明排出的液体为药液，将其排至脱糖药液罐。洗脱过程中必须随时取样测试：用试管从脱糖树脂柱底部的取样口取少许药液，加入少量饮用水，用力摇动，仔细观察，若有泡沫产生，静置 2～5 min，泡沫不消失则表明药液还没洗完，继续洗脱；若无泡沫产生则表明药液已洗脱完全，关闭乙醇高位槽出口阀。打开纯化水高位槽底部出水阀及脱糖离子交换柱顶部进水阀，用试管从脱糖树脂柱底部的取样口取少许液体，测定其浓度，大于或等于 30% 的部分将排至乙醇回收罐，若小于 30% 则打开树脂柱底部排污阀，将其外排。用纯化水洗至树脂柱排出的水无味、无色后，关闭树脂柱底部的排污阀，使纯化水液面保持在树脂面以上 2～3 cm 处（从树脂柱中部的视镜可目测），浸泡柱内树脂，备用。

脱色：用脱色柱装脱色树脂进行脱色。打开乙醇高位槽的出口阀及脱色离子交换柱顶部进口阀、底部排污阀，加入浓度为 80% 以上的乙醇，用试管从脱色树脂柱底部的取样口取少许液体，有乙醇味则关闭排污阀，即可开始上药液。检查各进口阀门是否处于开启状态，各出口阀门是否处于关闭状态。

上药液：打开脱糖药液储罐出口阀、启动泵，将药液泵入脱色树脂柱内；打开脱色树脂柱的药液入口阀门与底部出口阀门，调整并保持药液流速在 1.5～2.0 BV/h，直至药液全部脱色完毕为止，脱色后的药液放入脱色药液储罐中。药液上完后，待液面降至树脂面以上 2～3 cm，打开乙醇高位槽的出口阀及脱色树脂顶部进口阀，用浓度为 90% 以上的乙醇 1.0 BV 将药液全部赶下，把柱内乙醇全部放入脱色药液储罐。

5. 浓缩

将以上乙醇洗脱液置于浓缩锅或乙醇回收塔，回收乙醇至无乙醇味，得三七流浸膏。待干燥。

6. 喷雾干燥

将减压浓缩后的各料药液打入药液调配罐中，加入适量纯化水，开启搅拌器搅拌，升温至 70℃，调节其相对密度在 1.04～1.08；将药液加入高速离心喷雾干燥机中。启动喷雾干燥机，并控制塔内负压在−5～−20 Pa 范围内。进口温度升高 180～200℃，出口温度达到 70℃以上时启动料泵，用纯化水试喷，若无异常情况则打入药液进行喷雾，喷雾过程中出口温度保持在 60～70℃。干燥结束后进行总混。

7. 混合

物料干燥完全、室温下放冷后，于混合机中进行混合均匀。

将总混好的三七总皂苷以 20 kg/ 袋分装，作记录，并填上批号，送检，待入库。

三、三七总皂苷质量要求

2020年版《中国药典》规定，根据使用目的不同，三七总皂苷分为口服制剂和注射剂两种规格。二者区别主要在于：一是含量的不同，口服制剂五个单体之和大于75%，注射剂要求大于85%；二是注射剂用要求检测有关物质（蛋白质、鞣质、树脂、草酸盐、钾离子）、树脂残留、异常毒性、热原，而口服制剂没有这些指标检测的要求。

本品为五加科植物三七 *Panax notoginseng* (Burk.) F. H. Chen 的主根或根茎经加工制成的总皂苷。

1. 制法

取三七粉碎成粗粉，用70%的乙醇提取，滤过，滤液减压浓缩，滤过，过苯乙烯型非极性或弱极性共聚体大孔吸附树脂柱，用水洗涤，水洗液弃去，以80%的乙醇洗脱，洗脱液减压浓缩，脱色，精制，减压浓缩至浸膏，干燥，即得。

2. 含量测定

【性状】本品为类白色至淡黄色的无定形粉末；味苦、微甘。

【鉴别】取本品，照〔含量测定〕项下的方法试验，供试品色谱图中应呈现与三七总皂苷对照提取物中三七皂苷 R_1、人参皂苷 Rg_1、人参皂苷 Re、人参皂苷 Rb_1、人参皂苷 Rd 色谱峰保留时间相同的色谱峰。

【检查】干燥失重　取本品，在80℃干燥至恒重，减失重量不过5.0%。

炽灼残渣　不得过0.5%。

溶液的颜色　取本品适量，加水制成每1 mL含三七总皂苷25 mg的溶液，与黄色4号标准比色液比较，不得更深。

有关物质　注射剂用　要求检测有关物质（蛋白质、鞣质、树脂、草酸盐、钾离子）。树脂残留、异常毒性、热原见2020年版《中国药典》。

重金属及有害元素　参照《中国药典》(通则2321) 测定铅、镉、砷、汞、铜：铅不得过5 mg/kg；镉不得过0.3 mg/kg；砷不得过2 mg/kg；汞不得过0.2 mg/kg；铜不得过20 mg/kg。

【指纹图谱】取本品，照〔含量测定〕下的方法试验，记录色谱图。

按中药色谱指纹图谱相似度评价系统，供试品指纹图谱与对照指纹图谱经相似度计算5 min后的色谱峰，其相似度不得低于0.95。

【含量测定】照高效液相色谱法（通则 0512）测定。

色谱条件与系统适用性试验　以十八烷基硅烷键合硅胶为填充剂；以乙腈为流动相 A，以水为流动相 B，按表 4.15 中的规定进行梯度洗脱；流速每分钟为 1.5 mL；检测波长为 203 nm，柱温 25℃。人参皂苷 Rg_1 与人参皂苷 Re 的分离度应大于 1.5。理论板数按人参皂苷 Rg_1 峰计算应不低于 6000。

表 4.15　三七总皂苷梯度洗脱表

时间（min）	流动相 A（%）	流动相 B（%）
0～20	20	80
20～45	20 → 46	80 → 54
45～55	46 → 55	54 → 45
55～60	55	45

对照提取物溶液的制备　取三七总皂苷对照提取物适量，精密称定，加 70% 甲醇溶解并稀释制成每 1 mL 含 2.5 mg 的溶液，即得。

供试品溶液的制备　取本品 25 mg，精密称定，置 10 mL 量瓶中，加 70% 甲醇溶解并稀释至刻度，摇匀，即得。

测定法　分别精密吸取对照提取物溶液与供试品溶液各 10 μL，注入液相色谱仪，测定，即得。

本品按干燥品计算，含三七皂苷 R_1（$C_{47}H_{80}O_{18}$）不得少于 5.0%、人参皂苷 Rg_1（$C_{42}H_{72}O_{14}$）不得少于 25.0%、人参皂苷 Re（$C_{48}H_{82}O_{18}$）不得少于 2.5%、人参皂苷 Rb_1（$C_{54}H_{92}O_{23}$）不得少于 30.0%、人参皂苷 Rd（$C_{48}H_{82}O_{18}$）不得少于 5.0%，且三七皂苷 R_1、人参皂苷 Rg_1、人参皂苷 Re、人参皂苷 Rb_1、人参皂苷 Rd 总量不得低于 75%（供口服用）或 85%（供注射用）。

【储藏】密封，置干燥处。

【制剂】口服制剂，注射剂。

四、三七三醇皂苷

本品为五加科植物三七 *Panax notoginseng* (Burk.) F. H. Chen 的干燥根及根茎经加工制成的提取物。为生产三七痛舒胶囊所用原料。

生产工艺和设备流程与三七总皂苷基本相同。制法及质量相关要求来源于 2020 年版《中国药典》三七三醇皂苷。

1. 生产工艺

取三七，粉碎成粗粉，用 60% 乙醇作溶剂，浸渍 24 h 后，每千克药材以每分钟 5～8 mL 进行渗漉，收集 6 倍的渗漉液，浓缩，残留物用水溶解，滤过，滤液通过 D101 型大孔吸附树脂柱，以适量水洗脱，弃去水液，用 40% 乙醇洗脱，收集洗脱液，滤过，滤液浓缩，干燥，研成细粉，即得。

2. 质量要求

【性状】本品为浅黄棕色至黄棕色的粉末；无臭、味苦。

【鉴别】取本品，照〔含量测定〕项下的方法试验，供试品色谱中应呈现与对照品三七皂苷 R_1、人参皂苷 Rg_1、人参皂苷 Re 色谱峰保留时间相的色谱峰。

【检查】干燥失重　取本品，以五氧化二磷为干燥剂，在室温减压干燥至恒重，减失重量不得过 7.0%。

炽灼残渣　不得过 0.9%。

重金属　取炽灼残渣项下遗留的残渣，依法检查，含重金属不得过 20 mg/kg。

树脂残留，见 2020 年版《中国药典》三七三醇皂苷项下。

【指纹图谱】照高效液相色谱法（通则 0512）测定。

色谱条件与系统适用性试验　以十八烷基硅烷键合硅胶为填充剂（柱长为 25 cm，内径为 4.6 mm，粒径为 5 μm)；以乙腈为流动相 A，以水为流动相 B，按表 4.16 中的规定进行梯度洗脱；流速每分钟为 1.0 mL；检测波长为 210 nm。三七皂苷 R_1 与邻近色谱峰的分离度应大于 1.5，人参皂苷 Rg_1、人参皂苷 Re 色谱峰的分离度应大于 1.3。

表 4.16　三七三醇皂苷梯度洗脱表

时间（min）	流动相 A（%）	流动相 B（%）
0～5	15	85
8～43	15 → 25	85 → 75
43～55	25 → 35	75 → 65
55～60	35 → 40	65 → 60
60～62	40 → 15	60 → 85

参照物溶液的制备　取人参皂苷 Rg_1 对照品、人参皂苷 Re 对照品和三七皂苷 R_1 对照品适量，精密称定，加乙腈-水（19.5 ∶ 80.5）溶解并稀释成每 1 mL 含人参皂苷 Rg_1 2.5 mg、人参皂苷 Re 0.4 mg 和三七皂苷 R_1 0.8 mg 的混合溶液，摇匀，即得。

供试品溶液的制备　取本品 0.12 g，精密称定，置 25 mL 量瓶中，用乙腈-

水（19.5 ：80.5）约20 mL，超声处理30 min，放冷，用乙腈-水（19.5 ：80.5）稀释至刻度，摇匀，滤过，取续滤液，即得。

测定法　分别精密吸取参照物溶液和供试品溶液各20 μL，注入液相色谱仪，测定，记录色谱图，即得。

按中药色谱指纹图谱相似度评价系统，供试品指纹图谱与对照指纹图谱经相似度计算，相似度不得低于0.90。

积分参数　以人参皂苷Rg_1峰面积的千分之五设置为最小峰面积值。

【含量测定】照高效液相色谱法（通则0512）测定。

色谱条件与系统适用性试验　以十八烷基硅烷键合硅胶为填充剂；以乙腈-水（19.5 ：80.5）为流动相；检测波长为210 nm，理论板数按人参皂苷Rg_1峰计算应不低于4000，人参皂苷Rg_1与三七皂苷R_1之间分离度应不低于1.5，人参皂苷Rg_1与人参皂苷Re之间分离度应不低于1.3。

对照品溶液的制备　取人参皂苷Rg_1对照品、人参皂苷Re对照品和三七皂苷R_1对照品适量，精密称定，加流动相溶解并稀释成每1 mL中含人参皂苷Rg_1 2.5 mg、人参皂苷Re 0.4 mg和三七皂苷R_1 0.8 mg的混合溶液，摇匀，即得。

供试品溶液的制备　取本品约0.12 g精密称定，置25 mL量瓶中，加入流动相约20 mL，超声处理（功率160 W，频率40 kHz）30 min，放冷，用流动相稀释至刻度，摇匀，滤过，取续滤液，即得。

测定法　分别精密吸取对照品溶液与供试品溶液各10 μL，注入液相色谱仪，测定，即得。

本品按干燥品计算，含人参皂苷Rg_1（$C_{42}H_{72}O_{14}$）不得少于50.0%；含人参皂苷Re（$C_{48}H_{82}O_{18}$）不得少于6.0%；含三七皂苷R_1（$C_{47}H_{80}O_{18}$）不得少于11.0%。

【储藏】遮光，密闭，置阴凉干燥处。

【制剂】三七通舒胶囊。

五、三七叶总皂苷

从三七茎叶中提取的总皂苷，称为三七叶总皂苷。

1. 三七叶总皂苷的提取、分离

取三七叶加水煎煮两次，每次3 h，合并煎液，滤过，滤液浓缩至相对密度为1.2（60℃），加乙醇使含醇量达60%，静置使沉淀，取上清液，滤过，脱色，脱色液回收乙醇并浓缩至相对密度为 1.2（60℃），干燥，即得。

2. 质量控制

【检查】干燥失重　取本品在 80℃干燥至恒重，减失重量不得过 5.0%。

炽灼残渣　不得过 4.0%。

【含量测定】取本品 50 mg，精密称定，置 10 mL 量瓶中，用乙醇溶解并稀释至刻度，摇匀，滤过，取续滤液，照 2020 年版《中国药典》七叶神安片【含量测定】项下的方法试验，即得。

本品含三七叶总皂苷以人参皂苷 Rb_3（$C_{53}H_{90}O_{22}$）计，不得少于 10%。

【储藏】遮光，密闭。

【制剂】七叶神安片。

六、三七花总皂苷

胡尚力和王义强（2010）开展微波辅助提取三七花中总皂苷的工艺研究，合适的工艺条件是：微波功率为 500 W，三七花粉原料粒度为 60 目，以 50% 乙醇水溶液为溶剂，溶液比为 10 mL/g，浴液温度为 65℃。总皂苷提取收率为 16.14%。研究认为微波功率增大、浴液温度升高，有利于总皂苷提取收率的提高。但是，过高的温度有可能导致皂苷的分解，提取效率反而下降。当原料粒度减小和合适的浴液比时，有利于总皂苷提取收率的提高。溶剂中乙醇浓度过大，导致溶剂极性下降，微波加热效率下降，对于总皂苷的提取不利。当乙醇浓度偏低时，蛋白质、黏液质、果胶、淀粉和部分多糖及其他水溶性杂质会过多地溶于溶剂中。研究认为微波辅助提取总皂苷具有加热效率高、节能省时、节省溶剂、污染小等特点。

梁正维等（2021）通过单因素-响应面优化三七花的浸提工艺：以 21.8 倍 52.9% 体积分数乙醇，常温浸提 50.8 h，浸提 2 次，浸出率为 50.76%±0.01%。将浸提液在 40℃、−0.08 MPa 条件下减压浓缩至 1/3 体积，喷雾干燥得到溶解性好、花香浓郁、微苦回甘的三七花提取物，得粉率 46.63%。UPLC-MS 检测到提取物中的 39 种成分，HPLC 分析了 14 种皂苷、10 种多酚及 17 种氨基酸的含量，皂苷等活性成分较原料更为丰富，含量也显著提高。

第五节　三七素的提取

三七素又名田七氨酸，是一种非蛋白氨基酸，是三七中主要的水溶性止血活性成分，不溶于甲醇等有机溶剂。三七素（图 4.26）因具有手性碳原子，而有两个同分异构体，其中存在于天然植物中的为 *L*–构型。

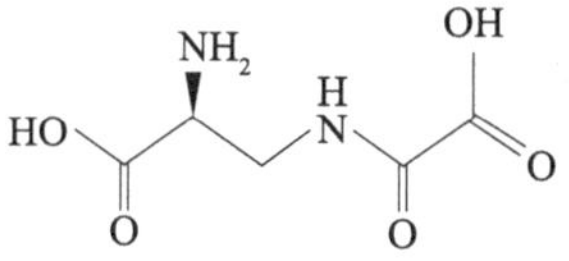

图 4.26　三七素分子结构式

一、三七素的粗提

三七素的提取主常采用直接超声提取或加热回流提取。提取溶剂可使用水、甲醇以及硼酸缓冲液（张玉萍和余琼，2009）。笔者等研究发现，纯水超声提取三七素含量最高，加热回流提取三七素含量降低，原因可能是三七素受热不稳定，发生脱羧反应而减少。使用硼酸回流提取，由于磷酸控制 pH=4.0，必须让弱酸完全离子化，使氨基正离子完全吸引弱酸性负离子，从而对其 pH 有所影响。

提高料液比可增大三七素在提取溶剂中的浓度差，从而提高传质推动力。然而料液比过大，则溶液体系升温较慢，传质系数降低，提取时间延长，导致提取率降低。综合考虑，以料液比 1 ： 20 左右为宜，见图 4.27。

在一定时间范围内，三七素提取率随提取时间延长而上升。当大于 15 min 时，提取率增加不明显，因此提取时间以 15 min 为宜，见图 4.28。

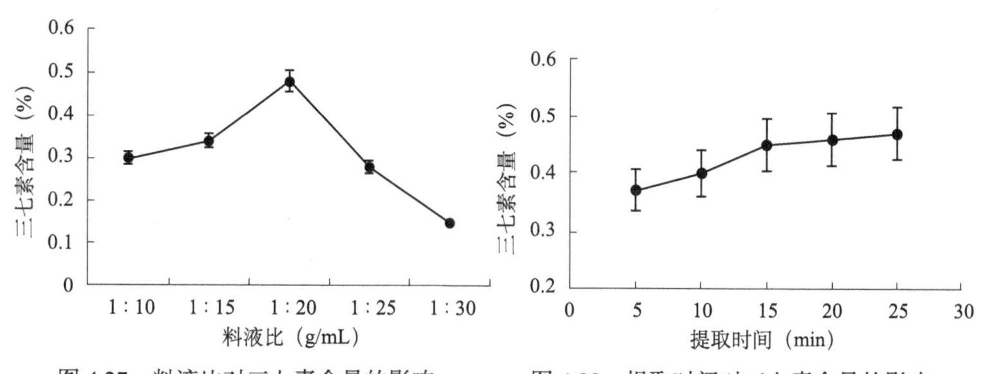

图 4.27　料液比对三七素含量的影响　　图 4.28　提取时间对三七素含量的影响

提取 1 次与提取 2 次的三七素提取率相差很大，说明提取 1 次之后残渣中三七素残留量还有很多。提取 2 次和 3 次时，三七素提取率相当，说明三七素此时已经提取近完全。为考虑时间与溶剂成本，选择提取 2 次为宜，见图 4.29。

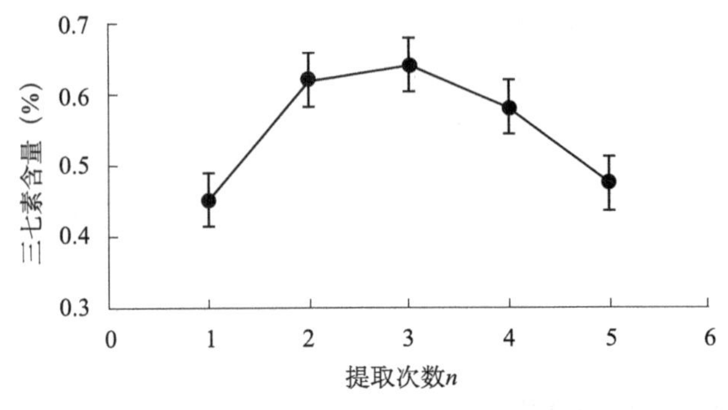

图 4.29　提取次数对三七素含量的影响

二、三七素的分离

1. 离子交换法

三七素作为一种特殊的非蛋白质氨基酸，由于其极性大、分子量小，因此常选择离子交换树脂来分离三七素单体（李琳，2015）。

笔者等对中性氧化铝、碱性氧化铝、葡聚糖凝胶（Sephadex）LH-20、732 型阳离子交换树脂四种填料进行比较。中性氧化铝对三七素的吸附比碱性氧化铝好，说明三七素显中性或可能偏酸性。中性氧化铝的分离效果没有凝胶 Sephadex LH-20、732 型阳离子交换树脂好，所含杂质较多。与 732 型阳离子交换树脂相比，凝胶 Sephadex LH-20 树脂吸附三七素量较少，回收率太低，因此选择用 732 型阳离子树脂作为分离填料。732 型阳离子交换树脂对三七素分离工艺为：浓缩浓度为 1.35 mmoL/ 三七素粗提物，上 732 型阳离子树脂柱，以 2 mL/min 流速收集洗脱液，每 5 min 1 管，吸附 360 min 后，吸附率达到 96%。用二次蒸馏水洗脱至无黄色，再用 0.1% 氨水洗脱，流速控制为 2 mL/min，每 5 min 1 管至洗脱液对茚三酮呈阴性，洗脱率为 67.96%。

1）上样初始浓度的影响

由于阳离子交换树脂对三七素吸附具有一定的饱和状态，浓度过高，没有被吸附，浓度太低，吸附量不够，因此溶液中三七素的浓度较大时，阳离子交换树脂对三七素的吸附活性位点周围的浓度就越高，当流速适当时，阳离子交换树脂对其达到最佳吸附状态，见图 4.30。

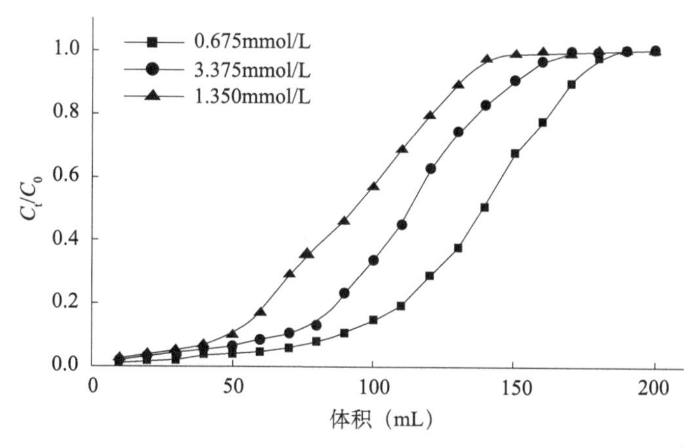

图 4.30　上样浓度对 732 型阳离子树脂吸附三七素的影响

2）流速的影响

在较高的流速下，单位时间内经过树脂活性位点的三七素就越多，因而树脂填充柱达到吸附饱和所需要的时间就短，不利于三七素在固定床上的吸附。而在较低的流速下，三七素在吸附柱内的停留时间就越长，就有更多的时间与离子交换树脂接触而容易被吸附，获得较高的去除率。因此，选择较低的流速进行上样，见图 4.31。

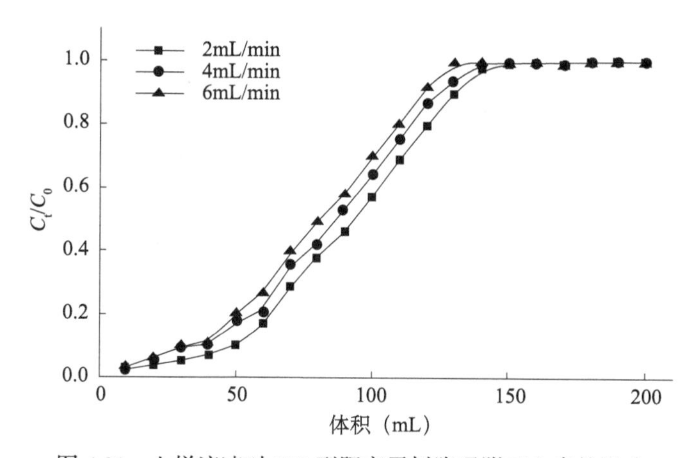

图 4.31　上样流速对 732 型阳离子树脂吸附三七素的影响

2. 分子印迹法

有研究采用分子印迹法从三七素提取液中分离富集出三七素。具体方法为：采用假模板分子印迹技术，以硅胶为载体，在其表面接枝 (3-氨基丙基) 三乙氧基硅

烷 (APTES) 和甲基丙烯酰氯，引入烯键，优化假模板分子印迹技术的选择，制备对三七素具有良好选择识别性的表面分子印迹聚合物。吸附实验结果显示，聚合物的最大吸附量是 0.185 mmol/g，在 15 min 内即能达到吸附平衡。此外，该聚合物在高温、酸、碱环境下都表现出良好稳定性。以表面分子印迹聚合物作为固相萃取填料制备 SDMISPE 柱，相比空白表面分子印迹固相萃取柱 SNISPE，可实现三七提取液中三七素的分离富集，得到三七素的纯度为 98.7%，回收率达 83.7%，见图 4.32。

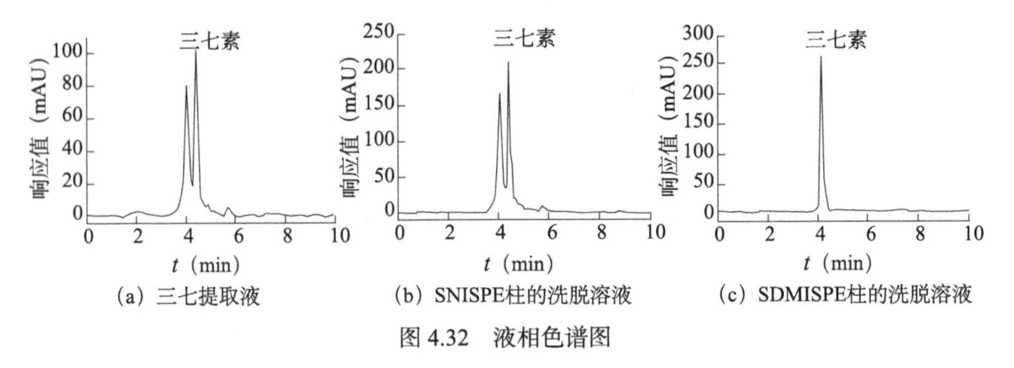

图 4.32 液相色谱图

三、三七素的纯化

三七素的纯化可采用葡聚糖凝胶柱 LH-20 与凝胶 CM Sephadex C-25 柱纯化。其中，CM Sephadex C-25 柱效果优于葡聚糖凝胶柱 LH-20。

凝胶色谱法：三七素提取液用正丁醇萃取，弃去正丁醇相合并水相浓缩备用。将提取液经凝胶过滤色谱和凝胶过滤离子交换色谱纯化后经重结晶可得到三七素纯品，但是使用凝胶色谱法分离纯化三七素成本较高。

离子交换树脂法：将提取液合并后醇沉，最后用正丁醇萃取，弃去正丁醇相合并水相备用。将提取液经以苯乙烯和二乙烯苯制备的离子交换树脂纯化，水中结晶，得到三七素纯品。也可先用乙醚浸提三七粉末，然后醇提，残渣风干后又用水溶液超声提取，合并提取液浓缩备用。将提取液经葡萄糖凝胶色谱柱纯化，洗脱液浓缩后再经离子交换树脂纯化，最后得到三七素纯品。

第六节　三七多糖的提取

测定不同三七部位中的糖类物质发现，三七主根 > 三七花 > 三七茎叶。三七多糖具有促进抗体生成、增强巨噬细胞吞噬活性、增强机体免疫力等活性。

研究表明，三七多糖由阿拉伯糖、葡萄糖和半乳糖等单糖组成。此外，三七中还含有单糖（鼠李糖、木糖和葡萄糖）和低聚糖等（陈为和吕士杰，2009）。

一、三七粗多糖的提取

1. 水提法

三七多糖为极性大分子化合物，不溶于乙醇，提取大多先采用乙醇或甲醇回流，除去皂苷等杂质后，再采用热水提取，并用醇沉法粗分离多糖。将三七粉碎后用无水乙醇浸泡，去除油脂和色素，药渣用水提醇沉法、中性蛋白酶+Sevag法洗脱蛋白得到粗多糖，其中糖的含量为83%。

2. 内部沸腾法

内部沸腾提取法已经成功应用于较多小分子成分的提取。该法先让易挥发的乙醇渗透植物组织，然后快速加入温度高于乙醇沸点的热水，使植物组织内部的乙醇气化，将有效成分带出。提取速度快，收率高。以减压内部沸腾法预处理三七物料，除去皂苷、黄酮、单糖等小分子物质，再采用常压内部沸腾法提取多糖，与乙醇回流预处理后水提的传统提取方法相比，得率增加2%左右，速度提高15倍，乙醇用量减少2.5倍左右，见表4.17。在内部沸腾提取法工艺中，解吸剂浓度、提取温度、料液比以及提取时间均会影响三七多糖的得率（温拥军等，2013；翁艳英等，2011）。

表4.17　两种提取方法比较

提取方法	提取时间（min）	95%乙醇用量（mL）	多糖得率（%）	含量（%）
传统法	180	159	3.5	62.5
内部沸腾法	12	61.5	5.6	62.8

1）解吸剂浓度的影响

三七多糖的得率随着解吸剂（乙醇）浓度的增加而增加，当乙醇浓度达到一定值时则趋于平缓。乙醇含量较低时，物料中有效成分的解吸不够充分，没有充足的乙醇渗透到物料内部，影响多糖的溶出率，造成多糖得率增加较慢。随着物料中乙醇含量的增加，有效成分解吸已经达到饱和，多糖得率增加不明显。有研究指出，采用80%乙醇作为解吸剂为宜，见图4.33。

2）提取温度的影响

三七多糖在低温时溶解度低，造成扩散困难，因此低温时提取效果较差。当提取温度超过95℃时，多糖得率基本恒定。三七物料具有溶胀性，升高温度到100℃时，有效成分还未溶解就已被阻滞，不利于多糖的溶出。另一方面，温度过高，提取液中杂质大量溶出，得率也会降低，见图4.34。

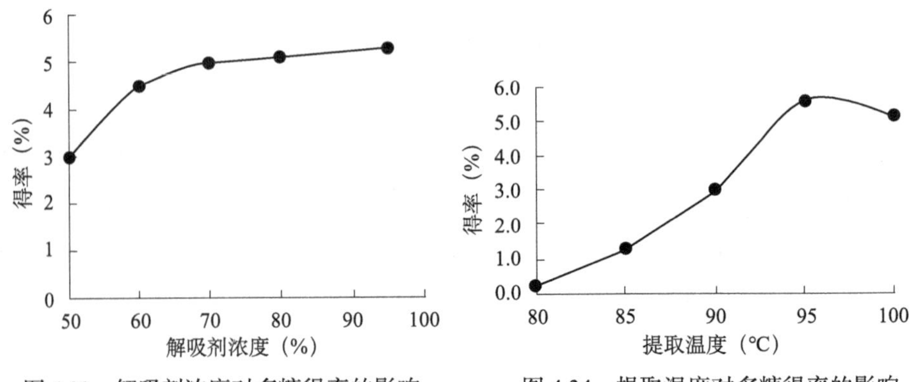

图4.33　解吸剂浓度对多糖得率的影响　　图4.34　提取温度对多糖得率的影响

3）料液比的影响

增加热水的用量，会增加物料的稀释程度，使得物料中的乙醇含量降低得较快，造成物料内部沸腾时间较短，有效成分的溶出较少。此外，随着液料比的增加，在具有相同热量的条件下，提取液的温度会下降，这样也会造成多糖得率降低。故三七多糖得率具有先缓慢增加而后下降的趋势。有研究指出，当液料比由1 ∶ 10增加到1 ∶ 30时，多糖的提取率下降幅度较小，但当液料比为1 ∶ 15时有最大的提取率，见图4.35。

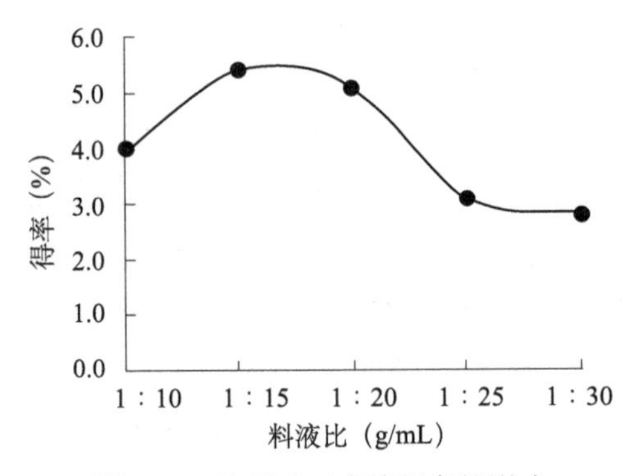

图4.35　液料比对多糖得率的影响

4）提取时间的影响

随着提取时间的延长，多糖的得率逐渐增加，增加的趋势较大；当提取时间达到一定值时，多糖得率增加得较缓慢，此外，如果提取时间较长，药渣中的淀粉、木糖、纤维素等成分会溶出的更多，对后续粗多糖的分离及检测增加了一定的难度和误差。有研究指出，提取 8 min 为较优提取时间。

二、三七多糖的纯化

提取得到的三七多糖溶液一般含有较多杂质，首先需要考虑除去多糖提取液中的蛋白质。常用的方法有 Sevag 法、三氟三氯乙烷法、三氯乙酸法以及酶解法等。其中 Sevag 法是脱除蛋白质的经典方法，但效率不高，且多糖会有一定程度的损失。三七多糖中也含有一些色素，根据其性质可采用不同的脱色方法。目前常用的脱色方法有离子交换法、氧化法、金属络合物交换法和吸附法（纤维素、硅藻土、活性炭）等。DEAE-纤维素法是通过离子交换作用来达到脱色的目的，并且能够分离纯化多糖。对于无机盐、色素、单糖和寡糖等小分子物质，可采用透析法除去。提取、除杂后所得的多糖通常是混合多糖，若要获得均一多糖，还需对多糖进行分离纯化。

分离纯化多糖的方法很多，如分步沉淀法、季铵盐沉淀法、柱层析法、超滤法和超离心法等，然而往往一种方法只能除去其中一种或几种杂质，不能一次性地获得均一组分。只有综合利用几种纯化方法才能达到纯化效果。离子交换柱层析适合于分离各种酸性、中性黏多糖，是目前多糖纯化中应用最广的一种方法。

三七粗多糖依次采用葡聚糖凝胶色谱柱 G-50、DEAE-650 Toyopearl 弱阴离子树脂柱、制备型凝胶渗透 HPLC 色谱柱纯化，得到三七多糖 Sanchinan-A（SA）；粗多糖依次经 DEAE-Sepharose Fast Flow 阴离子色谱柱、CM Sepharose Fast Flow 阴离子色谱柱、Sephadex G2200 凝胶色谱柱纯化，测得样品 PNPSⅡa 含分子量为 9.98×10^{5} 和 2.83×10^{4} 的混合物，PNPSⅡb 的分子量为 2.07×10^{4}。应用树脂柱层析、活性炭和膜分离技术纯化等步骤，精制纯化得到三七多糖。用该法得到的三七多糖具有蛋白质、重金属和灰分低，质量稳定的特点。

工业上常用 70% 乙醇提取，从三七总皂苷制备后的废渣、废液中提取三七多糖。用大孔树脂纯化皂苷，而多糖等其他有效成分仍留在废渣、废液中，未得到有效利用。取提取三七总皂苷后的废渣，用水提取两次，合并提取液，浓缩，加入乙醇，搅拌均匀，静置过夜，过滤，收集沉淀，用乙醇洗涤，取出沉淀，于 80℃减压干燥，粉碎得灰黄色的粉末；收集洗脱液，浓缩，加入乙醇，搅拌均匀，静置过夜，过滤，收集沉淀，用 93% 乙醇清洗，于 80℃减压干燥，粉碎得灰黄色粉末（林晓等，2015）。此外，也可采用超声波辅助提取三七多糖，较传统的水煎煮法，具有提取率高、提取时间短且能耗低的特点。

第七节　三七中氨基酸类成分的提取

三七中含有多种氨基酸和蛋白质成分，其氨基酸种类可达 19 种以上。其中有 8 种属于人体必需氨基酸，如赖氨酸、色氨酸、苯丙氨酸、蛋氨酸、苏氨酸、异亮氨酸、亮氨酸和缬氨酸。三七对人体的营养氨基酸补充十分有益。由于三七不同部位的自身功能和代谢存在差异，其氨基酸含量各不相同。三七花中氨基酸含量最高，但不含有精氨酸；筋条中各种氨基酸含量与主根中也有较大差异，筋条中不含精氨酸和蛋氨酸。

特别地，γ-氨基丁酸（GABA）是一种天然存在的四碳非蛋白类氨基酸，哺乳动物体内约有 33% 的神经中枢的神经突触部位都是为递质进行信号传导，现已被认定是哺乳动物中枢神经系统中重要的抑制性神经传达物质，具有调节血压血脂、改善人体免疫力、辅助治疗神经退行性疾病等功能。GABA 是三七茎叶中主要的氨基酸类成分之一。因此，本节以 GABA 为代表，介绍三七中氨基酸类成分的提取、分离和纯化方法，以及影响提取因素。

一、GABA 的提取

GABA 的提取总流程如图 4.36 所示。

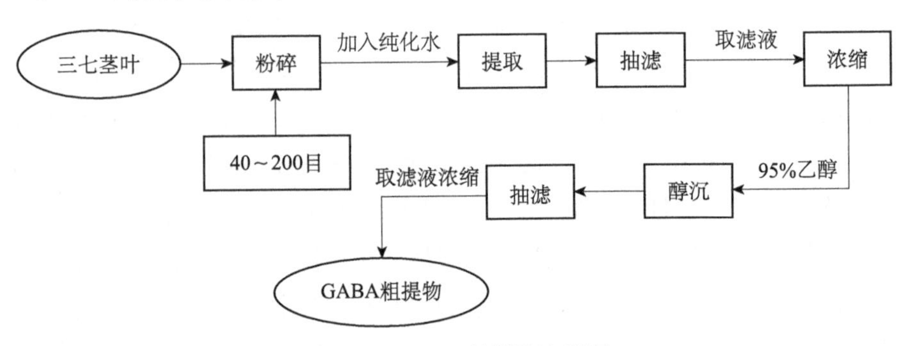

图 4.36　GABA 的提取流程图

其中，提取溶剂、提取时间、提取次数、提取温度、料液比等因素均会影响 GABA 提取效率（杨晶晶，2015）。

1. 提取溶剂的影响

由于 GABA 具有极易溶于水、微溶于热乙醇等理化性质，随着提取溶剂中乙醇所占比例的提高，三七茎叶中 GABA 提取率逐步降低。因此，最佳的提取溶剂为水，见图 4.37。

2. 提取时间的影响

随着提取时间的延长，GABA 提取率也逐渐提高。在提取三七茎叶 3 h 之后，GABA 提取率增加幅度变小，此现象可能是由于提取溶液随着提取时间的延长而接近饱和状态，使得 GABA 提取速率降低，见图 4.38。

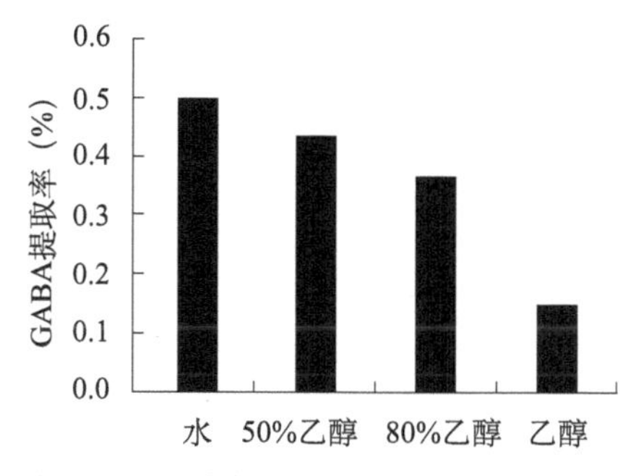

图 4.37　不同溶剂对 GABA 提取率的影响

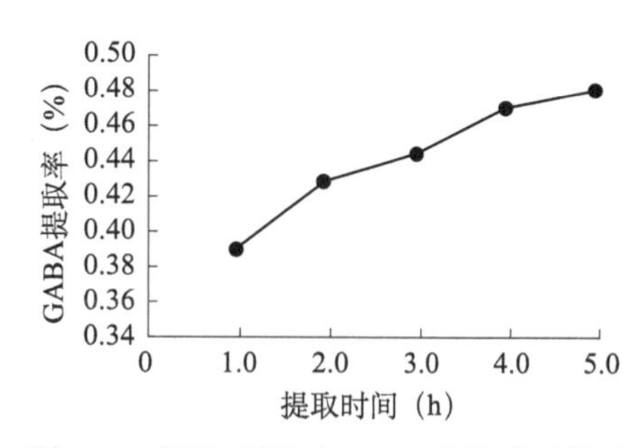

图 4.38　提取时间对 GABA 提取率的影响

3. 提取次数的影响

随着提取次数的增加，GABA 提取率随之逐渐降低。其中，GABA 提取率在提取第 4 次和第 5 次时结果趋近为零。同时，生产时间随着提取次数的增加而延长，降低生产效率，间接增加生产成本，故提取次数以 3 次为宜，见图 4.39。

4. 提取温度的影响

随着提取温度的升高，三七茎叶中 GABA 提取率整体趋势为先升后降。这可能是提取温度对分子间作用力作用产生影响，过高的提取温度会破坏分子间作用力，使提取溶液中 GABA 析出。同时，提取温度的高低也会对生产设备产生影响，温度过高，增加对生产设备的硬性条件要求，直接增加生产成本及设备维护等，也提升生产中各方面的危险风险，见图 4.40。

5. 料液比的影响

当料液比较低时（<1 ： 5），出现了干燥的植物吸胀吸水作用，使三七茎叶提取溶液被吸收完全，无法检测其 GABA 提取率，在此条件下进行实验会造成 GABA 溶出不完全。之后随着增加提取料液比例，在搅拌过程中使提取溶液与干燥的三七茎叶粉充分接触，GABA 提取率也在逐渐增加。当提取料液比超过 1 ： 10 之后，三七茎叶中 GABA 提取率增加速率减慢。若再不断增加料液比，不仅增加了后续提取液浓缩时间，延长了生产时间，而且随之也会增加生产成本。有研究指出，最佳提取料液比为 1 ： 10 左右，见图 4.41。

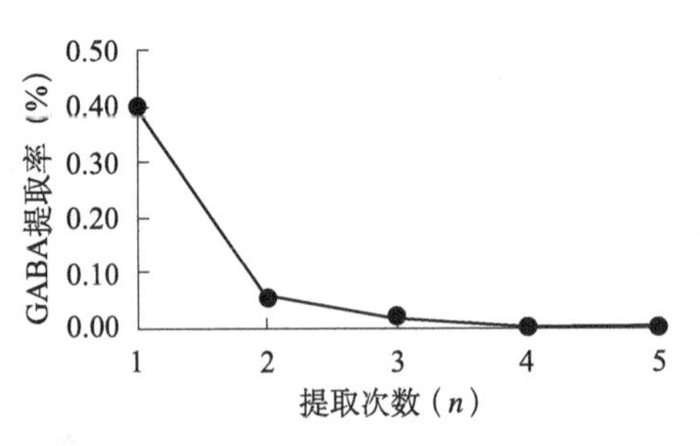

图 4.39　提取次数对 GABA 提取率的影响

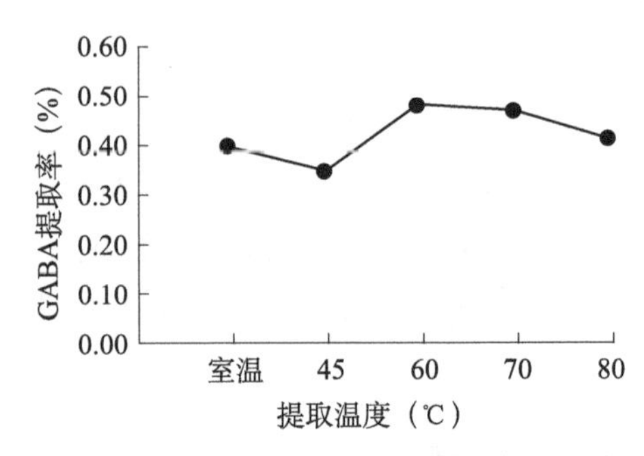

图 4.40　提取温度对 GABA 提取率的影响

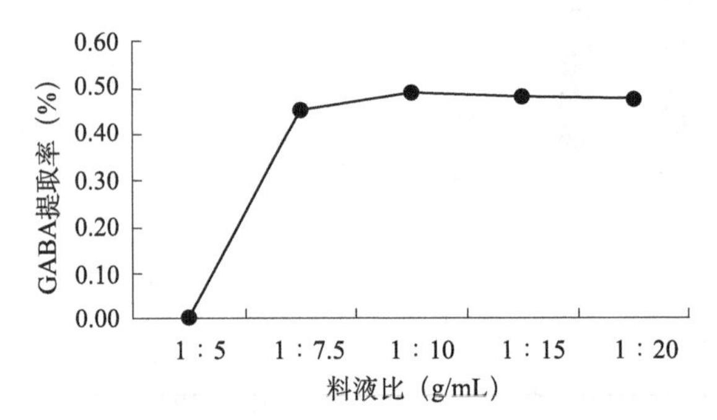

图 4.41　料液比对 GABA 提取率的影响

二、GABA 的脱色

三七茎叶中叶绿素含量为 3.26 mg/g，类胡萝卜素为 0.37 mg/g，除此之外还有其他色素，虽然诸多色素对人体无害，但是对 GABA 的提取产生了严重影响，降低了成品的透光度，致使白色的 GABA 粉末变成黄色或者棕色的粉末，故在制备 GABA 的过程中应添加脱色步骤（杨晶晶，2015）。

脱色是生产工艺中一个不可缺少的步骤，脱色效果的好坏直接影响成品的色级和纯度等评判指标。现今主要采用的脱色材料有：活性炭、树脂、双氧水、凝胶等，主要靠吸附、氧化、分子筛原理进行脱色。其中活性炭价格低廉，安全无毒，操作简单，脱色效果好，被广泛应用于生产工艺中。采用树脂脱色也是生产中常用的方法之一，因其脱色成本不高，操作简单，适用性较高，可重复回收利用，而得到广泛的应用。采用双氧水进行脱色，适用性低，成本较高，较少被应用于生产中。凝胶层析脱色法则是根据分子筛原理分离色素与大分子物质，每次脱色量少，且脱色时间较长，成本较高，不宜应用于生产工艺中。

GABA 脱色总流程如图 4.42 所示。

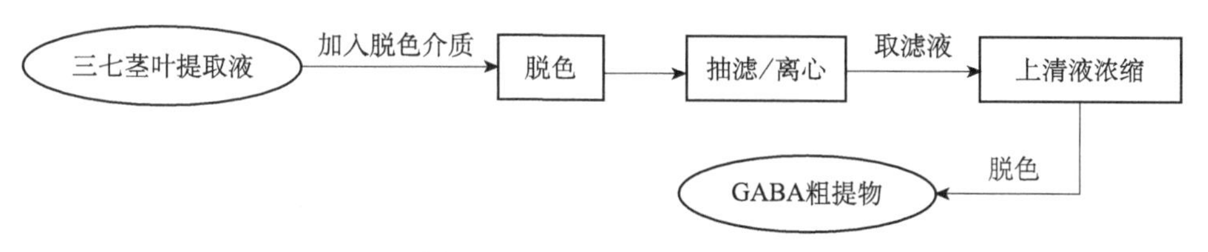

图 4.42　GABA 脱色总流程

在 GABA 脱色工艺中，脱色介质及其用量、脱色时间、脱色温度等 4 个因素均会对 GABA 保留率和提取液脱色率产生影响，此外，也会影响工艺的节能、环保、省时、省料等多种指标。

1. 脱色介质

常用的脱色介质为活性炭和 D101 型大孔树脂。笔者等研究发现，活性炭脱色效果最佳，D101 型次之，脱色率可达 50% 以上，其余脱色介质脱色效果均不佳，其中 732 型阳离子树脂的脱色率为负值，原因可能为该树脂颜色过深（深棕色），将一部分外来色素代入提取液中。通过对比这几种脱色介质的 GABA 保留率可发现，732 型阳离子树脂的 GABA 量最少，D296 型树脂的 GABA 量最多，这些脱色介质 GABA 保留率在 70%~94% 之间，见图 4.43。

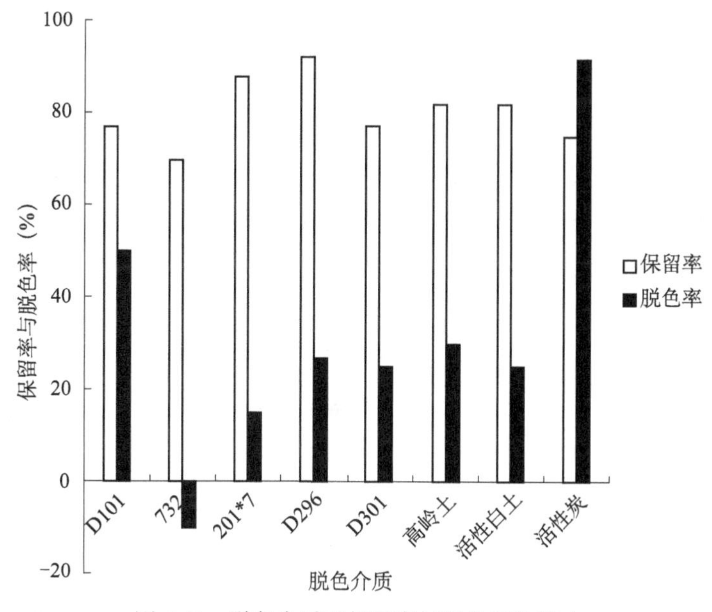

图 4.43　脱色介质对保留率与脱色率的影响

2. 脱色介质用量

笔者等通过比较不同活性炭使用量的脱色率，结果发现，随着活性炭使用量的增加，脱色率也呈上升趋势，至活性炭使用量达 2%，脱色率曲线趋于平滑，此时脱色率可达 98% 上，活性炭使用量增加至 20%，脱色率曲线略有下降。活性炭吸附原理大多为动态物理吸附，可能是其他外界因素影响造成脱色率降低。通过比较 GABA 保留率发现，随着活性炭使用量的增加，其保留率也呈下降趋势，活性炭使用量在 1%~3% 之间，GABA 保留率曲线趋于平滑，随后继续增加活性炭使用量，GABA 保留率下降趋势明显，见图 4.44。

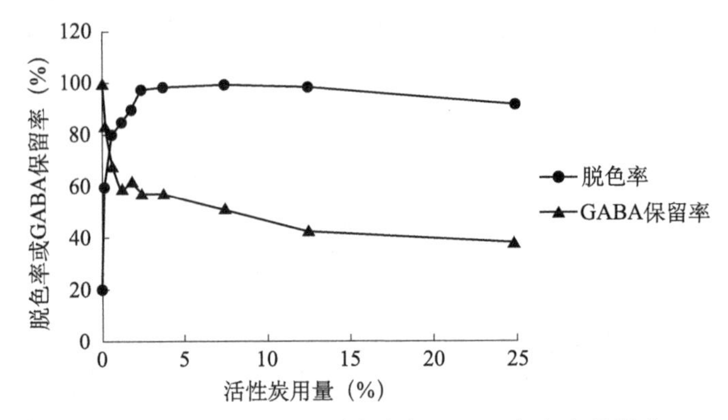

图 4.44　活性炭用量对脱色率与 GABA 保留率的影响

3. 脱色时间

笔者等通过比较不同脱色时间的脱色率，结果发现，随着脱色时间的延长，脱色率曲线显缓慢增加趋势。脱色时间超过 30 min 后，脱色率曲线趋于平滑，可能达到了活性炭动态吸附平衡点。比较不同脱色时间的 GABA 保留率结果发现，随着脱色时间的延长，GABA 保留率曲线下降趋势呈先急后缓趋势，脱色 30 min 为曲线拐点，见图 4.45。

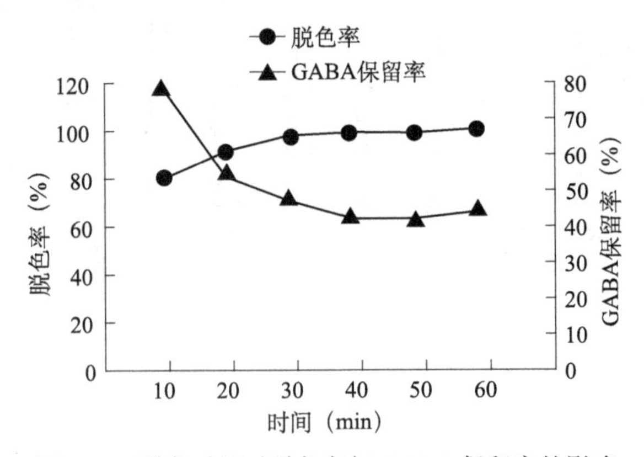

图 4.45　脱色时间对脱色率与 GABA 保留率的影响

4. 脱色温度

比较不同脱色温度的脱色率，结果发现，随着脱色温度的升高，脱色率曲线呈先上升后下降趋势，40℃为曲线拐点。比较不同脱色温度的 GABA 保留率，结果发现，随着脱色温度的升高，GABA 保留率曲线总体呈缓慢增加趋势，在60℃后曲线趋于平滑。综合两者考虑，最终选取脱色温度为 60℃，见图 4.46。

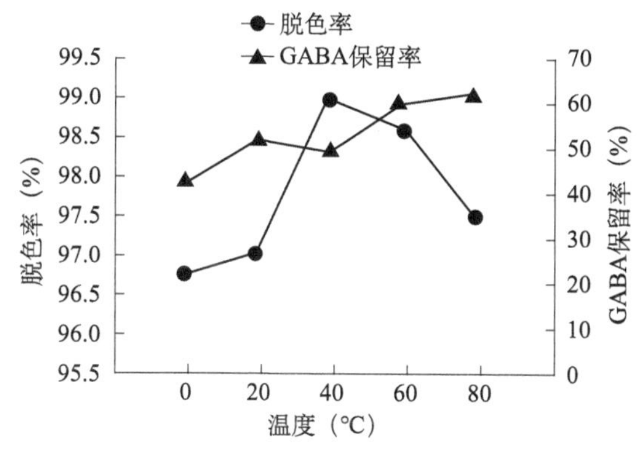

图 4.46　温度对脱色率与 GABA 保留率的影响

三、GABA 的纯化

GABA 提取后会掺杂很多蛋白质、多糖及其他氨基酸，可采用离子交换法与硅胶层析分离法进行分离纯化。笔者等研究了 732 型阳离子交换树脂对 GABA 的纯化工艺，并对其静态吸附、动态吸附特性的影响因素做了分析。

1. 静态吸附

笔者等绘制了 GABA 在 732 型阳离子交换树脂中的静态吸附曲线，发现 GABA 吸附量随着吸附时间的延长呈上升趋势。前 10 min 的曲线斜率较高，表明在这段时间吸附较快，随着时间的延长，吸附速率减慢，曲线拐点约在 60 min 处。因此，60 min 为较优吸附时间，见图 4.47。

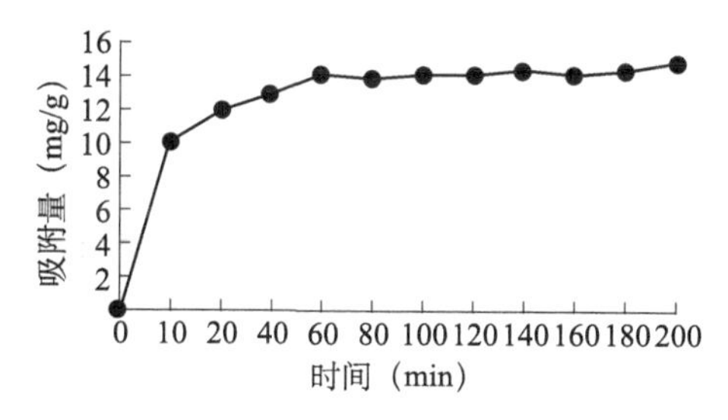

图 4.47　吸附时间对样品中 GABA 静态吸附的影响

2. 动态吸附

1）上样流速

动态吸附中，流速越快，样品与树脂之间接触不充足，降低吸附面积，导致其吸附量低；而流速越慢越不利于样品吸附，且操作时间长。因此，随着上样流速的增加，GABA 吸附量呈先上升后下降的趋势，在 1.00 mL/min 处出现了曲线拐点，见图 4.48。

2）上样 pH 值

由于接近中性时，样品以离子形式存在，使其吸附能力降低。因此随着上样 pH 的增加，GABA 吸附量呈下降的趋势，说明在酸性条件可促进 GABA 的吸附，见图 4.49。

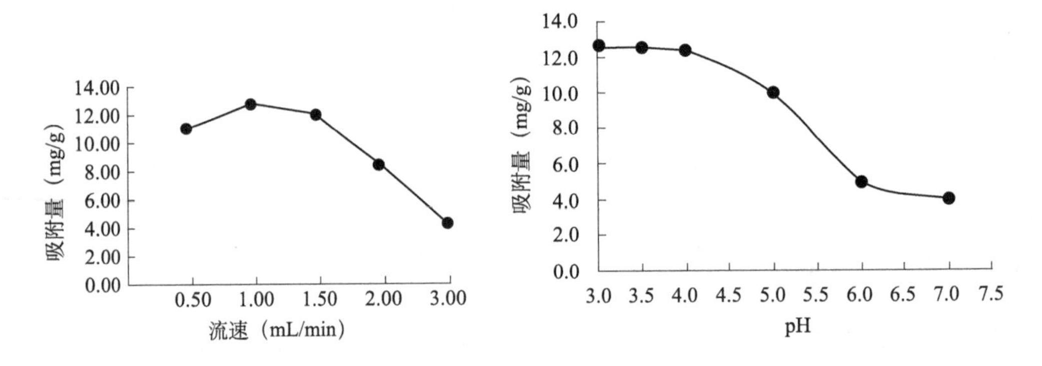

图 4.48 上样流速对 GABA 吸附量的影响　图 4.49 上样 pH 对样品中 GABA 动态吸附的影响

用阳离子交换树脂纯化后的 GABA 样品可通过硅胶柱进一步纯化得到纯度较高的 GABA 产品。

第八节　三七中其他成分的提取

一、黄酮类成分的提取

三七中含有槲皮素、槲皮素-3-*O*-槐糖苷、山柰酚、甘草素等多种黄酮类成分。由于各种黄酮类化合物在植物体中存在的部位不同，结合状态也可能不同。在花、叶、果等组织中主要以苷的形式存在；在木质部等坚硬的组织中则多为非苷的游离状态，即以苷元和黄酮配糖基形式存在。因此，应根据其在植物组织中的不同部位采用不同的提取方法。目前来讲，三七中黄酮的提取方法主要有溶剂提取法、微波提取法、超声提取法、酶解法等（王玮和李苑新，2014）。表 4.18 为不同部位黄酮类成分的提取方法。

表 4.18 不同部位黄酮类成分的提取方法

所在部位	提取方法
植物心材	乙醚或石油醚
树皮、根	脂溶性溶剂提取后再用水溶性溶剂提取
花、果实、茎叶	水或乙醇

1. 黄酮类成分的提取方法

溶剂提取法包括有机溶剂提取法、热水提取法、碱水提取法和表面活性剂提取法。

有机溶剂提取法是指利用有机溶剂提取黄酮类化合物，主要依据目标物质的极性来选择合适的溶剂。根据相似相容的原则，大多数的苷元应用极性相对较小的氯仿、乙酸乙酯、乙醚等溶剂提取；极性较大的苷元及苷类则用极性较大的丙酮、乙醇、甲醇或混合溶剂提取。

热水提取法一般仅限于苷类，所以对黄酮苷类物质含量较高的三七可采用热水提取法。加水量、浸泡时间、煎煮时间和煎煮次数均是影响黄酮提取的关键因素。虽然此工艺安全环保、成本低廉，但存在着杂质较多、得率较低等缺点。

碱水提取法，由于黄酮类化合物大多具有酚羟基，易溶于碱水而在酸性条件下溶解度较小，因此，在提取黄酮类化合物时可先用碱水浸出，再酸化提取液使黄酮成分形成沉淀析出。常用的碱提取液为饱和石灰水和氢氧化钠水溶液。

表面活性剂提取法广泛应用于有效成分的辅助提取中。其可以增加提取率，缩短提取时间，增大不易溶于水的有效成分在水中的溶解度，减少有机溶剂的使用，降低成本，在提取过程中可以优化目标组分，提高有效成分的纯度，而且应用在提取领域当中的表面活性剂大多无毒无害，刺激性小，对水体的污染少，安全环保，且较易处理。笔者等研究了表面活性剂辅助超声提取三七茎叶中的总黄酮，并以总黄酮得率为指标，对提取过程的影响因素进行了考察。

2. 表面活性剂种类

由图 4.50 和表 4.19 可知，表面活性剂均能提高三七茎叶总黄酮提取率，以加入 SDS（十二烷基硫酸钠）提取的总黄酮得率最高。与空白组相比，SDS 和吐温-20 显著增加了 12.8% 和 9.9%。不同表面活性剂处理条件下，总黄酮提取率从高到低依次为 SDS> 吐温-20> Triton X-100（曲拉通 X-100）> 吐温-80> 司盘-20。

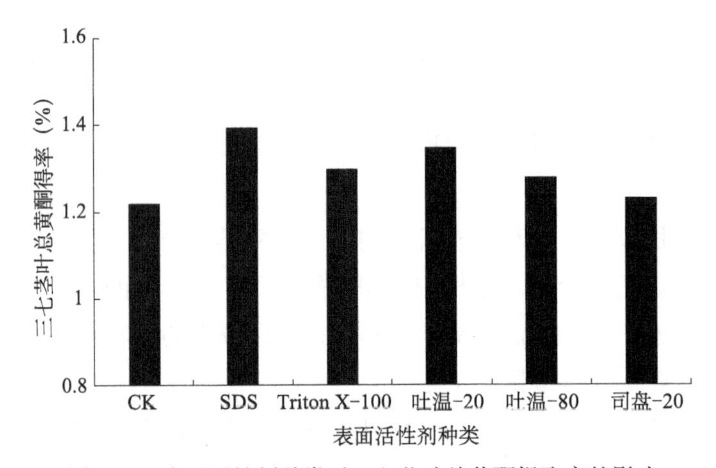

图 4.50　表面活性剂种类对三七茎叶总黄酮提取率的影响

表 4.19　表面活性剂类型

表面活性剂	SDS	Triton X-100	吐温-20	吐温-80	司盘-20
HLB	40	14.6	16.7	15	8.6
类型	阴离子型	非离子型	非离子型	非离子型	非离子型

3. 提取时间

由图 4.51 可知，随提取时间的延长，总黄酮提取率升高，提取时间从 50 min 到 60 min，黄酮含量变化不大，在 60 min 时提取率达 1.61%。

4. 乙醇浓度

在提取溶剂中，乙醇含量从 30% 增加到 50%，总黄酮含量由 1.22% 增加至 1.51%，达最大值，乙醇浓度超过 50% 后，总黄酮含量降低。因此，笔者等认为 50% 乙醇浓度为较优提取溶剂浓度，见图 4.52。

5. 表面活性剂浓度

SDS 含量在 0.5%~2% 的范围内，三七茎叶总黄酮含量呈上升的趋势；SDS 含量超过 2% 时，黄酮含量反而有所下降。故笔者认为最佳 SDS 含量为 2%，见

图 4.53。

6. 料液比

由图 4.54 可知，在液料比为 1 ： 20 时总黄酮含量最高，之后呈下降趋势，因此在其他条件一定时，1 ： 20 的料液比为最佳提取条件。

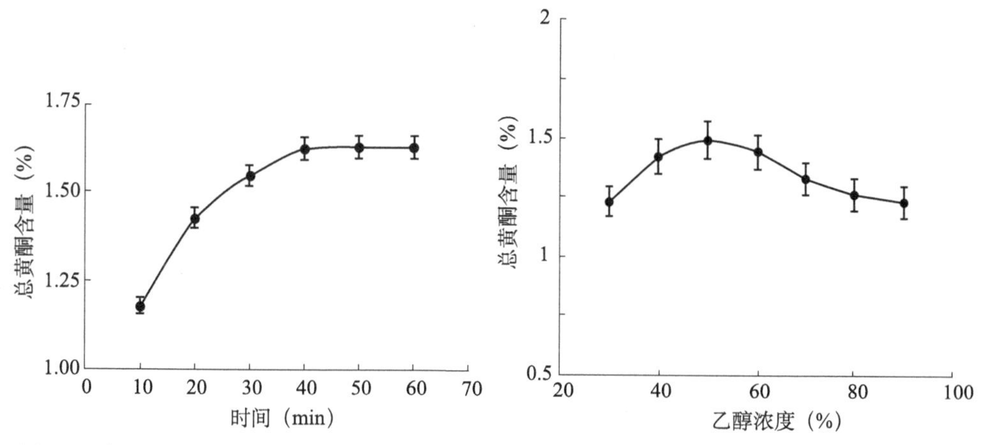

图 4.51　提取时间对三七茎叶总黄酮含量的影响　图 4.52　乙醇浓度对三七茎叶总黄酮含量的影响

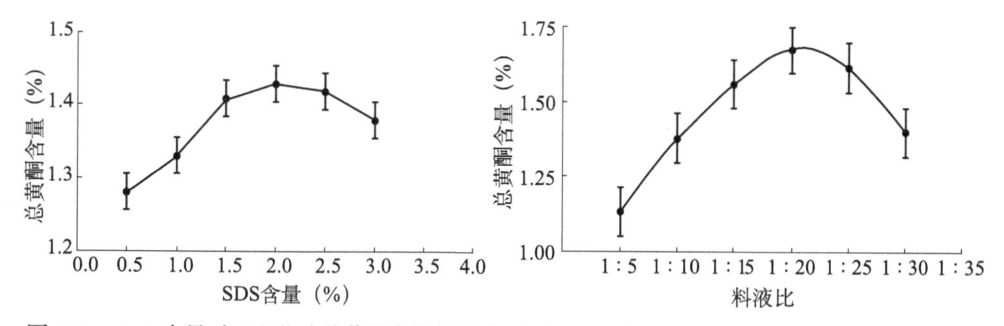

图 4.53　SDS 含量对三七茎叶总黄酮含量的影响　图 4.54　料液比对三七茎叶总黄酮含量的影响

通过对提取条件进行优化，三七茎叶总黄酮最佳提取工艺为 50% 的乙醇，2% SDS 在料液比为 1 : 20 的条件下提取 50 min。此条件下得到的总黄酮含量为 2.13%。

7. 黄酮类化合物的分离纯化

根据极性、分子量、酸碱性以及特殊结构的差异，黄酮类化合物的分离和纯化主要依靠各种柱层析法、薄层色谱法、大孔树脂吸附法、高效液相色谱法、制备薄层层析法、纸层析法和超临界色谱法、pH 梯度萃取等。

二、三萜及甾体类化合物的提取

三七种子中含有羽扇豆醇、20(*R*)-原人参二醇、三七苷元等丰富的三萜及甾体类化合物。该类物质多采用醇类溶剂进行提取。具体操作为：取三七种子粗粉，用一定浓度的甲醇或乙醇提取，回收醇，残留物加适量水分散，用乙醚或氯仿萃取，即可富集三萜及甾体皂苷元。水溶液采用水饱和的正丁醇萃取，正丁醇层回收溶剂，可得极性较大的三萜皂苷或甾体皂苷。另外，酸水解有机溶剂萃取也是提取苷元的常用方法。具体操作为：将三七粗粉在酸性溶液中加热水解，过滤，药渣用水洗后干燥，然后用有机溶剂提取出皂苷元。也可先用醇类溶剂提取皂苷，再加酸水解，过滤，有机试剂萃取，得皂苷元。此外，碱水提取法也可用于某些含有羧基的皂苷的提取。

色谱法是目前分离三萜类化合物最常用的方法，包括吸附色谱法、分配色谱法、高效液相色谱法、凝胶色谱法等。

三、挥发油及油脂类化合物的提取

挥发油是三七的功效成分之一，目前已从三七茎叶、三七根中分离鉴定出的挥发油类成分主要由烯烃、环烷烃、倍半萜类、脂肪酸酯、苯取代物、萘取代物等构成。挥发油及油脂类物质可通过水蒸气蒸馏法提取结合二氯甲烷萃取制得。此外，超临界逆流萃取三七中的挥发油类成分也是目前成熟的应用方法之一。

参考文献

陈为，吕士杰，2009. 三七多糖的研究进展 [J]. 吉林医药学院学报，30（2）：106-110.

丁艳芬，2013. 三七皂苷提取分离关键技术工程研究 [D]. 昆明：昆明理工大学 .

段贤春，汪永忠，章俊如，等，2011. 超临界 CO_2 流体萃取三七脂溶性成分动力学模型 [J]. 中药材，（8）：1280-1285.

高强，姜忠丽，2016. 超声波辅助提取三七皂苷的工艺优化 [J]. 农业科技与装备，（6）：44-46.

郭景强，2010. 微波辅助提取技术及其在中药提取中的应用 [J]. 天津药学，22（4）：63-65.

胡尚力，王义强，2010. 三七花总皂苷的微波辅助提取 [J]. 中南林业科技大学学报，30(9):

137-140.

黄雪，冯光炷，雒廷亮，等，2008. 超临界 CO_2 萃取三七总皂苷 [J]. 精细化工，25（3）：238-242.

蒋艳雪，姜阳，朱美霖，等，2013. 不同入药方式下三七的药效成分与砷含量测定 [J]. 中国实验方剂学杂志，19（14）：128-131.

李琳，2015. 三七茎叶中三七素提取分离研究及经皮渗透性能评价 [D]. 昆明：昆明理工大学 .

李元波，殷辉安，唐明林，等，2005. 复合酶解法提取三七皂苷的实验研究 [J]. 天然产物研究与开发，17（4）：488-492.

梁正维，郑伟，潘俊倩，等，2021. 三七花活性成分提取工艺优化及其组成成分分析 [J]. 食品科技，46(8)：184-191.

林文，李红娟，王志祥，等，2009. 微波提取三七总皂苷的工艺研究 [J]. 中成药，31（11）：1759-1761.

林晓，何国灿，钟宇鹏，等，2015. 响应面分析法优化三七渣多糖提取工艺的研究 [J]. 广州化工，43（9）：69-71.

宋成英，2013. 酶解技术在中药提取中的应用研究 [J]. 时珍国医国药，24（8）：1934-1935.

宋宏新，刘静，张彦娟，2009. 半仿生酶法提取三七皂苷工艺研究 [J]. 中草药，40（6）：905-907.

隋晓璠，王超，李永吉，等，2005. 均匀设计优化纤维素酶解提取三七工艺的研究 [J]. 中医药学报，33（4）：8-9.

谭朝阳，尤昭玲，袁宏佳，2010. 三七渗漉提取工艺的研究 [J]. 中国中医药信息杂志，17（4）：51-52.

唐红芳，毛丽珍，徐世芳，2001. 正交试验法研究三七提取工艺 [J]. 中草药，32（1）：26-28.

王博然，张文生，赵万顺，等，2017. 三七的提取动力学研究 [J]. 天然产物研究与开发，（1）：120-124.

王莉，赵剑，杨华蓉，等，2013. 酶解法与传统法提取三七剪口中三七三醇皂苷效果的对比 [J]. 华西药学杂志，28（3）：281-282.

王玮，李苑新，2014. 提取新技术用于黄酮类化合物的研究进展 [J]. 中国药房，（31）：2958-2960.

温拥军，蒋琼凤，郭浪，2013. 响应面法优化内部沸腾法提取三七多糖 [J]. 食品工业科技，34（23）：260-263.

翁艳英，韦藤幼，童张法，2011. 内部沸腾法提取三七多糖的研究 [J]. 时珍国医国药，22（6）：1435-1436.

杨晶晶，2015. 三七茎叶中 γ-氨基丁酸提取分离工艺的研究 [D]. 昆明：昆明理工大学 .
杨庆稳，李洪山，雍康，等，2017. 微波辅助酶解提取三七总皂苷 [J]. 江苏农业科学，45（4）：149-152.
张莹，2015. 三七热循环回流提取和醇提水沉过程质量控制技术研究 [D]. 杭州：浙江大学 .
张玉萍，余琼，2009. 三七中三七素的提取分离及含量测定 [J]. 山西中医，25（10）：55-56.
周琳，李元波，曾英，2006. 超声酶法提取三七总皂苷的研究 [J]. 中成药，28（5）：642-645.

第五章

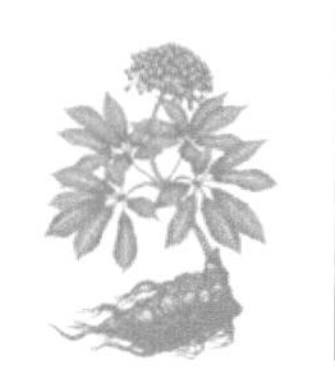

三七的成方制剂

据统计全国以三七为原料的单方和复方中成药制剂40余个，含有三七的准字号中成药制剂批文3300余个，药品品种500个以上，进入国家基本药物和中药保护品种目录的有20余个，全国有1400家药厂生产以三七为原料的药品。

含三七的产品，目前在市场上形成了几大主流产品，有血塞通系列、血栓通系列、云南白药系列、复方丹参系列等。

第一节 中药制剂概述

将饮片加工为具有一定规格，可直接用于临床的药品称为中药制剂。将有药理活性的天然药物加工成具有一定规格、可直接用于临床的药品称为天然药物制剂。将饮片根据法定处方批量生产成具有商品名和商标，标明主治、用法、用量和规格的药品称为中成药。无论是什么制剂，必须遵循《中华人民共和国药典》、《中华人民共和国卫生部药品标准 中药成方制剂》等规定。

一、中药制剂的特点

传统的中药制剂是在中医药理论指导下形成的独特配伍及用量的制剂，并在长期的继承、发展过程中形成了自己的特色。

1. 中药制剂的优点

一是药性持久，性和力缓，适用于慢性疾病的治疗。二是疗效多为复方成分综合作用的结果，在疑难杂症、骨科疾病及滋补强壮等方面具有独特的优势。

三是中药制剂原料多为天然物质，毒副作用小，患者顺应性好。

2. 中药制剂的缺点

一是相当一部分中药制剂的药效物质不完全明确，影响了工艺合理性的判断和生产规范化的监控，从而影响了质量标准的制定。二是产品质量标准较低，目前已有标准未能全面反映产品的内在质量，无法对产品质量做出客观、全面的评价，以致临床疗效的不稳定。三是部分制剂由于生产技术及剂型滞后影响了疗效的发挥。四是药材因产地、采收季节、储存条件的差异，导致质量较难统一和稳定，影响制剂投料、质量控制及临床疗效。

二、中药剂型分类

中药剂型不但有传统剂型丸、散、膏、丹、酒、露、汤、饮、胶、茶、糕、锭、线、条、棒、钉、灸、熨、糊等外，还包括了现代剂型如片剂、胶囊剂、颗粒剂、气雾剂、注射剂、膜剂等。目前主要有以下几种分类方法。

（1）按物态分类

按剂型的形态可将其分为液体剂型（如汤剂、酒剂、露剂、注射剂等）、半固体剂型（如软膏剂、糊剂等）、固体剂型（如颗粒剂、片剂、栓剂、膜剂等）和气体剂型（如气雾剂、吸入剂等）。固体制剂制备时多需粉碎、混合；半固体制剂制备时多需熔化或研匀；液体制剂制备时多需溶解、搅拌。这种分类方法在制备、储藏和运输上较为有用，但不能反映给药途径对剂型的要求。

（2）按制法分类

采用同样方法制备的剂型列为一类。例如将用浸出方法制备的汤剂、合剂、酊剂、酒剂、流浸膏剂与浸膏剂等统称为浸出药剂，而将采用灭菌方法或无菌操作法制备的注射剂、滴眼剂等统称为无菌制剂。此分类方法因带有归纳不全等局限性，故较少应用。

（3）按分散系统分类

按剂型的分散特性将剂型分为真溶液类剂型（如芳香水剂、溶液剂、甘油剂等）、胶体溶液类剂型（如胶浆剂、涂膜剂等）、乳浊液类剂型（如乳剂）、混悬液类剂型（如合剂、洗剂、混悬剂等）等。该分类方法便于应用物理化学的原理说明各类剂型的特点，但不能反映给药途径与用药方法对剂型的要求。

（4）按给药途径和方法分类

系将相同给药途径和方法的剂型列为一类，例如经胃肠道给药的剂型有合剂、糖浆剂、颗粒剂、丸剂、片剂等；经直肠给药的剂型有灌肠剂、栓剂等。非胃肠道给药中注射给药的剂型有静脉、肌内、皮下、皮内及穴位注射剂；呼吸道给药的剂型有气雾剂、吸入剂等；皮肤给药的剂型有洗剂、搽剂、软膏剂、糊剂、涂膜剂、透皮贴膏等；黏膜给药的剂型有滴眼剂、滴鼻剂、口腔膜剂、舌下片剂、含漱剂等。这种分类方法与临床用药联系较好，能反映给药途径与方法对剂型制备的工艺要求，但同一剂型往往有多种给药途径，可能多次出现于不同分类的给药剂型中。

三、含三七中药制剂的投料方式

中药材及其饮片是制备中药制剂的原料，根据制备工艺的区别，可分为以下四种：以中药全粉直接入药；以中药粗提物入药；以中药活性成分有效部位入药；以中药单体有效成分入药。在传统中药剂型中，如散剂、丸剂等多采用中药全粉入药。而现代化中药制剂，常采用先进技术提取药材中的有效成分或有效部位后入药（柯仲成等，2017）。

中药全粉是指将经过产地加工后中药或其饮片直接粉碎成所需粒度，作为原料药进行生产。通常适用于较为贵重的药材，如珍珠、鹿茸、阿胶、龟板、朱砂等动物药、矿物药。

中药粗提物是指采用一定方法制备的中药提取物经初步分离、纯化后制得的含有有效成分、辅助成分及无效成分的混合物。目前相当多的中药制剂，特别是口服制剂仍以中药粗提物为主要原料。

中药活性有效部位是指起治疗作用的一类或几类有效成分的混合物，其含量达到总提取物的 50% 以上。常见的有效部位有总生物碱、总皂苷、总黄酮、总挥发油等。有效部位体现了中药多成分、多靶点、多途径发挥药效的特点，有利于提高制剂质量的控制水平。近年来，中药活性有效部位的研究成为中药、天然药物开发的热点之一。

中药单体有效成分是指起治疗作用的化学成分，一般指单一化合物，能用分子式和结构式表示，并具有一定的理化性质，如生物碱（长春新碱）、苷（黄芩苷）、有机酸（阿魏酸）、挥发油（藁本内酯）等。通常来讲，一种中药饮片往往含有多种有效成分。

此外，需要明确的是，某些成分虽然没有显著疗效，但能辅助有效成分发挥疗效，或有利于浸出有效成分及增加制剂的稳定性，而完全没有药效或辅助药效的成分称为无效成分，或称杂质。值得注意的是，中药中的“有效成分”和“无效成分”是相对的。例如，多糖及蛋白质在大部分中药制剂中作为杂质而被除去，而天花粉蛋白是中期妊娠引产药物；香菇、黄芪、人参等中药中所含的多糖成分具有良好的抗癌活性。因此，应根据治疗目的和药物特性提取有效成分去除杂质。

四、三七中药制剂概述

三七作为我国传统的中草药，在中药制剂中扮演了重要的角色。作为活血止血、化瘀定痛的特效药，三七是包括云南白药、片仔癀等在内的360多种中成药制剂的关键原料，涉及1200多家中药生产企业，超千亿规模的产值。其中，血塞通系列产品就达100亿元的年销售额。

按照入药方式分类，三七制剂也可分为以全粉入药、以粗提物入药、以有效部位入药及以有效成分入药四种形式。以全粉入药，即将三七饮片直接粉碎至所需粒度，作为原料药直接进行制剂的单元操作，所涉及的剂型主要有散剂、片剂、胶囊剂和丸剂。以粗提物/有效部位入药，须将三七药材或饮片经过提取纯化，得到三七提取物，并进行浓缩、干燥等一系列处理，最后以浸膏或干浸膏作为原料药进行后续生产。所涉及的剂型除了片剂、胶囊剂，还包括颗粒剂、口服液等剂型。以有效成分入药，主要是指以三七总皂苷入药。该类药物对原料药的要求最高，需要三七总皂苷满足一定的纯度要求和质量要求，所涉及的剂型除了上述几种，还包括注射剂、粉针剂及滴丸。

本节从全粉入药、粗提物/有效部位入药以及有效成分入药三个层面入手，分剂型简述了含有三七的各中药制剂、中成药的制备工艺，见图5.1。

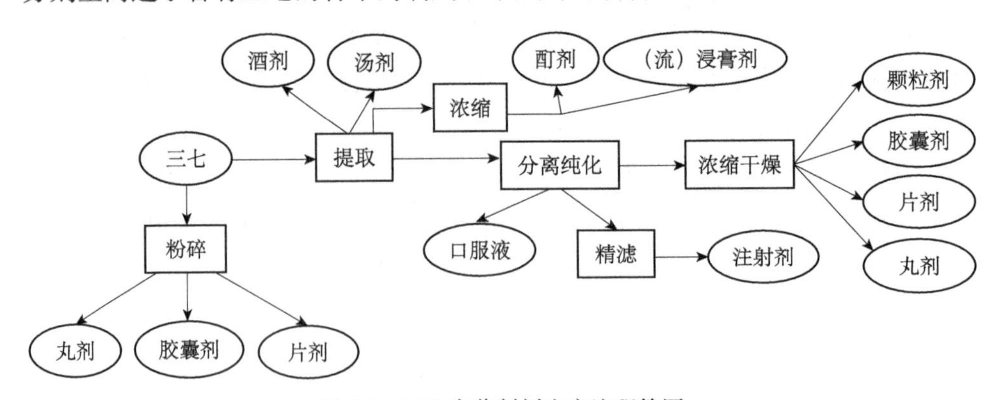

图5.1　三七中药制剂生产流程简图

第二节　以三七全粉入药的中药制剂

三七粉是《中国药典》2020 年版收录的三七的唯一饮片形式，具备生三七的化学成分和用药特点，具有止血散瘀、消肿止痛、补虚强壮等功效。随着人们的健康意识不断增强，三七粉已得到人们广泛认同并作为了日常生活保健用品，并在中医临床中以其整体直接用药。目前市售的以三七粉入药的主要中成药主要有散剂、片剂、胶囊剂、丸剂等。

一、散剂

散剂是指药物与适宜的辅料经粉碎、均匀混合制得的干燥粉末状制剂。散剂是古老的传统剂型，在中药制剂中有着广泛的应用。

1. 散剂的粒度要求

除另有规定外，口服散剂为细粉；儿童用及局部用散剂为最细粉；眼用散剂一般规定应全部通过 9 号筛（200 目，75 μm）。

2. 散剂的分类

分为口服散剂和局部用散剂。

（1）口服散剂。用于全身治疗。一般在水中溶解或混悬后服用，或直接用水送服，如生三七散、熟三七散、复方三七散。

（2）局部散剂。用于皮肤、口腔、咽喉、腔道等疾病的治疗，一般撒在局部患处，如三七伤科散。

根据应用方法与用途，还可分为：溶液散、煮散、内服散、外用散、眼用散等。

3. 散剂的特点

粒径小，比表面积大，起效快。外用散的覆盖面积大，可同时发挥保护和收敛作用。制备工艺简单，剂量易于控制，便于婴幼儿服用。储存、运输、携带方便。但也要注意由分散度大而造成的吸湿性、化学活性、气味、刺激性等方面有不良影响。

三七在散剂中的运用主要分生三七散和熟三七散。生三七散的主要原料药为生三七粉，用于血瘀所致的各种疼痛，对于跌打损伤、产后瘀血腹痛、消化性溃疡等亦有显著疗效。熟三七散则具有补血和血的功效，用于贫血、失血虚弱、月经不调。此外，也有复方三七散、三七伤科散等，三七散剂代表品种见表 5.1。

表 5.1　三七散剂代表品种

名称	标准来源	生产厂家数	批号数
生三七散	中药成方制剂第二十册	34	50
熟三七散	国家中成药标准汇编外科妇科分册	6	6
三七伤科散	中药成方制剂第十四册	1	1
活血止痛散	《中国药典》2020 年版一部	5	5

4. 散剂的制备

三七散剂的制备工艺流程，如图 5.2 所示。

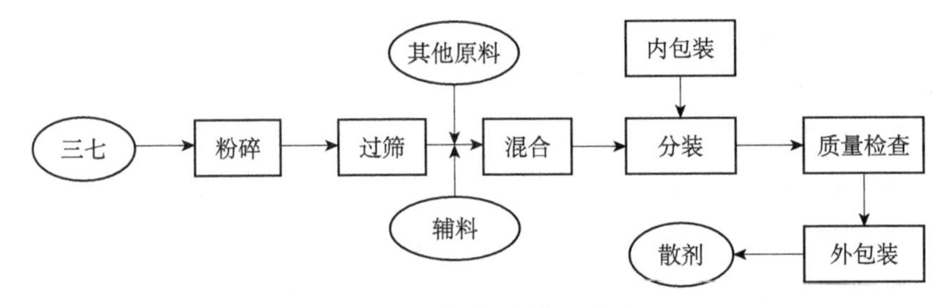

图 5.2　三七散剂的制备工艺流程

根据三七的性质进行洗净、干燥、粉碎等前处理。

1）粉碎

指借助机械力将三七原材料破碎成小颗粒或细粉的操作。对于普通粒径的三七散剂来说，常用的设备为球磨机、冲击式粉碎机等。对于粒度有要求，如三七极细粉（3～20 μm），则需采用超微粉碎机、气流粉碎机、振动磨等。具体生产同饮片三七粉生产。

2）筛分

三七经粉碎后，通常的物料粒径不均匀，需要通过筛分获得较均匀的粒子群或特定粒径范围的粒子群。筛分常用的药筛分为冲眼筛和编织筛。冲眼筛筛孔坚固，不易变形，多用于高速旋转粉碎机中配置的筛板及药丸等粗颗粒的筛分。编织筛是由具有一定机械强度的金属丝编制而成。其优点是单位面积上筛孔多、筛分效率高，可用于细粉的筛选。此外，工业生产中常用的筛分装置还有振荡筛分仪和旋振筛、滚筒筛（图 5.3），以及多用振动筛等。

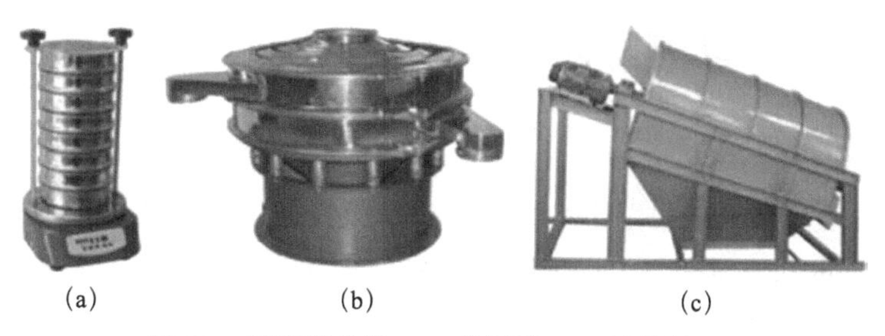

(a)　(b)　(c)

图 5.3　振荡筛分仪 (a)、旋振筛 (b)、滚筒筛 (c)

3）混合

当三七与其他饮片配伍制备散剂时，须将筛分后的三七粉与处方量的其他成分混匀。混合均匀是保证散剂质量的关键。当各组分混合比例较大时，常采用等量递加混合法（又称配研法）：先称取小剂量的药粉，加入等体积的其他成分混匀，依次倍量增加，直至全部混匀，再过筛混合即可，见表 5.2。值得注意的是，当三七与其他小剂量的毒性药（如草乌）制备散剂时，必须采用等量递加混合法。

表 5.2　倍散的剂量与稀释倍数

倍散数	剂量（g）	稀释剂与药粉的比例
10	0.1～0.01	9 ∶ 1
100	0.01～0.001	99 ∶ 1
1000	0.001 以下	999 ∶ 1

当三七散剂中其他原料具有黏附性或带电荷，将对混合器壁产生黏附，影响混合的均匀性，而且造成损失以致剂量不足。通常可加入少量表面活性剂或润滑剂加以克服，如硬脂酸镁、十二烷基磺酸钠等。

当散剂含有易吸湿性成分时，需在处方中加入吸收剂来吸附液体成分。常用的吸收剂有磷酸钙、白陶土、蔗糖和葡萄糖等。

4）分装（内包装）

将混合均匀的物料，按照剂量要求分装。常用的方法有：目测法、重量法和容量法三种。对于大规模生产来说，常采用容量法。

5）包装与储藏环境

三七散剂的比表面积比较大，容易产生吸湿与风化。因此，包装与储藏的重点在于防潮。包装与储藏不当，容易出现潮解、结块、霉变等现象，严重影响用药安全性。包装材料：应选择不透性包装材料，并采取密封包装与密闭储藏。包装材料用透湿系数（P）进行评价。P 越小，防湿性能越好。

储藏环境：三七散剂需注意环境的空气状态对平衡含水量的影响，使空气状态符合药物的平衡含水的要求。

5. 散剂的质量要求

散剂的质量要求：《中国药典》2020 年版收载了散剂的质量检查项目，主要有粒度、外观均匀度、干燥失重、水分、装量差异、装量、无菌、微生物限度等。

6. 三七代表散剂

1）三七伤科散

【处方】人参 8.8 g　雪上一枝蒿（去皮）4.4 g　三七 5.4 g
九股牛（去皮）4.4 g　对节蓝 7 g　黑骨头（去皮）8.8 g
浙贝母 18.3 g　金丝矮陀陀（酒拌）35.3 g　制草乌 26 g
萝白矮陀陀 4.4 g　天花粉 18.3 g

【制法】以上十一味，粉碎成细粉，过筛，混匀，即得。

【性状】本品为灰黄色的粉末；味苦、微辛。

【功能与主治】活血祛瘀，止痛止血。用于跌打刀伤，远年瘀患，劳积内伤，咳血，吐血，筋骨肿痛，风湿麻木。

【用法与用量】口服，一次 0.54 g，一日 2 次。外用，用白酒调敷患处。

2）复方三七散

【处方】三七 300 g　白芷 70 g　土鳖虫 70 g　川芎 70 g
当归 70 g　红花 70 g　乳香（制）70 g　没药（制）70 g

【制法】以上八味，粉碎成细粉，过筛，混匀，即得。

【性状】本品为黄褐色的粉末；味腥、微苦。

【功能与主治】化瘀止血，消肿止痛。用于跌打损伤，瘀血肿痛，外伤出血，挫伤、扭伤、骨外伤等。

【用法与用量】口服一次 1～1.5 g，一日 2 次，外敷亦可。

3）活血止痛散

【处方】当归 400 g　三七 80 g　乳香（制）80 g
冰片 20 g　土鳖虫 200 g　煅自然铜 120 g

【制法】以上六味，除冰片外，其余当归等五味粉碎成最细粉；将冰片研细，与上述粉末配研，过筛，混匀，即得。

【性状】本品为灰褐色的粉末；气香，味辛、苦、凉。

【功能与主治】活血散瘀，消肿止痛。用于跌打损伤，瘀血肿痛。

【用法与用量】用温黄酒或温开水送服。一次 1.5 g，一日 2 次。

二、片剂

片剂是指药物与适宜的辅料混匀压制而成的片状固体制剂，是现代药物制剂中应用最为广泛的剂型之一。片剂以口服片剂为主，另外有口腔用片剂、外用片剂等。目前医药市场上以三七全粉入药的片剂大品种主要有三七片、三七伤药片、熟三七片、三七止血片、复方丹参片等，见表 5.3。

表 5.3　以三七粉入药的片剂代表品种

名称	标准来源	生产厂家数	批号数
三七片	《中国药典》2020 年版一部	182	236
熟三七片	国家中成药标准汇编外科妇科分册	8	11
三七止血片	中药成方制剂第十一册	11	16
三七伤药片	《中国药典》2020 年版一部	71	72
复方丹参片	《中国药典》2020 年版一部	534	686
心可舒片	《中国药典》2020 年版一部	1	2
保心片	《中国药典》2020 年版一部	8	8
妇康宁片	《中国药典》2020 年版一部	78	78
活血通脉片	《中国药典》2020 年版一部	8	9
脑得生片	《中国药典》2020 年版一部	65	68
消栓通络片	《中国药典》2020 年版一部	103	107
胃康宁片	《中国药典》2020 年版一部	1	1
脑得生片	《中国药典》2020 年版一部	61	64
丹七片	《中国药典》2020 年版一部	38	40
舒胸片	《中国药典》2020 年版一部	18	19
冠心丹参片	《中国药典》2020 年版一部	2	2

1. 片剂的特点

片剂的优点：剂量准确，服用方便；以片数作为剂量单位；化学稳定性较好，即剂量小、致密，受外界空气、光线、水分等因素的影响较少；携带、运输方便；生产成本低：生产的机械化、自动化程度高，产量大；可以满足不同临床医疗的需要，如速效（分散片）、长效（缓释片）、口腔疾病（口含片）、阴道疾病（阴道片）、肠道疾病（肠溶片）等。

片剂的不足之处：幼儿及昏迷患者不易吞服；片剂的制备较其他固体制剂

有一定难度，需要周密的处方设计，而且技术要求高；含挥发性成分的片剂，不宜长期保存。

2. 片剂的分类

片剂以口服用片剂为主，另有口腔用片剂、外用片剂等。

口服用片剂：包衣片（糖衣片、薄膜衣片、肠溶衣片）、泡腾片、咀嚼片、分散片、缓释片、控释片、多层片、口腔速崩片。

口腔用片剂：舌下片、含片、口腔贴片。

外用片剂：可溶片、阴道片。

3. 片剂的常用辅料

在三七片剂的制备过程中，需要加入稀释剂、润湿剂、黏合剂、崩解剂等辅料。辅料应具备基本性质：较高的化学稳定性，不与主要药物发生任何物理化学反应；对人体无毒、无害、无不良反应；不影响主药的疗效和含量测定；片剂生产中，常用的辅料，见表 5.4。

表 5.4　片剂生产常用辅料

种类	作用	辅料
稀释剂	增加片剂的重量，改善药物的压缩成型性，增加含量的均匀度	淀粉、蔗糖、糊精、乳糖、预交化淀粉、微晶纤维素
润湿剂	通过润湿物料诱发物料黏性的液体	蒸馏水、乙醇
黏合剂	依靠本身所具有的黏性赋予无黏性或黏性不足的物料	淀粉浆、纤维素衍生物、聚维酮、明胶、聚乙二醇
崩解剂	促使片剂在胃肠液中迅速碎裂成细小颗粒的辅料	干淀粉、羧甲淀粉钠、低取代羟丙基纤维素、交联羧甲纤维素钠、交联聚维酮
润滑剂	降低颗粒间摩擦力，改善粉体流动性	硬脂酸镁、微粉硅胶、滑石粉
色、香、味调节剂	增加患者顺应性	着色剂、矫味剂

4. 片剂的制备方法与分类

制粒和压片是三七片制备的核心单元操作。制粒是将粉状、块状等物料经过加工制成具有一定性状和大小的颗粒状物，并改善物料的流动性、压缩成型性的有效方法之一，因此制粒压片是传统而基本的制备方法。通常来讲，根据制粒方式的不同，片剂的制备工艺可分为两大类或四小类，见图 5.4。制粒压片法有湿法制粒压片和干法制粒压片两种；直接压片法有粉末（药物结晶）直接压片法和半干式颗粒（空白辅料颗粒）压片法两种。

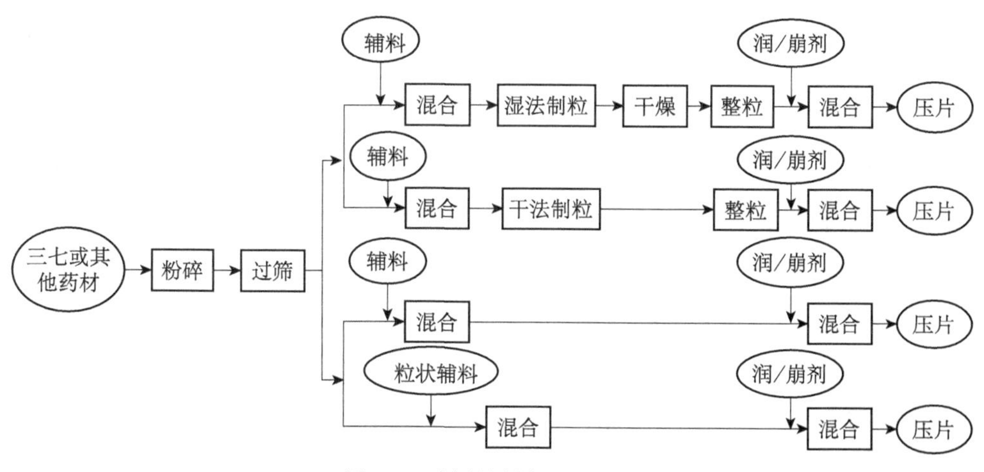

图 5.4　片剂的制备工艺流程

1）湿法制粒压片法

湿法制粒压片法是将物料经过湿法制粒干燥后进行压片的方法，目前在医药工业中应用最为广泛。

湿法制粒压片法具有以下优点：由于黏合剂的加入，颗粒具有良好的压缩成型性。粒度均匀，流动性好。耐磨性较强。

缺点是不适宜用于热敏性、湿敏性物料的制粒。

目前，三七片剂所采用的工艺多数也是湿法制粒压片法。在湿法制粒压片中，粉末靠黏合剂的架桥或黏合作用聚合在一起，并在机械力的作用下分离为具有一定大小和形状的颗粒。湿法制粒压片法包括挤压制粒法、转动制粒法、高速搅拌制粒及流化制粒法。常用设备包括挤压式制粒机、转动制粒机、高速搅拌制粒装置及流化制粒机等。流化床制粒机示意图见图 5.5。

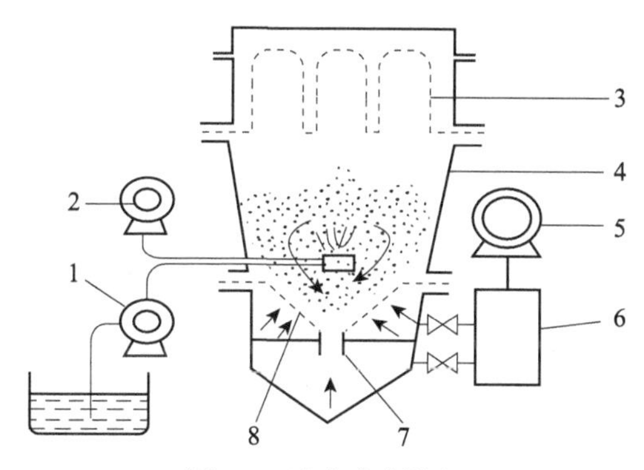

图 5.5　流化床制粒机

1. 黏合剂传输泵；2. 压缩机；3. 袋滤器；4. 流化室；5. 鼓风机；6. 空气预热器；7. 二次喷射气流入口；8. 气体分布器

2）干法制粒压片法

干法制粒压片法是将物料干法制粒后进行压片的方法，常用于遇水不稳定的药物片剂生产中。

干法制粒常用的方法分为压片法和滚压法，在制粒过程中需要加入干黏合剂，如甲基纤维素、羟丙甲纤维素、微晶纤维素等。

3）粉末直接压片法

粉末直接压片法是不经过制粒过程直接把药物和所有辅料混合均匀后进行压片的方法。因省去了制粒的步骤，具有工序少、工艺简单、省时节能的特点，适用于对湿、热不稳定药物的压片。对于三七纯粉片，也可采用粉末直接压片法进行制备。可用于粉末直接压片的药用辅料有各种型号的微晶纤维素、可压性淀粉、微粉硅胶等。

4）半干式颗粒压片法

半干式颗粒压片法是将药物粉末和预先制好的辅料颗粒混合后进行压片的方法，适用于对湿、热敏感，而且压缩成型性差的药物。目前在三七片剂中的应用较少。

压片阶段使用的设备主要为压片机，辅助设备有金属检测仪、抛光机等。现在应用较多的是高速旋转压片机，压片速度可达到20万片/h，通过安装不同的模具，可将颗粒压制成圆片或异形片，是适合批量生产的基本设备。金属检测仪和抛光机常配合压片机一起使用，从压片机出来的药片可直接连接金属检测仪和抛光机进行金属检测剔除、抛光。

5. 片剂的质量检查

片剂的质量要求：《中国药典》2020年版收载了片剂的质量检查项目，主要有外观性状、片重差异、硬度、脆碎度、崩解度、溶出度或释放度和含量均匀度等。

6. 三七代表片剂

1）三七伤药片

【处方】三七 52.5 g　制草乌 52.5 g　雪上一枝蒿 23 g　冰片 1.05 g
骨碎补 492.2 g　红花 157.5 g　接骨木 787.5 g　赤芍 87.5 g

【制法】以上八味，除冰片外，制草乌、三七、雪上一枝蒿粉碎成细粉；冰片研细；其余骨碎补等四味加水煎煮二次，第一次2小时，第二次1小时，合并煎液，滤过，滤液浓缩至相对密度1.05（80～90℃），静置，吸取上清液，浓缩至适量，加入制草乌、三七、雪上一枝蒿细粉，制成颗粒，干燥，加入冰片细粉，混匀，压制成 1000 片，包糖衣或薄膜衣，即得。

【性状】本品为糖衣或薄膜衣片，除去糖衣后显棕褐色；味微苦。

【功能与主治】舒筋活血，散瘀止痛。用于跌打损伤，风湿瘀阻，关节痹痛；急慢性扭挫伤、神经痛见上述证候者。

【用法与用量】口服。一次 3 片，一日 3 次；或遵医嘱。

2）复方丹参片

【处方】丹参 450 g　三七 141 g　冰片 8 g

【制法】以上三味，丹参加乙醇加热回流 1.5 小时，提取液滤过，滤液回收乙醇并浓缩至适量，备用；药渣加 50% 乙醇回流 1.5 小时，提取液滤过，滤液回收乙醇并浓缩至适量，备用；药渣加水煎煮 2 小时，煎液滤过，滤液浓缩至适量。三七粉碎成细粉，与上述浓缩液和适量的辅料制成颗粒，干燥。冰片研细，与上述颗粒混匀，压制成 333 片，包薄膜衣；或压制成 1000 片，包糖衣或薄膜衣，即得。

【性状】本品为糖衣片或薄膜衣片，除去包衣后显棕色至棕褐色；气芳香，味微苦。

【功能与主治】活血化瘀，理气止痛。用于气滞血瘀所致的胸痹，症见胸闷、心前区刺痛；冠心病心绞痛见上述证候者。

【用法与用量】口服，一次 3 片或 1 片，一日 3 次。

3）心可舒片

【处方】丹参 294 g　葛根 294 g　三七 19.6 g　山楂 294 g　木香 19.6 g

【制法】以上五味，取三七、木香及部分山楂粉碎成细粉，剩余的山楂、葛根加入 60% 乙醇温浸 30 分钟，回流提取二次，合并醇提液，回收乙醇，备用；丹参加水煎煮二次，合并煎液，滤过，滤液与上述备用液合并，混匀，浓缩至适量，加上述细粉制成颗粒，干燥，压制成 1000 片（小片）或 500 片（大片），包薄膜衣，即得。

【性状】本品为薄膜衣片，除去薄膜衣后显棕色；气微，味酸、涩。

【功能与主治】活血化瘀，行气止痛。用于气滞血瘀引起的胸闷、心悸、头晕、头痛、颈项疼痛；冠心病心绞痛、高血脂、高血压、心律失常见上述证候者。

【用法与用量】口服。一次 4 片或 2 片，一日 3 次，或遵医嘱。

4）保心片

【处方】三七 45 g　　丹参 540 g　　川芎 360 g　　山楂 450 g
制何首乌 157.5 g　何首乌 292.5 g

【制法】以上六味，三七和制何首乌粉碎成细粉，混匀；何首乌粉碎成粗粉，用 70% 乙醇作溶剂，浸渍 24 小时后，缓缓渗漉，收集渗漉液；丹参先用 70% 乙醇和 50% 乙醇加热回流提取，每次 1.5 小时，合并两次提取液及上述渗漉液，回收乙醇，备用；药渣加水煎煮 2 小时，煎液滤过，滤液备用；川芎提取挥发油，药渣与山楂加水煎煮二次，每次 2 小时，合并煎液，滤过，滤液浓缩至适量，静置，取上清液，滤过，滤液与上述药液合并，浓缩至适量，加入三七和制何首乌细粉，拌匀，干燥，研细，加入淀粉适量，混匀，制颗粒，干燥，喷加川芎挥发油，混匀，压制成 1000 片，即得。

【性状】本品为棕褐色的片；气香，味微甜、微苦。

【功能与主治】滋补肝肾，活血化瘀。用于肝肾不足、瘀血内停所致的胸痹，症见胸闷、心前区刺痛；冠心病心绞痛见上述证候者。

【用法与用量】口服。一次 4~6 片，一日 3 次。

5）妇康宁片

【处方】白芍 196 g　香附 30 g　当归 25 g　三七 20 g　醋艾炭 4 g
麦冬 49 g　党参 30 g　益母草 147 g

【制法】以上八味，取白芍 79 g 及香附、当归、三七、醋艾炭粉碎成细粉，过筛，混匀；其余白芍及麦冬、党参、益母草加水煎煮二次，第一次 2 小时，第二次 1 小时，合并煎液，滤过，滤液浓缩至适量，加入上述细粉和辅料适量，用 70% 乙醇制颗粒，干燥，加入硬脂酸镁适量，混匀，压制成 1000 片，包糖衣或薄膜衣，即得。

【性状】本品为糖衣片或薄膜衣片，除去包衣后，显浅棕色至棕褐色；味微苦。

【功能与主治】养血理气，活血调经。用于血虚气滞所致的月经不调，症见月经周期后错、经水量少、有血块、经期腹痛。

【用法与用量】口服。一次 8 片，一日 2～3 次；或经前 4～5 天服用。

三、胶囊剂

胶囊剂是指药物（或加有辅料）充填于空心硬质胶囊或密封于软质囊材中

的固体制剂。构成空心胶囊或软质囊材的材料统称囊材。囊材的主要成分是明胶、甘油、水，根据需要还可以加入其他材料，如色素、表面活性剂、矫味剂、防腐剂等。胶囊剂有时为改变其溶解性或达到肠溶等目的，也采用甲基纤维素、海藻酸钙、变性明胶、聚乙烯醇（PVA）及其他高分子材料。

三七可单独或者与其他药材配伍，以全粉形式填入胶囊中制得三七胶囊。目前医药市场上以三七全粉入药的胶囊剂代表品种主要有三七血伤宁胶囊、复方丹参胶囊、三七冠心宁胶囊、复方三七胶囊、三七胶囊等，代表品种见表 5.5。

表 5.5　以三七全粉入药的胶囊剂代表品种

名称	标准来源	生产厂家数	批号数
三七血伤宁胶囊	《中国药典》2020 年版一部	1	1
复方丹参胶囊	《中国药典》2020 年版一部	9	9
三七冠心宁胶囊	中药成方制剂第十三册	3	3
复方三七胶囊	国家中成药标准汇编骨伤科分册	16	16
三七胶囊	国家中成药标准汇编内科气血津液分册	27	27
消栓通络胶囊	《中国药典》2020 年版一部	3	3
胃康胶囊	《中国药典》2020 年版一部	7	8
活血止痛胶囊	《中国药典》2020 年版一部	3	6
脑得生胶囊	《中国药典》2020 年版一部	6	6
康尔心胶囊	《中国药典》2020 年版一部	63	63
舒胸胶囊	《中国药典》2020 年版一部	2	2
脑脉泰胶囊	《中国药典》2020 年版一部	1	1
冠心丹参胶囊	《中国药典》2020 年版一部	4	4

以三七全粉入药的胶囊剂制备过程相对简单，其基本的制备工艺流程如图 5.6 所示。

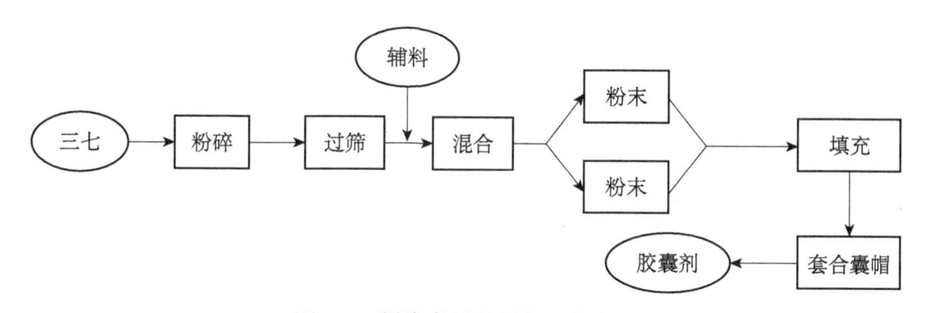

图 5.6　硬胶囊剂的制备工艺流程

1. 胶囊剂特点

可掩盖药物的不良气味，提高药物稳定性；可使药物在体内迅速起效；可使液态药物固体剂型化；可延缓或定位释放药物。

2. 胶囊剂的分类

根据胶囊剂的溶解与释放特性，可分为硬胶囊（通称为胶囊）、软胶囊（胶丸）、缓释胶囊、控释胶囊和肠溶胶囊，主要供口服用。

3. 硬胶囊剂的制备

硬胶囊剂的制备一般分为空胶囊的制备、填充物料的制备、填充与套合胶囊帽等工艺过程。

1）空胶囊的制备

空胶囊主要由明胶构成。明胶分为 A 型明胶（等电点 pI=7～9）及 B 型明胶（等电点 pI=4.7～5.2），分别由骨 / 皮经过酸水解和碱水解制得。在工业生产中，为兼顾囊壳的强度和塑性，骨 / 皮混合胶混合使用效果更佳。空胶囊壳的规格和质量共有 8 种规格，常用的为 0～5 号，随着号数由小到大，容积由大到小，见表 5.6。

表 5.6　空胶囊的号数与容积

空胶囊号数	0	1	2	3	4	5
容积（mL）	0.75	0.55	0.40	0.30	0.25	0.15

值得注意的是，三七胶囊的处方设计和制备过程中，需考虑到原材料的吸湿性。如果复方中具有吸湿性和潮解性较强的药材粉末，药物吸水会使胶囊壁干燥以致脆裂。而填充易风干的药物，水分汽化也会导致囊材软化。此外，剧毒性的药物也不宜使用。因为胶囊壳在体内溶化后，会导致局部药量很大，引起毒性反应。

2）填充物料的制备

填充物料的准备：在三七相关产品的生产过程中，有部分用纯药物粉碎至适宜粒度就能满足硬胶囊剂的填充要求，即可直接填充，但多数药物由于流动性差等方面的原因，均需加一定的稀释剂、润滑剂等辅料才能满足填充或临床用药的要求。

胶囊规格的选择：应根据药物的填充量选择空胶囊的规格，首先按药物的规定剂量所占容积来选择最小空胶囊，可根据经验试装后决定。还有的常用方法是先测定待填充物料的堆密度，然后根据装填剂量计算该物料容积，以确定应选胶囊的号数。

3）填充与套合胶囊帽

胶囊剂填充方式可归为四种类型：一型是由螺旋钻压进物料；二型是用柱塞

上下往复压进物料；三型是自由流入物料；四型在填充管内，先将药物压成单位量药粉块，再填充于胶囊中。从填充原理看，一、二型填充机对物料要求不高，只要物料不易分层即可；三型填充机要求物料具有良好的流动性，常需制粒才能达到；四型适于流动性差，但混合均匀的物料，如针状结晶药物、易吸湿药物等。

4. 三七代表胶囊剂

1）三七血伤宁胶囊

【处方】三七 56 g　重楼 168 g　制草乌 76 g　大叶紫珠 200 g
山药 26 g　黑紫藜芦 12 g　冰片 2 g

【制法】以上七味，冰片研细；部分大叶紫珠粉碎成粉，剩余大叶紫珠加水煎煮三次，滤过，滤液合并，浓缩至适量，加入大叶紫珠细粉，拌匀，干燥，粉碎成细粉；部分黑紫藜芦及其余三七等四味粉碎成细粉，与上述大叶紫珠细粉及适量的滑石粉混匀，制颗粒，加入冰片细粉，混匀，装入胶囊，制 1000 粒，即得。

保险子：取剩余黑紫藜芦，粉碎成细粉，用水泛丸，制成 100 丸，包薄膜衣，即得。

【性状】本品为硬胶囊，内容为浅灰黄色至棕黄色的颗粒和粉末；气香，味辛，微苦。保险子为朱红色的薄膜衣水丸，除去包衣后显棕黄色至棕褐色；气微，味苦。

【功能与主治】止血镇痛，祛瘀生新。用于瘀血阻滞、血不归经之各种血证及瘀血肿痛，如胃、十二指肠溃疡出血，支气管扩张出血，肺结核咯血，功能性子宫出血，外伤及痔疮出血，妇女月经不调，痛经，经闭及月经血量过多，产后瘀血，胃痛，肋间神经痛等。

【用法与用量】用开水送服。一次 1 粒（重症者 2 粒），一日 3 次，每隔 4 小时服一次，初服者若无副作用，可如法连服多次；小儿二至五岁一次 1/10 粒，五岁以上一次 1/5 粒。跌打损伤较重者，可先用黄酒送服 1 丸保险子。瘀血肿痛者，用酒调和药粉，外擦患处；如外伤皮肤破损或外伤出血，只需内服。

2）康尔心胶囊

【处方】三七 150 g　人参 80 g　麦冬 80 g　丹参 120 g
枸杞子 150 g　何首乌 120 g　山楂 230 g

【制法】以上七味，三七粉碎成细粉，其余人参等六味，加水适量浸渍过夜，

80℃温浸两次，第一次1小时，第二次2小时，浸液滤过，合并滤液，浓缩成相对密度为1.25～1.30（70℃）的清膏，加入淀粉适量或淀粉和磷酸钙适量，低温干燥，粉碎成细粉，加入三七粉混匀，制粒，装入胶囊，制成1000粒，即得。

【性状】本品为硬胶囊，内容物为棕黄色至棕褐色的颗粒和粉末；气微香，味微苦。

【功能与主治】益气养阴，活血止痛。用于气阴两虚、瘀血阻络所致的胸痹，症见胸闷心痛、心悸气短、腰膝酸软、耳鸣眩晕；冠心病心绞痛见上述证候者。

【用法与用量】口服。一次4粒，一日3次。

四、丸剂

三七全粉也可制备丸剂。丸剂指饮片细粉或提取物与适宜的黏合剂或其他辅料制成的球形或类球形制剂。

1. 丸剂的分类

丸剂是一种古老的缓释制剂，与其他剂型相比，三七丸剂更能够发挥持续而有效的作用效果。

按照制备工艺的不同，可分为塑制丸（如蜜丸、糊丸、蜡丸等）、泛制丸（如水丸、水蜜丸、糊丸等）以及滴制丸。

按赋形剂分类，可分为水丸、蜜丸、糊丸、蜡丸、浓缩丸等。

由于三七成分复杂，在对药效物质还未完全把握的情况下，以保留所有成分的三七药材细粉为原料制备的传统丸剂仍然是主要剂型之一。以三七全粉入药的丸剂主要有生三七丸、熟三七丸、抗栓再造丸及益心丸等，见表5.7。

表5.7　以三七全粉入药的丸剂代表品种

名称	标准来源	生产厂家数	批号数
生三七丸	国家中成药标准汇编内科气血津液分册	1	1
熟三七丸	国家中成药标准汇编内科气血津液分册	1	1
抗栓再造丸	《中国药典》2020年版一部	4	4
益心丸	《中国药典》2020年版一部	3	3
脑得生丸	《中国药典》2020年版一部	3	3

2. 中药微丸剂

中药微丸剂是以药物提取物为原料加适宜的黏合剂或其他辅料制成直径小于2.5 mm的球形或类球形的一类制剂。

中药微丸的特点：有效成分高度富集，服用剂量小；可根据临床需要制成缓控释或速释制剂；杂质含量低，药物稳定性好；生物利用度高。

3. 中药滴丸

中药滴丸是中药提取物与适宜固体基质加热熔融混匀后滴入冷凝剂中制得的中药小丸。

中药滴丸的特点：根据处方设计可达到速效、长效、高效；可控制药物释放部位及多途径给药；设备简单，无粉尘飞扬，有利于劳动保护等。

滴丸剂制法：是指将药物均匀分散在熔融的基质中，再滴入不相混溶的冷凝液里冷凝收缩成丸的方法。常用冷凝液有：液状石蜡、植物油、二甲硅油和水等。滴丸的制备实例见“第三节　以三七粗提物 / 三七有效部位入药的制剂”。

4. 三七代表丸剂

1）抗栓再造丸

【处方】

红参 100 g	黄芪 596 g	胆南星 199 g	烫穿山甲 100 g
人工牛黄 100 g	冰片 59 g	烫水蛭 199 g	人工麝香 2.1 g
丹参 596 g	三七 397 g	大黄 199 g	地龙 199 g
苏合香 40 g	全蝎 59 g	葛根 397 g	穿山龙 397 g
当归 199 g	牛膝 199 g	何首乌 397 g	乌梢蛇 100 g
桃仁 199 g	朱砂 199 g	红花 199 g	土鳖虫 199 g
天麻 20 g	细辛 199 g	威灵仙 199 g	草豆蔻 100 g
甘草 199 g			

【制法】以上二十九味，除苏合香外，人工牛黄、人工麝香、冰片分别研成细粉；朱砂水飞成极细粉；红参、烫水蛭、土鳖虫、烫穿山甲、三七、全蝎、何首乌、当归、大黄、胆南星、天麻、细辛、草豆蔻、乌梢蛇粉碎成细粉；其余丹参等十味加水煎煮两次，第一次 2 小时，第二次 1.5 小时，煎液滤过，滤液合并，静置 12 小时，取上清液，浓缩至相对密度为 1.20～1.25（85℃）的清膏，与上述红参细粉混匀，干燥，粉碎成细粉，再加入苏合香、人工牛黄、人工麝香和冰片细粉混匀，用水泛丸，朱砂包衣，即得。

【功能与主治】活血化瘀，舒筋通络，息风镇痉。用于瘀血阻窍、脉络失养所致的中风，症见手足麻木、步履艰难、瘫痪、口眼歪斜、言语不清；中风恢复期及后遗症见上述证候者。

【用法与用量】口服。一次 1 袋，一日 3 次。

2）脑得生丸

【处方】三七 78 g　川芎 78 g　红花 91 g

葛根 261 g　山楂（去核）157 g

【制法】以上五味，粉碎成细粉，过筛，混匀，每 100 g 粉末加炼蜜 140～150 g 制成大蜜丸，即得。

【性状】本品为褐色的大蜜丸；气微香，味微甜、酸。

【功能与主治】活血化瘀，通经活络。用于瘀血阻络所致的眩晕、中风、症见肢体不用、言语不利及头晕目眩；脑动脉硬化、缺血性中风及脑出血后遗症见上述证候者。

【用法与用量】口服，一次 1 丸，一日 3 次。

五、颗粒剂

颗粒剂是指药物与适宜的辅料混合制成具有一定粒度的干燥粒状制剂。主要用于口服，可直接吞服或冲入水中饮服。

根据颗粒剂在水中的状态可分为可溶性颗粒剂、混悬性颗粒剂和泡腾性颗粒剂。通常来讲，三七颗粒剂大部分属于可溶性颗粒剂。以三七全粉入药的颗粒剂代表品种见表 5.8。

表 5.8　以三七全粉入药的颗粒剂代表品种

名称	标准来源	生产厂家数	批号数
胃康灵颗粒	《中国药典》2020 年版一部	3	3
三七伤药颗粒	《中国药典》2020 年版一部	1	1
脑得生颗粒	《中国药典》2020 年版一部	2	2
乳癖消颗粒	《中国药典》2020 年版一部	1	1
复方丹参颗粒	《中国药典》2020 年版一部	2	2
舒胸颗粒	《中国药典》2020 年版一部	2	2
消栓通络颗粒	《中国药典》2020 年版一部	1	1

1. 颗粒剂的特点

颗粒剂与散剂相比具有以下特点：分散性、附着性、吸湿性等均较小；多种成分混合后用黏合剂制成颗粒，可防止各种成分的离析；储存、运输方便；必要时对颗粒进行包衣，根据包衣材料的性质可使颗粒具有防潮性、缓释性或肠溶性等。

2. 颗粒剂的制备

三七颗粒剂的制备工艺流程，如图 5.7 所示。

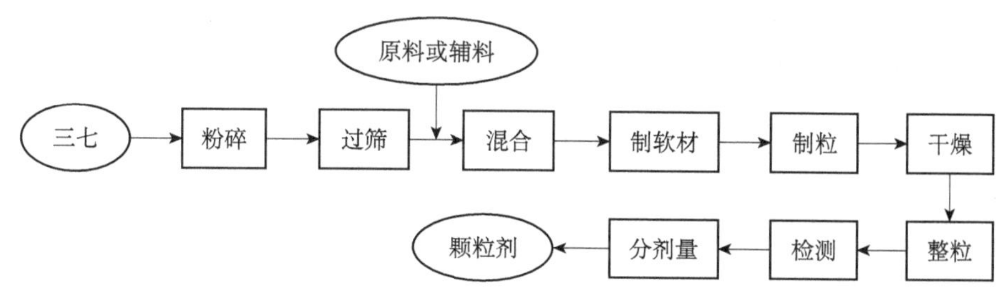

图 5.7　三七颗粒剂制备工艺流程

首先将三七及其他药物进行前处理，即粉碎、过筛、混合，然后制粒。混合前的操作完全与散剂的制备相同，制粒是颗粒剂的标志性单元操作。制粒方法分两大类，即湿法制粒和干法制粒，湿法制粒是目前制备颗粒剂的主流。具体操作步骤如下。

1）制软材

三七提取物与适宜的辅料或其他药物混合均匀后，加入适当的黏合剂制软材。在三七颗粒剂的制备工艺中，制软材是制粒的关键技术。颗粒剂中常用的辅料有稀释剂，如淀粉、蔗糖、乳糖、糊精、微晶纤维素等；黏合剂，如淀粉浆、纤维素衍生物等。有时还需要加入水或乙醇-水的混合液作为润湿剂进行制粒。辅料对颗粒剂质量的影响较大，笔者等研究发现，淀粉、糊精等稀释剂会导致颗粒剂的吸湿性上升；而微晶纤维素则可有效抑制颗粒剂的吸湿性。

2）制粒

制粒也是颗粒剂制备的关键技术。常用的制粒方法为挤出法或是流化床制粒、搅拌制粒等。

3）干燥

制得的湿颗粒应立即进行干燥，以防止结块或受压变形。常用的干燥方法包括厢式干燥法、流化床干燥法等。厢式干燥法是静态干燥方法，三七颗粒的大小和形状不容易改变，但颗粒间容易粘连，需要人工进行间歇搅动。流化干燥法是动态干燥方法，三七颗粒易碎，但不易粘连。应在生产过程中根据实际情况选择合适的干燥方法。

4）整粒

将干燥后的颗粒通过筛分法进行整粒分级，一方面使结块、粘连的颗粒散开，另一方面获得均匀颗粒。

5）质量检查与分剂量

质量检查与分剂量，将制得的颗粒进行含量检查与粒度测定等，按剂量装入适宜袋中。颗粒剂的储存与注意事项基本与散剂相同。

3. 颗粒剂的质量检查

在《中国药典》2020年版中，三七颗粒剂的质量检查，除主药含量、外观外，还规定了粒度、干燥失重、水分、溶化性及质量差异等检查项目。

4. 三七颗粒剂代表品种

乳癖消颗粒

【处方】鹿角 66.8 g　蒲公英 44.5 g　昆布 173.5 g　天花粉 17.8 g
鸡血藤 44.5 g　三七 44.5 g　赤芍 13.4 g　海藻 86.8 g
漏芦 26.7 g　木香 35.6 g　玄参 44.5 g　牡丹皮 62.3 g
夏枯草 44.5 g　连翘 17.8 g　红花 2.7 g

【制法】以上十五味，鹿角、三七、玄参粉碎成细粉，其余蒲公英等十二味加水煎煮二次，第一次4小时，第二次3小时，合并煎液，滤过，滤液浓缩至相对密度为1.30～1.35（50℃），与适量蔗糖及糊精混匀，制成颗粒，干燥，制成1000 g，即得。

【性状】本品为棕褐色至棕黑色的颗粒；气微，味微甜。

【功能与主治】软坚散结，活血消痈，清热解毒。用于痰热互结所致的乳癖、乳痈，症见乳房结节、数目不等、大小形态不一、质地柔软，或产后乳房结块、红热疼痛；乳腺增生、乳腺炎早期见上述证候者。

【用法与用量】开水冲服。一次1袋，一日3次。

第三节　以三七粗提物/三七有效部位入药的制剂

将三七药材、饮片通过特定的提取方式得到的三七提取物可作为中药制剂的原材料。将提取物进一步的分离纯化可得到纯度更高的有效部位群。通常来讲，三七粗提物和有效部位中均含有三七总皂苷，其中，三七粗提物中总皂苷含量应在30%以上，还包括多糖、蛋白质、黄酮、三七素等其他成分；而三七有效部位中总皂苷含量应在60%以上。以三七粗提物、三七有效部位入药的成方制剂很多，囊括了片剂、丸剂、胶囊剂、颗粒剂、口服液等各种剂型。

一、片剂

1. 概述

三七经过提取、纯化、浓缩、干燥后，得到的提取物或粗提物可以与其他中药提取物和辅料配伍，通过粉碎—过筛—混合—制粒—干燥—压片的流程制备片剂。具体的制备工艺与全粉入药的片剂相似。主要品种见表 5.9。

表 5.9　以三七提取物入药的片剂代表品种

名称	标准来源	生产厂家数	批号数
三七冠心宁片	标准编号：WS3-B-2464-97	3	3
七叶神安片	《中国药典》2020 年版一部	45	61
稳心片	《中国药典》2020 年版一部	1	1

2. 实例

1）三七冠心宁片

本品为三七浸膏片。

【处方】三七绒根

【制法】取三七的干燥绒根，粉碎成粗粉，加 90% 以上乙醇 4 倍量，浸泡 12 小时，每隔 2 小时，循环一次，时间 30 分钟；同法提取三次，第一次 144 小时，第二次 48 小时，第三次 24 小时，提取液滤过，减压浓缩成清膏，喷雾干燥，加辅料适量，制成颗粒，压片，包糖衣，即得。

【性状】本品为糖衣片，除去糖衣后显棕褐色；味苦。

【功能与主治】活血益气，宣畅心阳，疏通心脉，蠲除瘀阻。用于胸痹或心脉瘀阻所致之胸闷、心痛、气促、心悸等症。

【用法与用量】口服，一次 2～4 片，一日 3 次。

2）七叶神安片

【处方】三七叶总皂苷 50 g

【制法】取三七叶总皂苷，与适量辅料制成颗粒，压制成 500 片或 1000 片，包糖衣或薄膜衣，即得。

【性状】本品为糖衣片或薄膜衣片，除去包衣后显浅黄色至棕黄色；味苦、微甜。

【功能与主治】益气安神，活血止痛。用于心气不足、心血瘀阻所致的心悸、失眠、胸痛、胸闷。

【用法与用量】口服。一次 50～100 mg，一日 3 次，饭后服或遵医嘱。

二、硬胶囊剂

三七提取物或者有效部位可与其他中药提取物混合，制备胶囊剂。具体的制备工艺与全粉入药的硬胶囊剂相似。主要品种见表 5.10。

表 5.10 以三七提取物入药的硬胶囊剂代表品种

名称	标准来源	生产厂家数	批号数
羊藿三七胶囊	《中国药典》2020 年版一部	1	1
稳心胶囊	《中国药典》2020 年版一部	1	1

1. 羊藿三七胶囊

【处方】淫羊藿 1500 g 三七 500 g

【制法】以上二味，淫羊藿加水煎煮二次，第一次 2 小时，第二次 1 小时，合并煎液，滤过，滤液备用；三七粉碎成粗粉，加水煎煮三次，第一次 3 小时，第二次 2 小时，第三次 1 小时，合并煎液，滤过，滤液与上述滤液合并，减压浓缩至相对密度为 1.30～1.35（80～85℃）的稠膏，干燥，粉碎成细粉，加淀粉 15 g，混匀，制粒，干燥，加入硬脂酸镁 0.75 g，混匀，装入胶囊，制成 1000 粒，即得。

【性状】本品为硬胶囊，内容物为棕褐色的颗粒或粉末；味苦。

【功能与主治】温阳通脉，化瘀止痛。用于阳虚血瘀所致的胸痹，症见胸痛，胸闷，心悸，乏力，气短等；冠心病，心绞痛属上述证候者。

【用法与用量】口服。一次 3～4 粒，一日 2 次。

2. 稳心胶囊

【处方】党参 675 g 黄精 900 g 三七 135 g 琥珀 90 g 甘松 450 g

【制法】以上五味，琥珀粉碎成细粉，备用；甘松水蒸气蒸馏提取挥发油，用 β-环糊精包合，滤液及药渣分别另器收集；三七粉碎成粗粉，用乙醇回流提取二次，滤液合并，减压浓缩至相对密度为 1.32～1.35（60℃）的清膏；另取党参、黄精与三七、甘松药渣一起加水煎煮二次，合并煎液，与甘松蒸馏后的滤液合并浓缩至相对密度为 1.15～1.20（60℃）的清膏，放置至室温，搅拌下加乙醇使含醇量达 65 %，冷藏 48 小时，滤取上清液，减压浓缩至相对密度为 1.32～1.35（60℃）的清膏，与三七清膏合并，混匀，70℃干燥，粉碎成细粉，与琥珀细粉混匀，用适量乙醇制粒，40℃干燥，整粒，加入甘松挥发油 β-环糊精包合物配研混匀，装入胶囊，制成 1000 粒，即得。

【性状】本品为硬胶囊，内容物为黄色至黄褐色的颗粒；味微苦。

【功能与主治】益气养阴，活血化瘀。用于气阴两虚，心脉瘀阻所致的心悸不宁、气短乏力、胸闷胸痛；室性早搏、房性早搏见上述证候者。

【用法与用量】口服。一次4粒，一日3次，或遵医嘱。

三、口服液

1. 概述

口服液是指药物以分子或离子状态分散在溶剂中形成的均相的可供内服的液体制剂，可分为溶液剂、芳香水剂、糖浆剂等。三七提取物通常为水溶性组分，且具有特异性味道。因此，三七口服液以糖浆剂和芳香水剂为主，可掩盖三七的苦味及其他不适臭味，能够增加患者顺应性。三七口服液的制备工艺流程如图5.8所示。

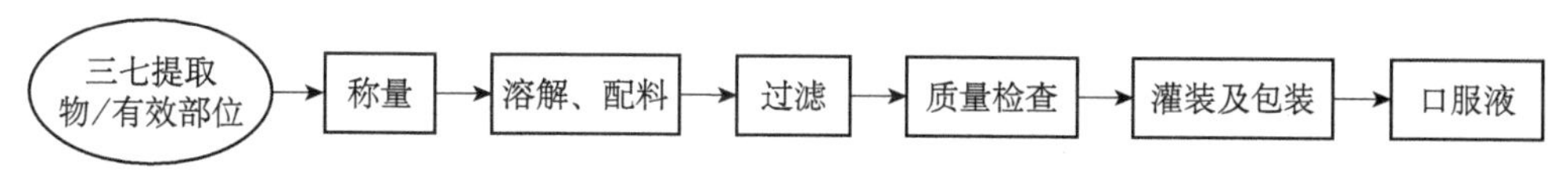

图5.8　三七口服液的制备工艺流程

以三七提取物或有效部位入药的三七口服液代表品种见表5.11。在三七口服液的制备过程中，通常需要加入附加剂，用以调节产品的稳定性、口感。常用的附加剂包括增溶剂、防腐剂、矫味剂、着色剂等，见表5.12。

表5.11　三七口服液代表品种

名称	标准来源	生产厂家数	批号数
冠心生脉口服液	《中国药典》2020年版一部	1	1
镇心痛口服液	《中国药典》2020年版一部	1	1
复方三七口服液	中药成方制剂第十三册	1	1
三七蜜精口服液	中药成方制剂第八册	1	1
三七冠心宁合剂	国家中成药标准汇编内科心系分册	2	2
气血康口服液	部颁标准中药成方制剂第十三册	5	5

表5.12　口服液常用附加剂

种类	作用	常用辅料
增溶剂	改善药物溶解度，提高稳定性	聚山梨酯、聚氧乙烯脂肪酸酯
防腐剂	抑制细菌、酶、霉等微生物的污染	山梨酸及其盐、苯甲酸及其盐
矫味剂	改善口服液的味道	蔗糖、糖精钠、单糖浆
着色剂	改善口服液的颜色	天然色素

与其他剂型相比，三七口服液在水相环境中，更需要注意抑菌和防腐。口服液应在避菌环境中制备，各种用具、容器应进行洁净或灭菌处理并及时灌装；生产中宜用蒸汽夹层锅加热，温度和时间应严格控制，并在30℃以下密闭储藏。

2. 代表品种

1）冠心生脉口服液

【处方】人参 45 g　麦冬 45 g　醋五味子 15 g　丹参 75 g
　　　赤芍 60 g　郁金 45 g　三七 3 g

【制法】以上七味，粉碎成粗粉，人参用 65% 乙醇 50 mL 浸渍 24 小时，与其余六味药混匀，用 65% 乙醇 300 mL 作溶剂，浸渍 24 小时后进行渗漉，收集渗漉液，减压回收乙醇并浓缩至相对密度为 1.08～1.12（50～55℃），加煮沸过的水调节至 700 mL，冷藏 24 小时，滤过，加入 85% 单糖浆 300 mL、山梨酸钾 2 g 与 10 mL 聚山梨酯 80，加水至 1000 mL，搅匀，静置 12 小时，滤过，灌装，灭菌，即得。

【性状】本品为红棕色的澄清液体；气香，味酸甜、微苦。

【功能与主治】益气生津，活血通脉。用于气阴不足，心脉瘀阻所致的心悸气短，胸闷作痛，自汗乏力，脉微结代。

【用法与用量】口服。一次 10～20 mL，一日 2 次。

2）镇心痛口服液

【处方】党参 333 g　三七 99 g　醋延胡索 166 g　地龙 222 g　薤白 222 g
　　　炒葶苈子 222 g　肉桂 33 g　冰片 2 g　薄荷脑 0.5 g

【制法】以上九味，肉桂提取挥发油（挥发油加入 0.3 mL 聚山梨酯 80，搅匀），药渣备用；三七、醋延胡索用 75% 乙醇回流提取二次，每次 3 小时，药渣备用，药液滤过，回收乙醇，并浓缩至相对密度为 1.08～1.10（25℃），加水适量搅匀，调节 pH 值至 3.8，冷藏 48 小时以上，滤过，滤液、沉淀物分别另器保存备用；上述药渣与党参、地龙、薤白、炒葶苈子混合，加水煎煮二次，第一次 2 小时，第二次 1.5 小时，滤过，合并滤液，滤液浓缩至相对密度为 1.16～1.18（25℃），加乙醇使含醇量达 70%，搅拌，静置，滤过，滤液备用，沉淀与上述沉淀合并，用含 1% 盐酸的 70% 乙醇洗涤，洗液滤过，滤液与上述滤液合并，回收乙醇至无醇味，加入冰片、薄荷脑溶液（将冰片、薄荷脑加 4 倍量 95% 乙醇溶解，缓慢加入到约 13 mL 含有 10% 聚山梨酯 80 的热水溶液中，搅匀）及上述挥发油溶液，加入蔗糖 83 g、甜菊素 0.5 g，搅匀，调节 pH 值至规定范围，加水调整总量至1000 mL，搅匀，滤过，灌封，即得。

【性状】本品为深棕红色液体；气香，味苦，微酸。

【功能与主治】益气活血，通络化痰。用于气虚血瘀、痰阻脉络、心阳失展所致的胸痹，症见胸痛、胸闷、心悸、气短、乏力肢冷；冠心病心绞痛见上述证候者。

【用法与用量】口服。一次20 mL，一日3次；或遵医嘱。

四、颗粒

生产工艺等同以粉入药部分。代表品种见表5.13。

表5.13　颗粒代表品种

名称	标准来源	生产厂家数	批号数
痔炎消颗粒	《中国药典》2020年版一部	4	5
宫宁颗粒	《中国药典》2020年版一部	1	1

1. 痔炎消颗粒

【处方】火麻仁150 g　紫珠叶150 g　槐花75 g　山银花75 g
地榆75 g　白芍60 g　三七5 g　白茅根150 g
茵陈75 g　枳壳50 g

【制法】以上十味，除三七外，其余火麻仁等九味药材，粉碎，加水煎煮二次，每次2小时，滤过，合并滤液并浓缩至相对密度为1.07～1.12（90℃）的清膏，加入乙醇使含醇量达70%，搅匀，静置，滤过，残渣再用70%乙醇适量洗涤，合并滤液，回收乙醇，并继续浓缩至相对密度为1.20～1.26（30℃）的清膏。另取三七粗粉，用70%乙醇加热提取三次，每次2小时，提取液滤过，滤液回收乙醇后，浓缩至相对密度为1.20～1.26（30℃）的清膏，上述二种清膏合并，加入适量蔗糖粉，混匀，制成颗粒，干燥，制成1000 g。或加入甘露醇、阿司帕坦、甜菊素适量，制粒（无蔗糖），干燥，制成颗粒300 g，即得。

【性状】本品为棕色至棕褐色或棕褐色至深棕褐色（无蔗糖）的颗粒；味苦、甜或微甜（无蔗糖），微涩。

【功能与主治】清热解毒，润肠通便，止血，止痛，消肿。用于血热毒盛所致痔疮肿痛、肛裂疼痛及痔疮手术后大便困难、便血及老年人便秘。

【用法与用量】口服。一次1～2袋，一日3次。

2. 宫宁颗粒

【处方】茜草 195 g　蒲黄 156 g　三七 78 g　地榆 390 g
黄芩 117 g　地黄 195 g　仙鹤草 390 g　海螵蛸 390 g
党参 234 g　白芍 195 g　甘草 78 g

【制法】以上十一味，三七粉碎成颗粒，加 70% 乙醇回流提取 3.5 小时，合并提取液，滤过，滤液减压回收乙醇，药液备用；药渣与其余茜草等十味加水煎煮二次，第一次 2 小时，第二次 1.5 小时，煎液滤过，滤液合并，浓缩至相对密度为 1.15～1.22（60℃）的清膏，与三七药液合并，加入甜菊素 5 g 及糊精适量，混匀，喷雾制粒，制成 1000 g，即得。

【性状】本品为棕色至棕褐色的颗粒；味苦、微甜。

【功能与主治】化瘀清热，固经止血。用于瘀热所致的月经过多、经期延长；放置宫内节育器后引起的子宫异常出血见上述证候者。

【用法与用量】口服。一次 1 袋，一日 3 次，连服 7 天，月经过多者于经前 2 天或来经时开始服药，经期延长者于经期第 3 天开始服药。

第四节　以三七有效成分入药的制剂

在通常情况下，三七有效成分主要是指三七总皂苷。以三七总皂苷入药的中成药大品种为血栓通和血塞通系列产品。二者在我国心脑血管疾病用药中占有很大的市场份额。血栓通 / 血塞通系列产品的开发，也是我国中药新药研发的经典成功案例之一。血栓通和血塞通系列产品的区别在于使用的三七原料不同，血栓通采用三七主根为原料，血塞通主要以三七的芦头（剪口）为原料。

血栓通和血塞通系列产品剂型主要包括注射剂、粉针剂、片、分散片、口服液、胶囊、软胶囊和滴丸剂，涵盖了灭菌制剂和大部分的口服剂型，见表 5.14。其中，注射剂和粉针剂对三七总皂苷的质量要求最高，其总皂苷含量应严格控制在 85% 以上。

表 5.14　血栓通和血塞通系列产品

名称	生产厂家数	批号数	名称	生产厂家数	批号数
血栓通注射液	5	10	血塞通注射液	19	43
复方血栓通滴丸	2	2	血塞通片	5	17
复方血栓通片	2	2	血塞通分散片	14	15
复方血栓通软胶囊	2	2	血塞通颗粒	3	5

续表

名称	生产厂家数	批号数	名称	生产厂家数	批号数
复方血栓通胶囊	1	1	血塞通滴丸	4	4
复方血栓通颗粒	1	1	血塞通胶囊	2	4
血栓通粉针剂	4	6	血塞通泡腾片	3	3
血栓通胶囊	1	1	血塞通粉针剂	3	5

片剂、胶囊和颗粒剂的制备工艺在前面的内容中已经涉及，在此不再赘述。本节主要对血塞通 / 血栓通系列注射剂、粉针剂、分散片、滴丸和软胶囊等剂型的制备工艺进行介绍。

一、血塞通分散片

分散片是在水中能迅速崩解并均匀分散的片剂。分散片中的药物应是难溶性的，既可直接吞服或含于口中吮服，又可投入水中迅速崩解形成均匀的混悬液，特别适用于吞服困难的患者。它结合片剂和液体制剂的优点并避免了其缺点，不仅稳定性好、便于携带、服用方便，还有生物利用度较高的优点（张娜等，2011）。

血塞通分散片与普通片最大的区别体现在处方设计上和制备工艺上。在分散片中，崩解剂的种类、用量对其崩解、溶出效果至关重要。血塞通分散片中最常用的崩解剂有羧甲基淀粉钠、交联羧甲纤维素钠、交联聚乙烯吡咯烷酮等崩解效果好的崩解剂，通常是两种或两种以上配合使用。此外，润滑剂常使用微粉硅胶，在改善粉末、颗粒的流动性的同时，还有利于水分渗入片剂。为进一步改善药物的溶出速率，需辅以表面活性剂，如十二烷基硫酸钠、磺基丁二酸二辛酯钠等。分散片一般在水中崩解或分散后服用，为减少服药时的沙砾感，常在填充剂中加入水溶性较好的甘露醇等改善口感。另外，合适的填充剂可对崩解剂产生协同作用，常采用溶胀性好的填充剂，如微晶纤维素、处理琼脂等。

分散剂的制备应尽可能采用直接压片法制备，以保证三七总皂苷的快速溶出。此外，分散片应在尽可能短的时间内崩解并溶出，因此片剂硬度要比普通片小，以保证片剂的空隙率而快速崩解，但又要能维持外观、改善光洁度等。有时为了避免分散片吸潮，还需进行薄膜包衣处理，这就要求分散片具有适当的硬度。因此，要综合考虑压片压力和各辅料的配比，以获得崩解时间和硬度都符合要求的血塞通分散片。

血寒通分散片有含三七总皂苷 50 mg、100 mg 两种规格。全国共有 15 个产品批文，14 家药厂生产销售。

杨蕾（2017）通过研究认为血塞通分散片处方最佳用量是：三七总皂苷 100.0 g、乳糖 220.0 g、淀粉 220.0 g、羧甲淀粉钠 40.0 g、羟丙纤维素 35.0 g、微粉硅胶 12.0 g、硬脂酸镁 6.0 g、甜菊素 13.0 g，此处方制出的血塞通分散片在 20℃水中 3 min 内完全崩解，并均匀分散，提高药物的溶出速度。通过研究认为该成型工艺处方组成合理，适合工业化大生产。

二、血塞通泡腾片

血塞通泡腾片的处方由三七总皂苷、稀释剂、黏合剂、崩解剂、润滑剂和其他辅料组成，其中使用的稀释剂、黏合剂、润滑剂和其他辅料类型与普通片剂类型相同，只需根据制备工艺选择合适品种。与普通片剂不同，血塞通泡腾片中使用的崩解剂为泡腾崩解剂，泡腾崩解剂包括酸源和碱源。常用的酸源有：柠檬酸、苹果酸、硼酸、酒石酸、富马酸、无机矿酸（盐酸）等。常用的碱源有：碳酸氢钠、碳酸钠及其二者的混合物。酸碱比例对血塞通泡腾片的制备及稳定性影响显著，一般认为酸的用量超过理论用量时，有利于血塞通泡腾片的稳定及口感的改善。

与普通片剂相比，血塞通泡腾片的优点有：剂型新颖，服用方便，起效迅速；口感好，患者依从性好，特别适用于儿童、老年人及吞服固体制剂困难的患者；1～5 min 内快速崩解；生物利用度高，能提高临床疗效；偏酸性，可增加部分药物稳定性和溶解性；便于携带、运输和储藏。

缺点：生产工艺复杂，难度大；成本高；包装要求严格，以防吸潮；溶解后才能服用，不能直接吞服。

泡腾片剂常规制备方法有湿法制粒、干法制粒、直接粉末压片三种。

湿法制粒压片是当黏合剂为含水溶液时，为避免制粒过程中发生酸碱反应，宜将泡腾崩解剂的酸源和碱源分开制粒，干燥，混合均匀后压片。从理论上说，使用无水乙醇等有机溶剂制粒有利于制剂的稳定，但很难保证它们完全无水，从而可能影响制剂的稳定性和增加成本。

干法制粒压片可连续操作、耗能低、产量高。最大的优点是在制粒过程中，不需要加入黏合剂，从而最大限度地避免了泡腾崩解剂的酸源和碱源与水接触，非常有利于提高泡腾片的稳定性。

直接粉末压片选择适当的药物组分和辅料，不经过制粒直接进行压片，具有省时节能、工艺简单、可以避免与水接触而增加泡腾片稳定性等优点。但该法对物料的流动性和压缩成型性要求较高，所以在实际应用过程中受到一定限制。

李燕飞等（2009）通过研究认为血塞通泡腾片的最佳处方为：三七总皂苷 50.0 g，乳糖 206.0%，酒石酸 56.0 g，碳酸氢钠 52.0 g，聚乙二醇 6000 24.0 g，甜菊素 10.0 g，硬脂酸镁 2.0 g，95% 乙醇适量，共制成 1000 片。工艺流程为取三七总皂苷 50.0 g，加入乳糖 206.0 g、甜菊素 10.0 g、酒石酸 56.0 g，混合，粉碎成细粉，用 95% 的乙醇制软材，过 20 目筛制湿粒，60℃干燥，过 30 目筛整粒，备用。另取聚乙二醇 6000 24.0 g，加热熔融后，加入碳酸氢钠 52.0 g，搅拌均匀，冷却后粉碎成细粉，过 80 目筛，与上述酸颗粒、硬脂酸镁 2.0 g 混匀，颗粒经含量测定合格后，压片，即得。

三、复方血栓通软胶囊

1. 软胶囊剂概述

软胶囊剂是指将一定量的液体药物直接包封或将固体药物溶解或分散在适宜赋形剂中制备成溶液、混悬液、乳状液或半固体，密封于球形或椭圆形的软质囊材中制成的胶囊剂。可用滴制法或压制法制备。

2. 影响软胶囊成形的因素

1）囊壁组成的影响

囊壁具有可塑性与弹性是软胶囊剂的特点，也是软胶囊剂成形的基础。它由明胶、增塑剂、水三者所构成，质量比例通常是干明胶：增塑剂：水为 1：(0.4～0.6)：1。若增塑剂用量过低或过高，则囊壁会相应的过硬或过软。在软胶囊备以及放置过程中水分容易汽化而损失，因此，明胶与增塑剂的比例对软胶囊剂的质量控制有着十分重要的影响。常用的增塑剂有甘油、山梨醇或两者的混合物。

2）填充药物与附加剂的要求

由于软质囊材以明胶为主，其中可以填装各种油类以及对明胶无溶解作用的液体药物及药物溶液，液体药物含水量不大于 5%；液体药物含挥发性、小分子有机化合物，如乙醇、酮、酸及醋等，均能使囊壁软化溶解；醛类可使明胶变性；O/W 型乳剂的内容物与囊壁接触后因失水而使乳剂破裂，囊壁变软；液态药物 pH 以 2.5～7.5 为宜，否则易使明胶水解或变性，导致泄漏或影响崩解和溶出，可选用磷酸盐、乳酸盐等缓冲液调整 pH。

软胶囊的内容物为固体药物粉末时，常以植物油或 PEG400 作为分散介质制备成混悬状态。为确保在填装软胶囊时药物分散均匀，剂量准确，混悬液中还应加入助悬剂。在油状介质中通常需加入 10%～30% 的油蜡混合物作助悬剂，油蜡混合物组成为氢化植物油 1 份、蜂蜡 1 份，熔点为 33～38℃的短链植物油 4 份。在 PEG400 等非油性分散介质中，可用 1%～15% PEG4000~6000 为助悬剂。另外，PEG400 对囊壳有硬化作用，加入 5%～10% 甘油或丙二醇可改善对囊壁的硬化作用。

3）软胶囊剂大小的选择

软胶囊剂的常用形状为圆形和椭圆形，其包制体积为 5.5～7.8 mL。为便于成形，一般要求尽可能小一些。为求得适宜的软胶囊大小，可用基质吸附率 (base adsorption) 来计算，即 1 g 固体药物的混悬液所需液体基质的克数，可按公式计算：

$$基质吸附率=基质质量/固体质量$$

根据基质吸附率，称取基质与固体药物，混合均匀化，测定其堆密度，便可决定制备一定剂量药物的混悬液所需模具的大小。显然固体药物粉末的形态、大小、密度、含水量等均会对基质吸附率有影响，从而影响软胶囊的大小。

3. 软胶囊适宜药物

（1）油性药物及低熔点药物最适宜制软胶囊。油性药物 (如维生素 E) 及在常温下是液体或半固体的药物，以往为了制剂，常在制备时采用吸附、固化等技术处理，由于加入吸附剂等辅料，使体积增大，或在制备时需加热干燥处理，此时药物又易从吸附剂等辅料中游离或渗出，使主药损失，影响疗效。但软胶囊剂是将油性药物及低熔后药物用脂溶性溶剂溶解或制成乳浊液进行填充或滴丸，省去了吸附辅料，不但制剂小型化，也避免药物的游离和渗出等问题的出现。

（2）对光敏感、遇湿热不稳定，或者易氧化的药物可制成软胶囊。有些药物如挥发油等对光敏感；有的药物遇湿热易分解、挥散；有的药物在制备和储存时易氧化。为防止药物遇光分解，可以在制备胶囊的囊材中加入二氧化钛或氧化铁等遮光材料，从而具有良好的光稳定性。为防止药与空气接触，可在制备过程中通入惰性气体。软胶囊的囊材由甘油和明胶等组成，壁较厚，又无透气性，因此软胶囊剂是防止药物氧化的优良制剂。

（3）软胶囊可制成直肠栓剂。方法是：将主药溶解或制成油溶性混悬液制备软胶囊，再以此胶囊剂制成栓剂。与一般栓剂相比，直肠胶囊栓在直肠内更容易扩散和吸收，且制备方法较一般栓剂简单，使用方便。

（4）具不良气味的药物及微量活性药物。软胶囊剂能掩盖药物的不良气味已是众所周知的特点。

（5）具有挥发性成分、易逸失的药物软胶囊既可保证药材中挥发性成分的损耗，又能避免制剂放置后挥发油的逸失，提高了药物的质量和疗效。

（6）生物利用度差的疏水性药物如环孢菌素水溶性差，将其与油性载体制成微乳剂后装入软胶囊，可提高其生物利用度。若采用其他固体制剂，这类药物难以达到有效血药浓度。

4. 软胶囊的制备方法

常用滴制法和压制法制备软胶囊。

滴制法：滴制法由具双层滴头的滴丸机完成。以明胶为主的软质囊材与药液，分别在双层滴头的外层与内层以不同速度流出，使定量的胶液将定量的药液包裹后，滴入与胶液不相混溶的冷却液中，由于表面张力作用使之形成球形，并逐渐冷却、凝固成软胶囊。

压制法：压制法系将明胶、甘油与水等混合溶解后制成薄厚均匀的胶带，再将药液置于两层胶带之间，用钢板模或旋转模压制成软胶囊的一种方法。目前生产上主要采用旋转模压法。模具的形状可为椭圆形、球形或其他形状。为了防止胶带与模孔粘连，在胶带与模孔接触面上涂润滑油，所以常用石油醚洗涤胶囊表面的润滑油，再于21～24℃、相对湿度40%条件下干燥胶囊。

复方血栓通软胶囊一般采用滴制法或压制法制备。

5. 制备案例

1）银丹心脑通软胶囊

【处方】银杏叶 500 g　丹参 500 g　灯盏细辛 300 g　绞股蓝 300 g

山楂 400 g　大蒜 400 g　三七 200 g　艾片 10 g

【制法】以上八味，艾片研成极细粉；大蒜提取大蒜油；三七破碎成粗粉备用，银杏叶粉碎，加稀乙醇加热回流提取二次，每次2小时，合并提取液，回收乙醇并浓缩至适量，加在已处理好的大孔吸附树脂柱上，依次用水及80%乙醇洗脱，收集相应的洗脱液，回收乙醇，减压干燥，粉碎成极细粉；丹参加乙醇加热回流提取二次，每次 1.5 小时，滤过，合并滤液，回收乙醇，浓缩，干燥，粉碎成极细粉；药渣加水煎煮二次，每次 2 小时，滤过，合并滤液，浓缩至相对密度为 1.13～1.15（50℃）的清膏，加入乙醇使含醇量达 70%，搅匀，静置，回收乙醇，浓缩，干燥，粉碎成极细粉；灯盏细辛加水煎煮二次，每次 2 小时，滤过，合并滤液，浓缩至相对密度为 1.12～1.15（50℃），加入乙醇使醇量达 70%，搅匀，静置，取上清液，回收乙醇，浓缩，干燥，粉碎成极细粉；其余绞股蓝、山楂及三七粗粉，加水煎煮二次，每次 2 小时，滤过，合并滤液，浓缩至相对密度为 1.13～1.15（50℃），加入乙醇使含醇量达 70%，搅匀，静置，取上清液，回收乙醇，浓缩，干燥，粉碎成极细粉；将上述极细粉、大蒜油及蜂蜡 25 g、大豆磷脂 8.4 g、植物油 220 g 混合均匀，压制成 1000 粒，即得。

【性状】本品为软胶囊，内容物为棕色至棕褐色的膏状物；气辛，味微苦。

【功能与主治】苗医：蒙修，蒙柯，陇蒙柯，给俄，告俄蒙给。中医：活血化瘀、行气止痛，消食化滞。用于气滞血瘀引起的胸痹，胸闷，气短，心悸等；冠心病心绞痛、高脂血症、脑动脉硬化、中风、中风后遗症见上述症候者。

【用法与用量】口服一次 2～4 粒。一日 3 次。

2）血塞通软胶囊

【处方】三七总皂苷 100 g

【制法】取三七总皂苷，加适量聚乙二醇 400、甘油、水，混匀，制成软胶囊 1000 粒，即得。

【性状】本品为软胶囊，内容物为黄色至深黄色澄明的黏稠液体；气微，味苦，微甜。

【功能与主治】活血祛瘀，通脉活络。用于瘀血阻滞所致的缺血性中风病（脑梗死）中经络恢复期，症见半身不遂、偏身麻木、口舌歪斜、语言蹇涩等。

【用法与用量】口服，一次 1～2 粒，一日 3 次。4 周为一个疗程。

四、复方血栓通滴丸、血塞通滴丸

滴丸剂是指固体或液体药物与基质加热熔融成溶液、混悬液或者乳液后，滴入不相溶的冷凝液中。滴丸剂是固体分散体的一种形式。血栓通滴丸剂是三七总皂苷与适宜的固体基质加热熔融混匀后滴入冷凝剂中制备的滴制小丸。与普通制剂相比，具有以下特点：根据处方设计可得到速效、长效、高效的特点；可控制三七皂苷释放部位（口服、舌下、腔道等）；设备简单，利于劳动保护等。滴丸的制备与软胶囊的制备相似。

黄木土等（2015）通过研究认为，使用基质为 PEG 4000，二甲基硅油为冷却剂，滴速控制在 40～50 滴 /min，基质：主药 =2.0 ：1，滴头温度为 85℃，冷却液温度为 15℃，滴距为 5 cm，制得的滴丸外观质量好，滴丸的重量合格率高。

杨锋等（2009）通过研究认为血塞通滴丸的最佳中试生产条件：混合搅拌时间为 15 min 时熔融状态最好；PEG 1500 与 PEG 4000 混合配比为 1 ：4 时黏度与硬度最好且无裂纹；主药与基质配比为 (2.0～2.5) ：1 时外观光滑圆整，色泽均匀，硬度好，成型率极高。因此认为血塞通滴丸中试生产的最佳条件为混合搅拌时间为 15 min，PEG 1500 与 PEG 4000 混合配比为 1 ：4，主药与基质配比为 2.5 ：1。

复方丹参滴丸

【处方】丹参 90 g　三七 17.6 g　冰片 1 g

【制法】以上三味，冰片研细；丹参、三七加水煎煮，煎液滤过，滤液浓缩，加入乙醇，静置使沉淀，取上清液，回收乙醇浓缩成稠膏，备用。取聚乙二醇适量，加热使熔融，加入上述稠膏和冰片细粉，混匀，滴入冷却的液体石蜡中，制成滴丸，或包薄膜衣，即得。

【性状】本品为棕色的滴丸，或为薄膜衣滴丸，除去包衣后显黄棕色至棕色；气香，味微苦。

【功能与主治】活血化瘀，理气止痛。用于气滞血瘀所致的胸痹，症见胸闷、心前区刺痛；冠心病心绞痛见上述证候者。

【用法与用量】吞服或舌下含服。一次 10 丸，一日 3 次。28 天为一个疗程；或遵医嘱。

五、血栓通注射液、血塞通注射液

注射剂系指药物制成的供注入体内的无菌溶液（包括乳浊液和混悬液）以及供临用前配成溶液或混悬液的无菌粉末或浓溶液。血塞通注射液是三七总皂苷提取物制成的灭菌水溶液，具有能扩张冠脉和外周血管、降低外周阻力、减慢心率、减少和降低心肌耗氧量、增加心肌灌注量、增加脑血流量、对心肌和脑缺血有一定改善作用；具显著抑制血小板凝聚、降低血液黏稠度、抑制血栓形成的作用；此外，还具降血脂，抗疲劳，耐缺氧，提高和增强巨噬细胞功能等作用。功能主治活血祛瘀，通脉活络，抑制血小板聚集和增加脑血流量。用于脑路瘀阻，中风偏瘫，心脉瘀阻，胸痹心痛；脑血管病后遗症，冠心病心绞痛属上述证候者。

目前国内大约有 70 家药厂生产销售血塞通 / 血栓通注射液，血塞通注射液是一种具有重大发展前景的中药大品种。血栓通注射液 / 血塞通注射液改变了传统剂型起效慢的特点，已在临床中得到了广泛应用。

三七注射液的工艺流程见图 5.9 所示。在制备过程中，灭菌和无菌操作技术及热原控制技术都是注射剂质量控制的重要保证，也是制剂过程中必不可少的单元操作。对于血栓通 / 血塞通注射液，除了要达到注射剂制备的药品生产质量管理规范（GMP）外，更要重点关注原料的制备，即三七饮片的前处理、提取、浓缩、精制等过程。这些过程都要做到全程监控，采用先进技术，如超临界萃取、大孔树脂分离技术、分子蒸馏等最大限度地保留有效成分，去除无效成分及杂质。

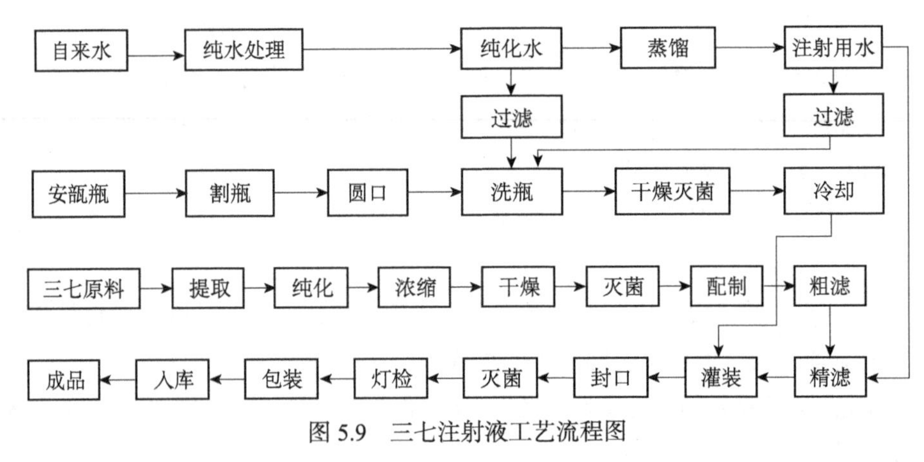

图 5.9　三七注射液工艺流程图

1. 热原的去除技术

热原为微生物产生的一种内毒素，存在于细胞的细胞膜和固体膜之间。内毒素是由磷脂、脂多糖和蛋白质组成的复合物，其中脂多糖是内毒素的主要成分。脂多糖由 68% 左右的糖、12% 左右的类脂化合物、7% 左右的有机磷和其他成分构成，分子量一般为 10^6 左右。含有热原的注射液注入体内后，会产生特殊致热反应的物质，大约半小时后使人体产生发冷、寒战、体温升高、恶心呕吐等不良反应。严重者会出现昏迷、虚脱，甚至有生命危险。大多数细菌都能产生热原，因此热原去除技术在注射剂生产中尤为重要。热原的主要来源：注射用水、原辅料、生产过程、容器、注射器具等进行污染。热原的性质和除去技术如表 5.15 所示。

表 5.15　热原的性质和除去技术

特点	描述	除去方法	备注
耐热性	100℃下不分解，通常注射剂灭菌条件下无法除去	高温法	250℃下加热 30 min 以上
过滤性	热原体积小，在 1～5 nm 之间，故一般过滤器，甚至微孔滤膜也不能截留	过滤法	采用凝胶过滤、反渗透法及超滤法可除去
吸附性	多孔活性炭可吸附热原	吸附法	活性炭和白陶土合用除去热原
不挥发性	热原是脂多糖，不具有挥发性	蒸馏法	多效蒸馏水器上设置隔沫装置
其他	已被强酸强碱、强氧化剂破坏	酸碱法	重铬酸钾或氢氧化钠清洗

2. 灭菌和无菌操作技术

灭菌和无菌操作技术是注射剂、输液、滴眼剂等灭菌与无菌制剂质量控制的关键保证。常用的灭菌法，包括物理灭菌法、化学灭菌法和无菌操作法。

物理灭菌法是采用加热、射线和过滤方法杀灭或除去微生物的方法，也称为物理灭菌技术，主要包括热力灭菌法（干热灭菌法、湿热灭菌法）、过滤除菌法及射线灭菌法（紫外灭菌法、微波灭菌法、辐射灭菌法）。

化学灭菌法是利用化学药品直接作用于微生物而将其杀死的方法，其目的在于减少微生物的数目，以控制一定的无菌状态。常用的化学灭菌法有气体灭菌法（环氧乙烷、甲醛、臭氧、气态过氧化氢）和药液法（0.1% 苯扎溴铵、2% 酚及 75% 乙醇）。

无菌操作法是采用无菌操作室、层流洁净工作台和无菌操作柜来进行无菌操作的方法。无菌操作室要求达到 100 级空气净化的条件。可采用层流洁净工作台进行无菌操作。

3. 质量控制

安全性检查：主要检查项目有急性毒性试验、亚急性及长期毒性试验；溶血试验；局部刺激性试验；过敏性试验；热原检查。

有效性检查：血栓通 / 血塞通注射液的主要检查项目有：① 性状，包括色泽、澄清度等。同一批号成品的色泽必须保持一致，在不同批号的成品之间，应控制在一定的色差范围内。②鉴别血栓通 / 血塞通注射液处方中应做主要成分的鉴别，也可选用能鉴别处方药味的中药特征指纹图谱。③检查除按《中国药典》2020 年版附录“注射剂有关物质检查法”（通则 2400）中规定的项目检查外，还应控制工艺过程中可能引入的其他杂质。④含量测定，三七总皂苷含量应不少于 85%。

血栓通/血塞通注射液存在问题：①三七药材质量难以统一，因产地、采收季节、储藏条件及炮制加工等差异难以获得统一和恒定的原药材，对最终产品的质量控制与疗效等产生重要影响；②质量控制技术相对落后，无法客观、科学、全面地评价其质量；③三七总皂苷各成分在体内过程复杂，无法对药物在体内的排泄、代谢、相互作用等进行全面了解，带来临床应用的安全隐患；④临床应用不规范，如未经试验与其他药物配伍使用，造成临床的不良反应时有发生（刘辰翔等，2015）。

解决方法：建立三七规范化种植（GAP）及加工规范，采用指纹图谱等更加全面的质量控制手段保证三七药材及饮片的质量；加强三七药效物质的基础研究；对其中的有效成分及含量进行全面控制，保障中药注射剂安全性与有效性；提高制备工艺水平，加强工艺过程控制，建立药材、半成品与成品的制备工艺保障系统；建立更全面的质量控制标准；合理使用（姚宏，2012）。

六、血栓通粉针剂、血塞通粉针剂

血栓通/血塞通粉针剂同注射剂一样为无菌制剂，是将符合注射要求的三七总皂苷粉末在无菌操作条件下直接分装于洁净灭菌的小瓶或安瓿瓶中，密封而成。血栓通/血塞通粉针剂主要通过冷冻干燥制得。由冷冻干燥原理可知，冻干粉末的制备工艺可分为预冻、减压、升华、干燥等几个过程。此外，三七总皂苷药液在冻干前还需经过过滤、灌装等处理。其制备工艺如图5.10所示。

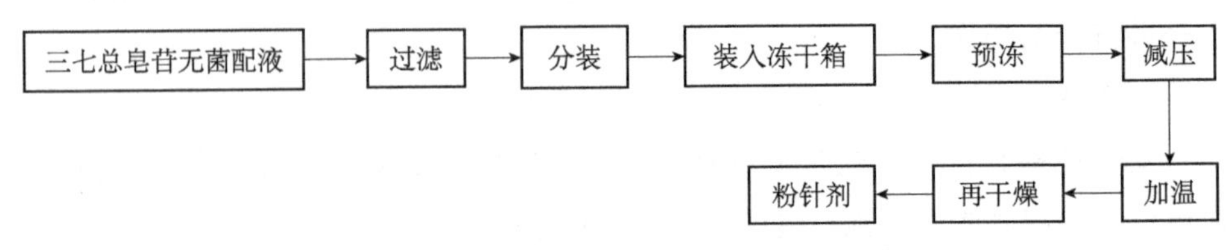

图5.10 三七冻干粉针剂制备工艺流程图

预冻：预冻是恒压降温过程。药液随温度的下降冷冻结成固体，温度一般应降至产品共熔点以下10～20℃以保证冷冻完全。

升华干燥：该阶段首先是恒温减压，然后在负压条件下恒压升温，使固态水分升华逸去。升华干燥有两种方法：一次升华法和反复冷冻升华法。一次升华法适合共熔点−20～−10℃的制品，且溶液黏度不大。反复冷冻升华法适用于结构较复杂、稠度较大及熔点较低的制品。通常来讲，血塞通粉针剂采用反复冷冻干燥升华法来制备。

再干燥：升华完成后，温度继续升高至室温，并保持一段时间，可使已升华的水蒸气或残留的水分被除尽。再干燥可控制冻干产品含水量<1%，并可防止吸潮作用。

血栓通/血塞通粉针剂的质量要求，除应符合《中国药典》2020年版对注射用原料药的各项规定外，还应符合下列要求：①粉末无异物，配成溶液后可见异物检查合格；②粉末细度或结晶度应适宜，便于分装；③无菌、无热原。

在通常情况下，粉针剂的制造一般没有灭菌过程，大多采用无菌工艺，因而对无菌操作有较严格的要求，特别在灌封等关键工序，必须采取较高的层流洁净措施，以保证操作环境的洁净度。

第五节　含有三七原料的其他代表性品种

一、云南白药

云南白药是我国传统医学的瑰宝，具有止血祛瘀、活血定痛、消炎生肌、祛毒排脓等功效，特别对内脏出血有神奇功效，成为主治各种跌打损伤、红肿疮毒、妇科血症、咽喉肿痛和慢性胃病的特效药品，被誉为中华瑰宝、伤科圣药。其主要成分为三七，同时含有麝香、冰片、披麻草、重楼等中药成分。目前已被立为国家级保密配方，仅云南白药厂拥有独立生产权限。

1. 云南白药的药理活性

现代医学认为，云南白药能扩张微血管，改善微循环，改善炎症组织的营养状况，降低毛细血管通透性，从而增强肌营养，减轻肿胀疼痛，使机体恢复正常功能；还能促进血小板凝集，缩短凝血酶原作用时间，从而起止血作用；促进皮质激素分泌；抑制炎症过程中介质的释放及增强吞噬细胞吞噬功能，可以使创面上皮组织细胞再生、促进肉芽组织生长，加快伤口愈合。

2. 云南白药的质量控制

【性状】本品为灰黄色至浅棕黄色的粉末；具特异香气；味略感清凉，并有麻舌感。保险子为红色的球形或类球形水丸，剖面呈棕色或棕褐色；气微，味微苦。

【功能与主治】化瘀止血，活血止痛，解毒消肿。用于跌打损伤，瘀血肿痛，吐血、咳血、便血、痔血、崩漏下血，手术出血，疮疡肿毒及软组织挫伤，闭合性骨折，支气管扩张及肺结核咳血，溃疡病出血，以及皮肤感染性疾病。

【用法与用量】刀、枪、跌打诸伤，无论轻重，出血者用温开水送服；瘀血肿痛与未流血者用酒送服；妇科各症，用酒送服；但月经过多、红崩，用温水送服。毒疮初起，服 0.25 g，另取药粉，用酒调匀，敷患处，如已化脓，只需内服。其他内出血各症均可内服。

口服。一次 0.25～0.5 g，一日 4 次 (二至五岁按 1/4 剂量服用；六至十二岁按 1/2 剂量服用)。凡遇较重的跌打损伤可先服保险子一粒，轻伤及其他病症不必服用。

3. 云南白药产品

云南白药系列产品有：云南白药散剂、云南白药胶囊、云南白药气雾剂、云南白药膏、云南白药酊等。

二、片仔癀

片仔癀是蜚名中外的名贵中成药，是漳州片仔癀药业股份有限公司独家生产的中成药制剂，其处方、工艺均属国家绝密级秘密。2011 年“片仔癀制作技艺”成为国家级非物质文化遗产，片仔癀属于国家一级中药保护品种。其对急性、慢性肝炎，刀、枪、骨折和烧、烫等多种创伤，脓肿、无名肿毒及一切炎症引起的疼痛、发热等，均有显著疗效。外科手术后服用，能消炎止痛，防止伤口感染，加快愈合，被国际友人誉为“中国特效抗生素”，海外侨胞、港澳同胞更称之为“安家至宝”的“神丹妙药”。

1. 片仔癀的药理作用

片仔癀由麝香、牛黄、蛇胆、三七等药材组成。其中三七可治人体内外各种出血之症，以及跌打损伤、瘀滞肿痛等。对促进人体血液循环、抑制病毒、减少血中胆固醇均有特效。麝香为雄麝之香囊中干燥的分泌物，有特异香味，功能为开窍醒神、活血通经、消肿、止痛。可治热病神昏、中风痰厥、心腹暴痛、疮疡肿毒、跌打损伤及痹症诸痛等。天然牛黄为牛胆囊、胆管或肝管中的结石，功能为清心解毒、熄风、化痰开窍。可治温热病及小儿惊风、神昏抽搐、热毒郁结所致的咽喉肿痛、溃烂、口舌生疮、痈肿疔疮等。蛇胆为蛇干燥的胆囊，功能为清肺化痰、消热解毒、清肝明目、利胆。可治肺热咳嗽、目赤肿痛、喉痹、黄疸、痢疾、疮疡肿毒等。以上四味天然药材与其他药材合理配伍，加上其独特精湛的传统生产工艺，使药物间产生了复杂的生物化学反应。因而使片仔癀具有清热解毒、凉血化痛、消肿止痛的显著功效。

2. 片仔癀的质量控制

本品为牛黄、麝香、三七、蛇胆等药味经加工制成的锭剂。

【性状】本品为类扁椭圆形块状，块上有一椭圆环。表面棕黄色或灰褐色，有密细纹，可见霉斑。质坚硬，难折断。折断面微粗糙，呈棕褐色，色泽均匀，偶见少量菌丝体。粉末呈棕黄色或淡棕黄色，气微香，味苦、微甘。

【功能与主治】清热解毒，凉血化瘀，消肿止痛。用于热毒血瘀所致急慢性病毒性肝炎，痈疽疔疮，无名肿毒，跌打损伤及各种炎症。

【用法与用量】口服。一次 0.6 g，八岁以下儿童一次 0.15～0.3 g，一日 2～3 次；外用研末用冷开水或食醋少许调匀涂在患处（溃疡者可在患处周围涂敷之），一日数次，常保持湿润，或遵医嘱。

3. 片仔癀系列产品

片仔癀系列产品有：片仔癀、片仔癀胶囊、复方片仔癀软膏、复方片仔癀痔疮软膏、复方片仔癀含片等。

三、七生力片

由人参皂苷 Rg_1 组成。具有活血化瘀，益气通络的功效。

【处方】人参皂苷 Rg_1 15 g　淀粉 24 g　糊精 5 g　蔗糖 14 g　硬脂酸镁 2 g

【制法】取人参皂苷 Rg_1，加淀粉、蔗糖、糊精，混匀，制成颗粒，干燥，加入硬脂酸镁，混匀，压片，包肠溶衣，即得。制成 1000 片。

【性状】本品为白色肠溶衣片，除去包衣显白色；无臭，味苦。

【功能与主治】活血化瘀，益气通络。用于气虚血瘀所致头昏乏力，健忘。

【用法与用量】口服，一次 2 片，一日 3 次。

四、七生静片

由人参皂苷 Rb_1 组成。具有益气宁心，活血化瘀之功。

【主要成分】人参皂苷 Rb_1、淀粉、糊精、蔗糖、聚丙烯酸树脂、羟丙基甲基纤维素、聚乙二醇、蓖麻油、硬脂酸镁。（每片重 0.12 g，含人参皂苷 Rb_1 15 mg）

【功能与主治】益气宁心，活血化瘀。本品用于气虚血瘀所致失眠、健忘、乏力等症。

【用法与用量】口服，一次 2 片，一日 3 次。

五、田七花叶颗粒（田七花精）

【处方】三七叶茎 1500 g　三七花 75 g

【制法】以上二味，加水煎煮三次，每次 1 小时，合并煎液，滤过，滤液浓缩成相对密度约为 1.22 的清膏，加入辅料适量，制成颗粒，干燥，分装成 1000 袋，即得。

【性状】本品为黄色或棕黄色的颗粒；气微香，味苦甜。

【功能与主治】清热，凉血，平肝，潜阳。用于由血热引起的疮疖；由肝热引起的心悸、烦躁、眩晕、头痛、失眠等。

【用法与用量】开水冲服，一次 1 袋，一日 3～5 次。

参考文献

黄木土，陈强，肖俊峰，等，2015，血塞通滴丸成型工艺条件的优化研究 [J]. 现代中药研究与实践，29（6）：45-47.

黄兴，寇冠军，王保和，2016. 复方丹参滴丸的临床研究进展 [J]. 时珍国医国药，（5）：1187-1190.

柯仲成，侯雪峰，邱辉辉，等，2017. 基于组分结构理论的现代中药制剂发展思路探讨 [J]. 中药材，40（4）：999-1002.

李燕飞，李健和，彭六保，等，2009. 血塞通泡腾片的处方工艺研究及稳定性考察 [J]. 中国当代医药，16（17）：121-125.

刘辰翔，谭乐俊，王萌，等，2015. 中药注射剂配伍稳定性的研究进展 [J]. 中成药，37（4）：844-849.

马珍琼，普俊学，屈云莲，等，2016. 三七总皂苷提取、分离纯化技术的研究进展 [J]. 中国当代医药，23（21）：19-22.

唐志书，郭立玮，谢伟，等，2010. 伴生物质对三七总皂苷喷雾干燥适应性的影响研究 [J]. 现代中医药，30（4）：77-79.

田秀峰，边宝林，2004. 中药泡腾片及工艺研究进展 [J]. 中国中药杂志，29（7）：624-627.

杨锋，费嘉，武晓琼，等，2009. 血塞通滴丸中试生产工艺的研究 [J]. 中国医药导刊，11

（8）：1416-1417.
杨蕾，2017，血塞通分散片制剂工艺的探讨 [J]. 科学与财富，（2）：165-166.
姚宏，2012. 血塞通注射液药效物质及其体内过程研究 [D]. 杭州：浙江大学 .
张娜，胡丽娟，徐红欣，等，2011. 中药分散片制备工艺的研究进展 [J]. 中国医院药学杂志，31（11）：930-932.

第六章

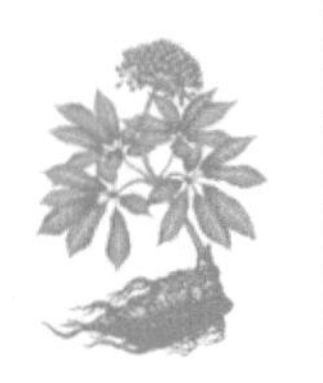

以三七为原料的食品

第一节 概 述

一、食品定义

国际食品法典委员会（CAC）CODEXSTAN1 中对食品定义是：供人类食用的，不论是加工、半加工或未加工任何物质，包括饮料、胶姆糖，以及在食品制造、调制或处理过程中使用的任何物质；但不包括化妆品、烟草或只作药物用的物质。

我国的国家标准 GB/T 15091《食品工业基本术语》中对食品定义为：可供人类食用或饮用的物质，包括加工食品、半成品和未加工食品，不包括烟草或只作药品用的物质。

《中华人民共和国食品安全法》(以下简称《食品安全法》)，在第一百五十条定义了食品的概念：食品指各种供人食用或者饮用的成品和原料以及按照传统既是食品又是中药材的物品，但是不包括以治疗为目的的物品。

广义的食品概念还涉及所生产食品的原料，食品原料种植、养殖过程接触的物质和环境，食品的添加物质，所有直接或间接接触食品的包装材料、设施以及影响食品原有品质的环境。

二、食品生产许可分类

根据《食品生产许可管理办法》，国家市场监督管理总局 2020 年新修订《食品生产许可分类目录》，将食品分为：粮食加工品、食用油和油脂及其制品、调味品、肉制品、乳制品、饮料、方便食品、饼干、罐头、冷冻饮品、速冻食品、薯类和膨化食品、糖果制品、茶叶及相关制品、酒类、蔬菜制品、水果制品、炒货食品及坚果制品、蛋制品、可可及焙烤咖啡产品、食糖、水产制品、淀粉及淀粉制品、糕点、豆制品、蜂产品、保健食品、特殊医学用途配方食品、婴幼儿配方食品、特殊膳食食品、其他食品、食品添加剂共32类。

《食品安全法》第四章第四节第七十四条对“特殊食品”进行了界定，国家对保健食品、特殊医学用途配方食品和婴幼儿配方食品等特殊食品实行严格监督管理。

三、新食品原料

根据《新食品原料安全性审查管理办法》规定，新食品原料是指在我国无传统食用习惯的以下物品：动物、植物和微生物；从动物、植物和微生物中分离的成分；原有结构发生改变的食品成分；其他新研制的食品原料。

新食品原料如需开发用于普通食品的生产经营，应当按照《新食品原料安全性审查管理办法》的规定申报批准。新食品原料应当经过国家卫生健康委安全性审查后，方可用于食品生产经营。

四、食药物质

中医学自古以来就有“药食同源”（又称为“医食同源”）理论，这一理论认为：许多食物既是食物也是药物，食物和药物一样同样能够防治疾病。唐朝时期的《黄帝内经·太素》一书曾写道：“五谷、五畜、五果、五菜，用之充饥则谓之食，以其疗病则谓之药”，反映出“药食同源”的思想。《黄帝内经》中也有“大毒治病，十去其六；常毒治病，十去其七；小毒治病，十去其八；无毒治病，十去其九。谷肉果菜，食养尽之。”，说的就是食疗对于疾病的祛除作用。

此前，原卫生部公布《关于进一步规范保健食品原料管理的通知》，对药食同源物品、可用于保健食品的物品和保健食品禁用物品做出具体规定。三种物品名单分别为：《既是食品又是药品的物品名单》、《可用于保健食品的物品名单》和《保健食品禁用物品名单》。

2021 年 11 月 10 日，国家卫生健康委发布《关于印发〈按照传统既是食品又是中药材的物质目录管理规定〉的通知》。规定指出：食药物质是指传统作为食品，且列入《中华人民共和国药典》的物质。

五、三七茎叶、花作为食品原料的变迁

1982 年《中华人民共和国食品卫生法（试行）》颁布，其中第八条规定，“食品不得加入药物。按照传统既是食品又是药品的以及作为调料或者食品强化剂加入的除外”。当时我国没有明确的药食同源名单，因此，三七还可用于食品开发。1984 年 11 月 9 日，云南省第六届人民代表大会常务委员会第十次会议通过了《云南省关于〈中华人民共和国食品卫生法（试行）的实施办法〉》（以下简称《办法》），其中第二十条规定，“食品不得加入药物，下列情况可以除外，按照传统既是食品又是药品的以及作为调料或者食品强化剂加入的甘草、百合、马齿苋、白芷、代代花、介子、陈皮、砂仁、桔梗、菊花、槟榔、薄荷、乌梅、肉桂、罗汉果、栀子、枸杞子、香橼、茯苓、无花果、肉豆蔻、莱菔子、冬虫夏草、桂圆、山楂、甜葛根、银耳、薏苡仁、三七（限用于汽锅鸡），以及具有添加性质的石膏、白矾、硫黄、姜黄等”。云南省《办法》规定了三七可作为食品用，但仅限用于汽锅鸡。2002 年，《卫生部关于进一步规范保健食品原料管理的通知》（卫法监发〔2002〕51 号），对《既是食品又是药品的物品名单》、《可用于保健食品的物品名单》和《保健食品禁用物品名单》做出了明确规定。其中明确三七在可用于保健食品物品名单中，三七茎叶、花均不在三个名单中。从三七生产、消费的角度来看，通知进一步明确了三七的使用范围。但为了支持地方产业的发展，从 1998 年到 2009 年十年间，文山州批准了大量的关于三七食品批文。直到 2009 年新的《中华人民共和国食品安全法》正式实施，进一步明确了食品的生产管理，三七正式退出了食品生产行业。

三七是传统的有地方食用习惯的植物，云南民间就有食用三七茎叶、花的习惯，并且制定了一系列的食谱，如以三七茎叶或须根为辅料的三七汽锅鸡、三七花炖鹌鹑、三七花煮鹅肝汤、三七花炒肉、三七花茄汁香蕉等。而云南民间将三七茎叶、花开发为茶饮品也可追溯到 400 年前。

据《昆明市志》记载，1947 年昆明市福照街开设第一家专营汽锅鸡的餐馆，其中就有三七汽锅鸡。三七茎叶主要用于生产袋泡茶，如 1994 年云南省卫生厅批准的金不换袋泡茶、三七明珠茶等。三七茎叶生产的茶及酒获得了市场广泛

认可。三七花与三七茎叶相似，最早的历史资料为《广南地志资料（上）》，记载了“其（三七）花可作茶饮”，距今已有90年的食用历史。

2017年4月，云南省卫计委发布实施《云南省食品安全地方标准　干制三七花》（DBS 53/023—2017）和《云南省食品安全地方标准　干制三七茎叶》（DBS 53/024—2017）两个云南省地方食品安全地方标准。标志着三七地上部分进入食品开发领域并有了法律依据，为三七综合开发拓展了新的领域。

2020年10月，云南省正式发布DBS 53/029—2020《云南省食品安全地方标准　三七须根》，于2021年3月23日正式实施。标志着三七须根以食品身份合法进入市场生产销售，“三七须根汽锅鸡”等云南特色菜将按标准端上餐桌。

第二节　三七新食品原料研究

根据新食品原料研究内容及流程，笔者等以三七花、三七茎叶、三七须根为主要研究对象开展一般营养成分（水分、灰分、粗脂肪、粗纤维、粗蛋白、淀粉、总糖）、矿质元素（Cu、Zn、Fe、Mn、Ca、Mg、Na等）、水溶性维生素及氨基酸含量分析。对天然有害成分农药残留（六六六、滴滴涕以及五氯硝基苯）、重金属（铅、镉、汞、铜、砷）、抗营养因子（胰蛋白酶抑制剂、凝集素、植酸、非淀粉多糖、多酚）等成分从食品营养安全角度进行全面分析研究。

一、三七花营养成分及有害成分研究

1. 三七花的营养成分

1）一般营养成分

对云南不同产地的二年生、三年生三七花的水分、灰分、粗脂肪、粗纤维、粗蛋白、淀粉、总糖等指标按照国家规定的标准分析方法进行检测，其分析结果见表6.1。结果表明，三七花中含有较为丰富的营养成分，其中二年生三七花粗纤维含量平均为12.00%；粗蛋白含量平均为22.52%；总糖含量平均为19.10%；淀粉含量则较低，平均为3.71%。

表6.1　不同产地三七花的一般营养成分分析

产地	生长年限	水分（%）	灰分（%）	粗脂肪（%）	粗纤维（%）	粗蛋白（%）	淀粉（%）	总糖（%）
文山市1	二年	11.11	6.96	0.89	8.45	26.57	4.02	19.81
文山市2	二年	11.64	6.28	0.96	10.59	19.20	4.13	19.78

续表

产地	生长年限	水分（%）	灰分（%）	粗脂肪（%）	粗纤维（%）	粗蛋白（%）	淀粉（%）	总糖（%）
文山市 3	二年	11.36	6.06	0.91	13.41	22.43	4.21	18.62
文山市 4	二年	11.71	7.09	0.99	13.07	22.35	2.72	18.52
文山市 5	二年	13.02	6.83	0.60	14.50	22.04	3.45	18.78
文山市 6	三年	18.35	5.97	0.74	13.87	21.00	2.57	18.90
文山市 7	三年	15.54	5.94	0.77	10.35	20.65	2.32	18.50
泸西县	三年	11.27	6.09	0.95	12.36	21.96	2.08	18.48
建水县	三年	12.84	5.82	0.85	9.67	20.99	2.30	19.29
个旧市	三年	15.08	5.85	0.76	8.68	21.17	2.40	19.13
平均值	二年	11.77	6.64	0.87	12.00	22.52	3.71	19.10
平均值	三年	14.62	5.93	0.81	10.99	21.15	2.33	18.86

2）矿质元素分析

采用原子吸收分光光度法测定三七花中矿质元素含量，结果见表 6.2。分析结果表明，三七花含有 Cu、Zn、Fe、Mn、Ca、Mg、Na 等人体必需的矿质元素，其中以 Zn、Fe、Mn、Ca、Mg 含量较为丰富。例如二年生三七花中 Zn 含量平均为 46.02 mg/kg；Fe 含量平均为 83.87 mg/kg；Mn 含量平均为 79.83 mg/kg；Ca 含量平均为 4.34 g/kg；Mg 含量为平均为 2.77 g/kg。

表 6.2　不同产地三七花中矿质元素含量

产地	生长年限	铜 (mg/kg)	锌 (mg/kg)	铁 (mg/kg)	锰 (mg/kg)	钙 (g/kg)	镁 (g/kg)	钠 (g/kg)
文山市 1	二年	7.46	67.0	83.82	83.36	5.48	3.45	0.11
文山市 2	二年	15.22	50.44	82.40	78.19	4.40	3.00	0.02
文山市 3	二年	5.55	47.93	82.72	62.56	4.06	2.61	0.12
文山市 4	二年	6.47	30.03	86.19	84.56	3.29	2.13	0.01
文山市 5	二年	7.96	34.72	84.24	90.50	4.47	2.66	0.10
文山市 6	三年	14.12	45.89	111.19	83.14	4.13	2.52	0.46
文山市 7	三年	7.29	42.43	93.69	87.49	3.74	2.34	0.19
泸西县	三年	7.94	47.92	106.90	101.11	3.70	2.45	0.18
建水县	三年	6.56	37.77	79.42	89.44	3.26	1.98	0.02
个旧市	三年	6.81	44.4	103.70	87.40	4.42	2.46	0.36
平均值	二年	8.53	46.02	83.87	79.83	4.34	2.77	0.07
平均值	三年	8.54	43.68	98.98	89.72	3.85	2.35	0.24

3）维生素含量分析

采用盐酸研磨法提取不同产地、不同采收期的三七花中水溶性维生素，采用高效液相色谱测定其含量，结果见表 6.3。结果显示，二年生三七花中水溶性维生素含量平均为 0.70%；三年生三七花中水溶性维生素含量平均为 0.41%。

三七花中还含有脂溶性维生素 K_1（VK_1），二年生三七花平均含量为0.0012%，三年生三七花平均含量为0.0009%，见表6.4。

表6.3　不同产地三七花中水溶性维生素含量

产地	生长年限	VC（%）	VB_3（%）	VB_6（%）	烟酰胺（%）	VB_5（%）	叶酸（%）	生物素（%）	VB_{12}（%）	总和（%）
文山市1	二年生	0.0002	0.0083	0.0025	0.0055	0.1130	0.3797	0.0236	0.3045	0.8373
文山市2	二年生	0.0024	0.0014	0.0017	0.0068	0.0680	0.2529	0.0237	0.2152	0.5721
文山市3	三年生	0.0012	0.0046	0	0.0027	0.0220	0.0087	0.0265	0.0513	0.1170
泸西县	三年生	0.0021	0.0017	0.0026	0.0185	0.0378	0.2811	0.0205	0.1475	0.5118
建水县	三年生	0.0017	0.0087	0.0013	0.0021	0.0793	0.2666	0.0239	0.1904	0.5740
个旧市	三年生	0.0005	0.0064	0.0008	0.0059	0.0603	0.2074	0.0228	0.1335	0.4376
平均值	二年生	0.0013	0.0049	0.0021	0.0062	0.0905	0.3163	0.0237	0.2599	0.7047
平均值	三年生	0.0014	0.0054	0.0012	0.0073	0.0499	0.1910	0.0234	0.1307	0.4089

表6.4　不同产地不同年限三七花脂溶性维生素含量

产地	生长年限	VA（%）	VD_2（%）	VD_3（%）	VE（%）	VK_1（%）	RSD（%）
文山市1	二年生	0.0000	0.0000	0.0000	0.0000	0.0012	3.4188
文山市2	二年生	0.0000	0.0000	0.0000	0.0000	0.0012	6.8028
文山市3	三年生	0.0000	0.0000	0.0000	0.0000	0.0005	1.3964
泸西县	三年生	0.0000	0.0000	0.0000	0.0000	0.0012	0.6095
建水县	三年生	0.0000	0.0000	0.0000	0.0000	0.0010	2.4292
个旧市	三年生	0.0000	0.0000	0.0000	0.0000	0.0008	0.3871
二年生平均值		0.0000	0.0000	0.0000	0.0000	0.0012	
三年生平均值		0.0000	0.0000	0.0000	0.0000	0.0009	

4）氨基酸含量分析

对不同产地不同生长年限的三七花中17种氨基酸含量进行分析测定，结果见表6.5。结果显示，二年生三七花中17种氨基酸含量总和为22.02%，三年生17种氨基酸含量总和约为21.00%。其中同一产地不同生长年限的三七花中总氨基酸含量差异不明显。17种氨基酸中精氨酸含量最高，约为7.10%。

表6.5　不同产地不同生长年限三七花中氨基酸测定结果

名称	红河州（三年生，%）	文山州（三年生，%）	文山州（二年生，%）
精氨酸（ARG）	7.09	7.20	7.33
赖氨酸（LYB）	0.45	0.35	0.36
丙氨酸（ALA）	0.93	1.06	1.01
苏氨酸（THR）	1.42	1.43	1.42
甘氨酸（GLY）	0.82	0.89	0.91
缬氨酸（VAL）	0.67	0.69	0.67
丝氨酸（SER）	1.70	1.69	1.72

续表

名称	红河州（三年生，%）	文山州（三年生，%）	文山州（二年生，%）
脯氨酸（PRO）	1.56	1.61	1.49
异亮氨酸（ILE）	0.48	0.49	0.42
亮氨酸（LEU）	0.80	0.80	0.71
蛋氨酸（MET）	0.15	0.07	0.07
组氨酸（HIS）	0.97	0.99	1.06
苯丙氨酸（PHE）	0.86	0.85	0.70
谷氨酸（GLU）	0.71	0.64	0.83
天冬氨酸（ASP）	1.26	1.08	1.65
半胱氨酸（CYS）	0.35	0.32	0.32
酪氨酸（TYR）	1.31	1.40	1.35
氨基酸总量	21.53	21.56	22.02

2. 天然有害成分

1）三七花农药残留分析

笔者等采用气相色谱法测定了10个不同产地不同生长年限的三七花样品中六六六、滴滴涕以及五氯硝基苯农药残留量。结果如表6.6所示，10个不同产地的三七花有机氯农药残留量，六六六、滴滴涕以及五氯硝基苯均在检测限以下，分别小于0.06 mg/kg和0.08 mg/kg。低于国家相关食品规定的0.1 mg/kg限量标准。

表6.6　不同产地三七花农药残留

产地	生长年限	六六六及异构体 (mg/kg)	滴滴涕及异构体 (mg/kg)	五氯硝基苯 (mg/kg)
文山市1	二年	< 0.06	< 0.06	< 0.08
文山市2	二年	< 0.06	< 0.06	< 0.08
文山市3	二年	< 0.06	< 0.06	< 0.08
文山市4	二年	< 0.06	< 0.06	< 0.08
文山市5	二年	< 0.06	< 0.06	< 0.08
文山市6	三年	< 0.06	< 0.06	< 0.08
文山市7	三年	< 0.06	< 0.06	< 0.08
泸西县	三年	< 0.06	< 0.06	< 0.08
建水县	三年	< 0.06	< 0.06	< 0.08
个旧市	三年	< 0.06	< 0.06	< 0.08

2）三七花重金属含量分析

测定10个不同产地三七花中的铅、镉、汞、铜、砷重金属及有害元素，结果如表 6.7 所示。10 个样品中铅含量为 1.527～2.82 mg/kg；镉含量为 0.193～0.349 mg/kg；汞含量为 0.035～0.050 mg/kg；铜含量为 8.24～13.27 mg/kg；砷含量为 0.6894～1.1192 mg/kg。所有检测指标均符合国家相关食品标准规定。

表 6.7　不同产地三七花重金属及有害元素含量检测结果

产地	生长年限	铅 (mg/kg)	镉 (mg/kg)	汞 (mg/kg)	铜 (mg/kg)	砷 (mg/kg)
文山市 1	二年	1.765	0.247	0.049	11.81	0.9476
文山市 2	二年	1.782	0.198	0.050	9.25	0.6894
文山市 3	二年	1.527	0.294	0.041	12.27	0.6951
文山市 4	二年	1.812	0.253	0.042	9.88	0.9255
文山市 5	二年	2.772	0.211	0.035	9.91	1.0688
文山市 6	三年	2.583	0.270	0.039	8.41	0.8295
文山市 7	三年	2.206	0.349	0.040	13.27	0.7784
泸西县	三年	2.313	0.205	0.042	11.32	0.6901
建水县	三年	2.570	0.193	0.050	8.54	0.9620
个旧市	三年	2.820	0.213	0.036	8.24	1.1192

3）天然毒素或抗营养因子

几乎所有植物都存在抗营养因子，三七也不例外。目前文献报道中没有发现三七中存在天然毒素。抗营养因子是指植物代谢产生的并以不同机制对动物产生抗营养作用的物质，主要包括胰蛋白酶抑制剂、凝集素、植酸、非淀粉多糖、多酚化合物等。

胰蛋白酶抑制剂：蛋白酶抑制剂是一类能抑制蛋白水解酶催化活性的蛋白或多肽，广泛分布于植物、动物和微生物的组织中。它具有防止生物体内不必要的蛋白降解的作用，能调节各种蛋白酶的催化活性。笔者等研究了不同产地三七花对胰蛋白酶的抑制作用。从图 6.1、图 6.2 和表 6.8 可以看出，不同产地的三七花的胰蛋白酶抑制剂粗提取物对牛胰蛋白酶均有不同程度的抑制作用。进一步分析三七花中胰蛋白酶抑制剂含量，分析其含量范围在 1.18～8.08 mg/g 之间，平均为 4.68 mg/g，远低于大豆中的胰蛋白酶抑制剂含量。

表 6.8　三七花胰蛋白酶抑制剂含量

产地	文山（二年）	文山（三年）	泸西（三年）	建水（三年）	个旧（三年）	平均
蛋白酶抑制剂含量（mg/g）	2.35±0.94	5.08±0.79	8.04±0.67	1.78±0.89	1.18±0.75	4.68

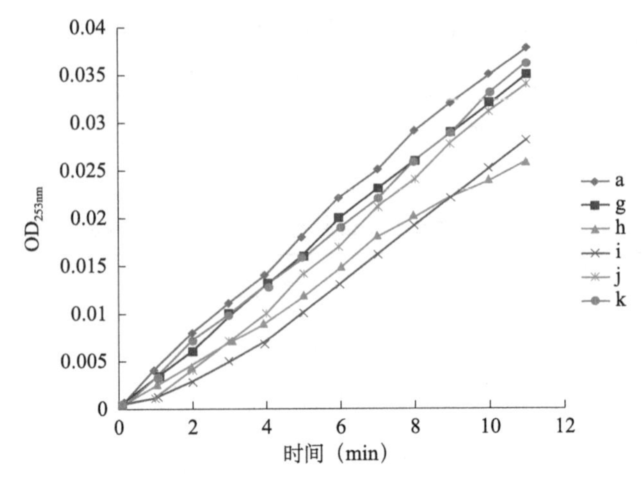

图 6.1　牛胰蛋白酶活性曲线与三七花胰蛋白酶抑制剂粗提物加入后的活性曲线

a. 空白对照；g. 文山（二年）；h. 文山（三年）；i. 泸西；j. 建水；k. 个旧

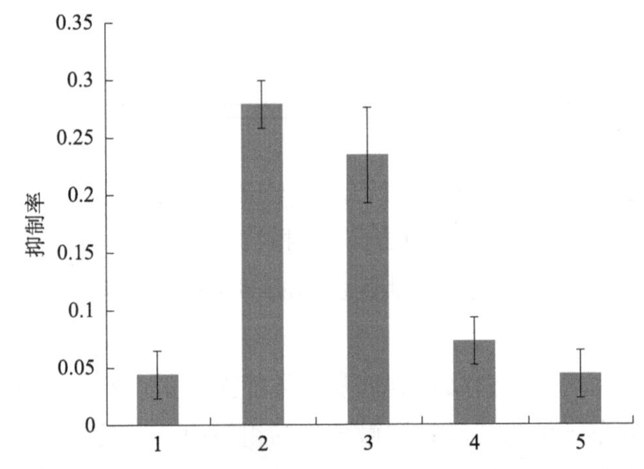

图 6.2　不同产地三七花的胰蛋白酶抑制剂粗提物对牛胰蛋白酶活性抑制率影响

1. 文山（二年）；2. 文山（三年）；3. 泸西；4. 建水；5. 个旧

三七花的凝集素含量：凝集素是指一类从各种植物、无脊椎动物、高等动物和微生物中提纯的糖蛋白或结合糖蛋白，因其能凝集红细胞（含血型物质），故名凝集素。作为一种重要的天然产物，植物凝集素种类繁多，是凝集素研究中的热点。随着对其理化性质、生物活性作用及作用机制的深入研究，为生物学、医学、农业研究提供了新的研究手段和技术。

采用CBB-G250色素结合法对不同产地三七花的凝集素含量进行了测定，见表 6.9。三年生三七花中凝集素含量最低为 420 μg/g，最高值为 490 μg/g，平均含量为 448 μg/g。研究发现，二年生三七花中凝集素含量明显高于三年生三七花。究其原因可能是植物凝集素属于植物防御蛋白，其防御作用表现在能够抑制病原细菌、真菌生长，或者抵御动物摄食，植物凝集素能与动物消化道壁黏膜上皮细胞表面的特异受体结合，从而影响动物消化道壁对营养素的吸收和运输。因而，二年生三七花中的凝集素对于植物本身的生存来说具有重要意义。

表 6.9　不同产地三七花的凝集素、植酸、非淀粉多糖、多酚类化合物含量

产地	生长年限	凝集素 (μg/g)	植酸 (%)	非淀粉多糖 (%)	槲皮素 (%)	没食子酸 (%)	阿魏酸 (%)
文山市 1	二年生	910	4.95	23.02	0.11	—	—
文山市 2	三年生	420	4.40	22.32	0.19	—	—
泸西县	三年生	490	3.85	19.45	0.16	—	—
建水县	三年生	455	3.85	21.15	0.14	—	—
个旧市	三年生	425	2.38	19.42	0.13	—	—
平均	三年生	448	3.62	20.59	0.16		

三七花的血凝集活力：采用大鼠血细胞分别对三七花进行凝集活性检验，肉眼观察，无凝集现象的红细胞在“V”型板呈大红点，而有凝集现象时呈网状且不下沉。从实验结果来看，三七花凝集素在 3.25 μg/mL 左右均有凝集活力。

植酸：植酸是一种多功能绿色食品添加剂，具有天然、无毒的特点，比合成添加剂更为安全可靠，而且还具有很多生理活性和保健功能。笔者等采用硝酸钍法测定了不同产地三七花中植酸含量。从表 6.9 的结果看出，三年生三七花的植酸平均含量为 3.62%。而三七花生长年限对其植酸含量影响不显著。

非淀粉多糖：非淀粉多糖包括水溶性组分 β-葡聚糖以及水不溶性组分阿拉伯木聚糖、木质素、抗性淀粉等多种成分。虽然这些非淀粉多糖在饲料中是抗营养因子，会影响饲料利用率，但是非淀粉多糖在人类营养中起着重要的作用。笔者等采用苯酚-硫酸法测定了不同产地三七花中非淀粉多糖含量，结果见表 6.9。表明，三年生三七花的非淀粉多糖平均含量为 20.59%。同时，三七花生长年限对其非淀粉多糖含量影响不显著。

多酚类化合物：多酚类化合物中酚酸包括羟基苯甲酸、香草酸、香豆素、咖啡酸、芥子酸、丁香酸、原儿茶酸、绿原酸和阿魏酸等。它们的酚基可与蛋白质结合而形成沉淀。笔者等采用紫外分光光度法测定了三七花中槲皮素、没食子酸的含量，采用高效液相色谱法测量了三七花中阿魏酸的含量，结果见表 6.9。表明，不同产地三年生三七花中槲皮素平均含量为 0.16%，三年生三七花中槲皮素含量略高于二年生三七花；而三七花中未检测出没食子酸和阿魏酸。

二、三七茎叶营养成分及有害成分研究

三七茎的中部横切面呈圆形，边缘略有凹凸，可见有表皮、皮层（内含有厚角组织和厚壁组织）中柱鞘纤维，韧皮部、木质部、髓部、簇晶，在皮层薄壁组织外侧细胞中含叶绿体。

三七叶为掌状复叶。叶片由上表皮、下表皮、叶肉组成，叶肉海绵组织发达，显阴生植物特性，气孔不定式排列在下表皮上。三七叶叶面间有刺状毛，两面沿叶脉有小刺状毛，黄绿色。三七茎叶质脆易碎，味苦回甜。

1. 三七茎叶的营养成分分析

1）三七茎叶一般营养成分分析

对云南不同产地的三年生三七茎叶进行营养成分分析，含量见表 6.10。结果显示，三七茎叶中的粗纤维含量平均为 19.54%；蛋白质含量平均为 14.71%；而三七茎叶中的脂肪含量不高，平均为 0.59%。三七茎叶中营养成分呈现高蛋白、高纤维、低热能和低脂肪的特点。

表 6.10 不同产地三七茎叶的一般营养成分分析

样品产地	水分（%）	灰分（%）	粗脂肪（%）	粗纤维（%）	粗蛋白（%）	淀粉（%）	总糖（%）
丘北县	12.56	8.82	0.49	20.26	14.63	7.18	12.45
西畴县	12.88	8.84	0.63	18.82	13.34	7.86	12.26
马关县	10.81	7.26	0.60	18.56	15.45	8.86	12.66
文山市 1	9.72	9.65	0.82	19.79	15.18	9.32	12.46
文山市 2	11.01	8.80	0.52	19.38	15.45	6.92	12.63
蒙自市	11.61	8.89	0.50	19.66	14.85	7.79	11.72
建水县	11.34	8.70	0.63	19.23	15.04	7.38	11.58
屏边县 1	14.89	6.72	0.46	20.65	15.63	7.68	12.66
屏边县 2	13.92	7.70	0.66	19.55	12.84	8.72	11.84
平均	12.08	8.38	0.59	19.54	14.71	7.97	12.25

2）三七茎叶矿质元素分析

对不同产地三七茎叶的铜、锌、铁、锰、钙、镁、钠等矿物质元素进行了测定，结果见表 6.11。三七茎叶矿质元素较丰富，其中常量元素 Ca、Mg 和微量元素 Zn、Fe、Mn 的含量均较高。三七茎叶中 Zn 平均含量为 92.45 mg/kg；Fe 含量平均为 382.38 mg/kg；Mn 含量平均为 273.97 mg/kg；Ca 含量平均为 12.51 g/kg；Mg 含量平均为 3.00 g/kg。

表 6.11　不同产地三七茎叶中的矿质元素含量

样品产地	锌 (mg/kg)	铁 (mg/kg)	锰 (mg/kg)	钙 (g/kg)	镁 (g/kg)	钠 (g/kg)
丘北县	31.99	632.03	321.32	12.49	2.93	0.03
西畴县	59.33	149.07	176.77	12.24	2.41	0.26
马关县	328.78	214.87	431.18	9.35	2.81	0.38
文山市 1	74.11	207.73	390.57	16.95	3.29	0.60
文山市 2	45.78	427.95	235.20	12.60	2.99	0.38
蒙自市	35.96	832.80	258.83	11.28	2.74	0.07
建水县	70.92	670.22	247.63	12.90	2.88	0.07
屏边县 1	79.99	180.71	102.58	12.72	3.59	0.09
屏边县 2	105.2	126.06	301.67	12.05	3.34	0.33
平均值	92.45	382.38	273.97	12.51	3.00	0.26

3）三七茎叶维生素含量分析

采用高效液相色谱法测定不同产地三七茎叶中水溶性维生素，结果见表 6.12。显示，三年生三七茎叶中水溶性维生素含量平均为 0.38%。

三七茎叶中还含有脂溶性维生素 K_1，平均含量为 0.0026%，较三七花中的高，其他脂溶性维生素未检测到，见表 6.13。

表 6.12　不同产地三年生三七茎叶水溶性维生素含量

产地	VC（%）	VB_1（%）	VB_3（%）	VB_6（%）	烟酰胺（%）	VB_5（%）	叶酸（%）	生物素（%）	VB_{12}（%）	VB_2（%）	总和（%）
屏边县 1	0.0046	0	0	0	0.0210	0.2117	0.1068	0.0633	0.0608	0	0.4682
屏边县 2	0.0055	0	0	0	0.0045	0.0804	0.1071	0.0383	0.0764	0	0.3122
建水县 1	0.0119	0	0	0	0.0044	0.0945	0.1115	0.0809	0.0626	0	0.3658
建水县 2	0.0098	0	0	0	0.0087	0.0575	0.0345	0.0240	0.0000	0	0.1345
蒙自市	0.0107	0	0	0	0.0054	0.0766	0.0510	0.0218	0.0672	0	0.2327
砚山县	0.0103	0	0	0	0.0134	0.0699	0.1072	0.0340	0.0545	0	0.2893
文山市 1	0.0093	0	0	0	0.0053	0.1045	0.1315	0.0702	0.0657	0	0.3865
文山市 2	0.0088	0	0	0	0.0040	0.2154	0.3788	0.0432	0.1353	0	0.7855
文山市 3	0.0065	0	0	0	0.0034	0.3279	0.1265	0.0384	0.0277	0	0.5304
马关县 1	0.0075	0	0	0	0.0034	0.0702	0.1011	0.0410	0.0505	0	0.2737
马关县 2	0.0089	0	0	0	0.0036	0.1644	0.1866	0.0785	0.0237	0	0.4657
马关县 3	0.0080	0	0	0	0.0035	0.1247	0.1343	0.0727	0.0538	0	0.3970
西畴县	0.0121	0	0	0	0.0064	0.0760	0.0562	0.0226	0.0634	0	0.2367
丘北县	0.0108	0	0	0	0.0064	0.0798	0.0793	0.0223	0.0601	0	0.2587
文山市 4	0.0070	0	0	0	0.0185	0.0378	0.2811	0.0205	0.1475	0	0.5124
平均值	0.0088	0	0	0	0.0074	0.1194	0.1329	0.0448	0.0632	0	0.3766

表 6.13 不同产地三年生三七茎叶脂溶性维生素含量

产地	VA（%）	VD_2（%）	VD_3（%）	VE（%）	VK_1（%）	RSD（%）
屏边县 1	0.0000	0.0000	0.0000	0.0000	0.0140	0.2239
屏边县 2	0.0000	0.0000	0.0000	0.0000	0.0017	1.3964
建水县	0.0000	0.0000	0.0000	0.0000	0.0015	1.9597
建水县	0.0000	0.0000	0.0000	0.0000	0.000	0.000
蒙自市	0.0000	0.0000	0.0000	0.0000	0.0015	1.6352
砚山县	0.0000	0.0000	0.0000	0.0000	0.0090	0.1083
文山市 1	0.0000	0.0000	0.0000	0.0000	0.0013	1.3514
文山市 2	0.0000	0.0000	0.0000	0.0000	0.0009	0.2744
文山市 3	0.0000	0.0000	0.0000	0.0000	0.0012	1.4370
马关县 1	0.0000	0.0000	0.0000	0.0000	0.0012	1.5810
马关县 2	0.0000	0.0000	0.0000	0.0000	0.0023	1.5677
马关县 3	0.0000	0.0000	0.0000	0.0000	0.0061	0.6255
西畴县	0.0000	0.0000	0.0000	0.0000	0.0010	23.9848
丘北县	0.0000	0.0000	0.0000	0.0000	0.0013	2.0790
文山市 4	0.0000	0.0000	0.0000	0.0000	0.000	0.000
平均值	0.0000	0.0000	0.0000	0.0000	0.0026	0.2239

4）氨基酸

对三七茎叶的氨基酸含量进行测定，结果见表 6.14。显示，文山州三年生三七茎叶的总氨基酸含量为 12.95%。其中精氨酸含量最高为 3.34%。

表 6.14 文山州三年生三七茎叶中氨基酸测定结果

名称	氨基酸含量（%）	名称	氨基酸含量（%）
精氨酸（ARG）	3.34	亮氨酸（LEU）	0.46
赖氨酸（LYB）	0.19	蛋氨酸（MET）	0.04
丙氨酸（ALA）	0.68	组氨酸（HIS）	0.73
苏氨酸（THR）	0.85	苯丙氨酸（PHE）	0.56
甘氨酸（GLY）	0.66	谷氨酸（GLU）	0.54
缬氨酸（VAL）	0.43	天冬氨酸（ASP）	1.17
丝氨酸（SER）	0.88	半胱氨酸（CYS）	0.16
脯氨酸（PRO）	0.98	酪氨酸（TYR）	1.02
异亮氨酸（ILE）	0.26	氨基酸总量	12.95

2. 三七茎叶天然有害成分研究

1）三七茎叶农药残留检测

采收了 10 个不同产地的三七茎叶样品，采用气相色谱法，分析农药残留量六六六、滴滴涕以及五氯硝基苯。10 个样品中六六六、滴滴涕以及五氯硝基苯均在检测限以下，分别小于 0.06 mg/kg 和 0.08 mg/kg。低于国家相关食品规定的

0.1 mg/kg 限量标准。测定结果见表 6.15。

表 6.15　不同产地三七茎叶农药残留检测结果

产地	六六六及异构体 (mg/kg)	滴滴涕及异构体 (mg/kg)	五氯硝基苯 (mg/kg)
西畴县	< 0.06	< 0.06	< 0.08
马关县 1	< 0.06	< 0.06	< 0.08
马关县 2	< 0.06	< 0.06	< 0.08
马关县 3	< 0.06	< 0.06	< 0.08
砚山县	< 0.06	< 0.06	< 0.08
文山市 1	< 0.06	< 0.06	< 0.08
文山市 2	< 0.06	< 0.06	< 0.08
建水县	< 0.06	< 0.06	< 0.08
屏边县 1	< 0.06	< 0.06	< 0.08
屏边县 2	< 0.06	< 0.06	< 0.08

2）三七茎叶重金属含量分析

测定了 10 个不同产地三七茎叶的铅、镉、汞、铜、砷重金属及有害元素，结果如表 6.16 所示，所有检测指标均符合标准规定。结果显示：铅含量为 2.158～3.470 mg/kg；镉含量为 0.221～0.354 mg/kg；汞含量为 0.063～0.083 mg/kg；铜含量为 10.5～14.92 mg/kg；砷含量为 0.972～1.7907 mg/kg。

表 6.16　不同产地三七茎叶重金属及有害元素含量检测结果

产地	铅 (mg/kg)	镉 (mg/kg)	汞 (mg/kg)	铜 (mg/kg)	砷 (mg/kg)
西畴县	3.119	0.228	0.075	11.85	1.4808
马关县 1	2.772	0.258	0.074	11.90	1.4431
马关县 2	2.241	0.312	0.070	13.72	1.6222
马关县 3	2.158	0.275	0.069	10.50	1.4041
砚山县	3.075	0.351	0.071	11.09	1.5651
文山市 1	3.030	0.277	0.064	10.88	1.7907
文山市 2	3.454	0.251	0.075	11.25	1.5392
建水县	3.259	0.354	0.063	14.92	1.5855
屏边县 1	3.470	0.267	0.075	13.58	1.4442
屏边县 2	2.247	0.221	0.083	12.18	0.9721

3）天然毒素或抗营养因子

不同产地三七茎叶对胰蛋白酶的抑制作用：从图 6.3 和图 6.4 中可以看出，不同产地的三七茎叶的胰蛋白酶抑制剂粗提取物对牛胰蛋白酶均有不同程度的抑制作用。

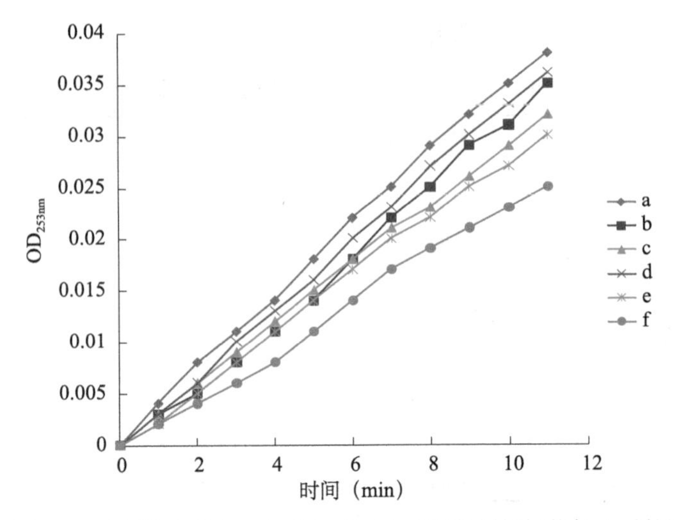

图 6.3　牛胰蛋白酶活性曲线与三七茎叶胰蛋白酶抑制剂粗提物加入后的活性曲线

a. 空白对照；b. 文山 1；c. 蒙自；d. 建水；e. 丘北；f. 文山 2

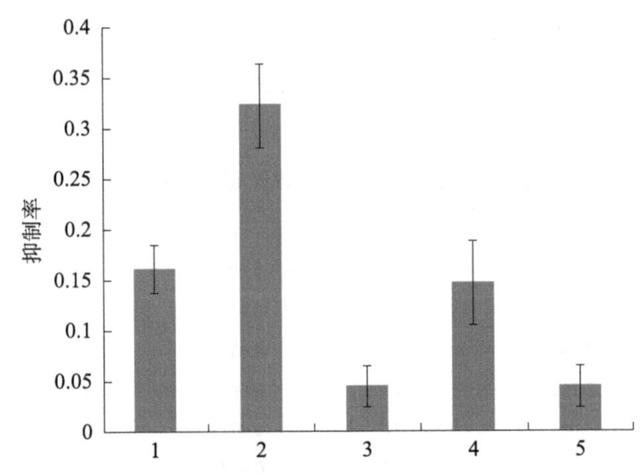

图 6.4　不同产地的三七茎叶的胰蛋白酶抑制剂粗提物对牛胰蛋白酶活性抑制率影响

1. 丘北；2. 文山 1；3. 文山 2；4. 蒙自；5. 建水

4）凝集素

采用 CBB-G250 色素结合法对不同产地三年生三七茎叶的凝集素含量进行了测定。结果见表 6.17，三七茎叶中凝集素含量最低为 350 μg/g，最高值为 490 μg/g，平均含量为 406 μg/g。

表 6.17　不同产地三七茎叶的凝集素含量

产地	生长年限	凝集素 (μg/g)	植酸 (%)	多糖 (%)	槲皮素 (%)	没食子酸 (%)	阿魏酸 (%)
丘北县	三年生	350	1.65	36.93	0.17	0.02	—

续表

产地	生长年限	凝集素 (μg/g)	植酸 (%)	多糖 (%)	槲皮素 (%)	没食子酸 (%)	阿魏酸 (%)
文山市 1	三年生	420	3.85	31.91	0.22	0.03	—
文山市 2	三年生	490	3.30	38.86	0.11	0.02	—
蒙自市	三年生	420	3.85	54.47	0.15	0.02	—
建水县	三年生	350	2.48	27.56	0.15	0.01	—
平均值		406	3.03	37.95	0.16	0.02	

三七茎叶的血凝集活力：从实验结果来看，不同产地三七茎叶中凝集素在3.25 μg/mL左右均有凝集活力。

植酸：从表6.17的结果看出，三年生三七茎叶的植酸含量平均为3.03%。而日常干燥蔬菜中植酸的含量范围为1.6～6.6 mg/g。三七茎叶中植酸含量低于干燥蔬菜中的植酸含量。

非淀粉多糖：不同产地三七茎叶中非淀粉多糖含量，结果见表6.17。显示，三年生三七茎叶的非淀粉多糖含量平均为37.95%。

多酚类化合物：不同产地三年生三七茎叶中多酚含量，槲皮素＞没食子酸＞阿魏酸。槲皮素含量平均为0.16%；没食子酸含量平均为0.02%；而三七茎叶中未检测出阿魏酸。

三、三七须根营养成分及有害成分研究

1. 三七须根的营养成分分析

1）一般营养成分分析

分析结果见表6.18。三七须根中含有较为丰富的营养成分，其中灰分含量平均为5.75%，水分含量平均为7.30%，浸出物平均为12.50%，粗脂肪平均为1.02%，粗蛋白平均为3.07%，多糖平均为2.03%，淀粉含量则较低平均为27.51%，粗纤维平均为8.47%。

表6.18　不同产地三七须根一般营养指标成分分析结果

样品产地	灰分（%）	水分（%）	浸出物（%）	粗脂肪（%）	粗蛋白（%）	多糖（%）	淀粉（%）	粗纤维（%）
沙西	5.83	6.78	10.48	0.50	3.05	1.72	26.40	9.13
曲靖	5.44	7.67	12.96	1.50	3.04	1.93	26.89	8.57
开远	6.04	7.38	13.97	2.00	3.16	1.98	27.29	7.98
西畴	5.65	7.41	12.48	0.50	3.09	1.74	35.31	5.74
麻栗坡	6.35	8.29	11.49	0.50	3.08	1.73	24.63	7.92

续表

样品产地	灰分（%）	水分（%）	浸出物（%）	粗脂肪（%）	粗蛋白（%）	多糖（%）	淀粉（%）	粗纤维（%）
石林	5.24	6.62	12.47	1.50	3.05	1.93	21.96	8.78
砚山	6.09	7.57	11.97	0.50	3.01	2.52	21.10	9.33
邱北	5.66	7.75	13.47	2.49	3.07	1.34	22.72	7.19
德厚	6.09	7.71	9.48	1.50	3.08	2.11	24.86	9.05
师宗	5.81	7.20	13.48	0.50	3.10	1.52	26.81	8.62
泸西	5.76	8.20	12.46	1.00	3.04	2.07	28.57	9.30
寻甸	4.56	7.42	11.95	1.50	3.00	2.06	27.45	7.83
文山	6.62	8.05	14.46	1.00	3.09	2.39	31.48	9.55
建水	5.63	5.93	9.48	1.00	3.11	2.31	37.10	8.83
广南	5.58	7.02	12.98	0.50	3.11	1.86	34.46	9.25
广西	6.02	6.81	14.47	1.00	3.08	2.63	28.23	8.67
玉溪	5.16	6.48	13.97	0.50	3.04	2.21	26.98	5.74
个旧	6.25	7.14	12.95	0.50	3.06	2.34	20.90	9.80
呈贡	5.47	7.30	12.46	1.00	3.06	2.17	29.53	9.69
平均	5.75	7.30	12.50	1.02	3.07	2.03	27.51	8.47
最小值	4.56	6.48	9.48	0.5	3.01	1.52	20.90	5.74
最大值	6.35	8.29	14.46	2.49	3.16	2.63	37.10	9.80

2）矿质元素分析

采用原子吸收分光光度法测定了三七须根中矿质元素含量，结果见表 6.19。分析结果表明，三七须根含有 Cu、Zn、Fe、Mn、Ca、Mg、Na 等人体必需的矿质元素，其中以 Ca、Mg、Fe 含量较为丰富。三七须根中 Cu 的含量平均为 6.88 mg/kg，Zn 的含量平均为 28.11 mg/kg，Fe 的含量平均为 394 mg/kg，Mn 的含量平均为 98.14 mg/kg，Ca 的含量平均为 3.35×10^3 mg/kg，Mg 的含量平均为 1.48×10^3 mg/kg，Na 的含量平均为 16.14 mg/kg。

表 6.19 不同产地三七须根中矿质元素含量分析结果

产地	铜（mg/kg）	锌（mg/kg）	铁（mg/kg）	锰（mg/kg）	钙（mg/kg）	镁（mg/kg）	钠（mg/kg）
石屏 2	3.4	13.4	128	24.5	2.74×10^3	1.47×10^3	12.0
砚山	8.1	38.3	509	311	4.89×10^3	1.88×10^3	15.9
师宗	10.4	28.0	468	106	3.74×10^3	1.76×10^3	13.9
通海	9.2	44.7	297	161	3.21×10^3	1.35×10^3	15.4
石林	5.3	48.1	447	87.2	4.09×10^3	1.72×10^3	16.2
文山	12.7	47.5	487	87.7	3.67×10^3	1.73×10^3	13.1
马关	6.1	27.1	472	72.9	3.42×10^3	1.53×10^3	60.6
罗平	6.8	25.4	705	49.4	3.94×10^3	1.72×10^3	10.4
石屏 1	4.7	24.1	396	87.8	3.26×10^3	1.45×10^3	9.12

续表

产地	铜（mg/kg）	锌（mg/kg）	铁（mg/kg）	锰（mg/kg）	钙（mg/kg）	镁（mg/kg）	钠（mg/kg）
建水	9.0	26.0	553	92.0	3.87×10^3	1.69×10^3	11.0
平均	6.88	28.11	394	98.14	3.35×10^3	1.48×10^3	16.14

3）维生素含量分析

三七须根中水溶性维生素含量结果见表6.20。三七须根中水溶性维生素含量平均为0.2039%；三七须根中还含有脂溶性维生素如VA、VE，VA平均含量为0.000071%，VE平均含量为0.000128%，不含VD_3和VK_1，结果见表6.21。

表6.20 不同产地三七须根中水溶性维生素含量测定结果

产地	VB_1（%）	VB_3（%）	VB_5（%）	VB_6（%）	VB_{12}（%）	VC（%）	烟酰胺（%）	生物素（%）	总和（%）
石林	0.0489	0.0054	0.0257	0.0030	0.0002	0.0268	0.0104	0.0546	0.175
罗平	0.0684	0.0028	0.0342	0.0033	0.0001	0.0577	0.0218	0.0400	0.2283
通海	0.0625	0.0045	0.0239	0.0020	0.0001	0.0405	0.0178	0.0410	0.1923
砚山	0.0743	0.0037	0.0181	0.0026	0.0002	0.0411	0.0235	0.0525	0.216
师宗	0.0613	0.0026	0.0248	0.0025	0.0001	0.0434	0.0184	0.0452	0.1983
马关	0.0632	0.0026	0.0235	0.0033	0.0001	0.0344	0.0205	0.0539	0.2015
石屏1	0.0573	0.0039	0.0266	0.0021	0.0001	0.0463	0.0181	0.0590	0.2134
石屏2	0.0280	0.0045	0.0413	0.0017	0.0002	0.0428	0.0067	0.0655	0.1907
建水1	0.0542	0.0018	0.0226	0.0021	0.0001	0.0235	0.0178	0.0418	0.1639
建水2	0.0495	0.0041	0.0186	0.0034	0.0001	0.0349	0.0147	0.0448	0.1701
文山	0.0423	0.0038	0.0222	0.0022	0.0002	0.0361	0.0122	0.0470	0.166
寻甸	0.0632	0.0045	0.0122	0.0113	0.0001	0.0369	0.0080	0.0501	0.1863
平均值	0.0611	0.0035	0.0243	0.0035	0.0001	0.0397	0.0172	0.0541	0.2039

表6.21 不同产地三七须根的脂溶性维生素含量测定结果

产地	VA（%）	VD_3（%）	VK_1（%）	VE（%）
石林	0.000070	—	—	0.000283
罗平	0.000090	—	—	0.000238
通海	—	—	—	0.000066
砚山	0.000039	—	—	0.000070
师宗	0.000059	—	—	0.000098
马关	—	—	—	0.000085
石屏1	0.000102	—	—	0.000113
石屏2	0.000179	—	—	0.000137
建水1	0.000139	—	—	0.000075
建水2	0.000098	—	—	0.000065
文山	0.000055	—	—	0.000139
寻甸	0.000025	—	—	0.000095
平均值	0.000071	—	—	0.000128

不同产地三七须根所检测的12种维生素，共检测出10种，其中VD_3和VK_1未检测到，其他检测到的10种维生素含量均很低。其中脂溶性维生素的含量远远小于水溶性维生素的含量，检测到的10种维生素的含量平均值从大到小依次为VB_1、生物素、VC、VB_5、烟酰胺、VB_3、VB_{12}，检测到的VE和VA含量甚微，可以忽略不计。

4）氨基酸含量分析

对不同产地三七须根中的16种氨基酸含量进行分析，结果见表6.22。三七须根中16种氨基酸含量总和为5.367%～7.623%。精氨酸含量最高为0.413%～0.971%。

表6.22　不产地三七须根中16种氨基酸的含量（n=3）（%）

氨基酸名称	石林	罗平	寻甸	师宗	马关	石屏1	石屏2	建水1	建水2	文山
MetSON	1.329	1.2	1.346	1.162	1.198	1.207	0.954	1.206	1.023	0.959
苏氨酸	0.367	0.331	0.419	0.315	0.33	0.332	0.238	0.361	0.291	0.286
丝氨酸	0.338	0.338	0.435	0.32	0.328	0.307	0.236	0.358	0.289	0.274
谷氨酸	0.899	0.868	1.01	0.815	0.844	0.829	0.665	0.859	0.738	0.712
甘氨酸	0.351	0.338	0.439	0.324	0.341	0.317	0.267	0.357	0.288	0.29
丙氨酸	0.446	0.445	0.514	0.35	0.417	0.413	0.319	0.445	0.34	0.319
缬氨酸	0.337	0.326	0.383	0.31	0.318	0.308	0.256	0.334	0.28	0.272
蛋氨酸	0.056	0.029	0.055	0.037	0.039	0.024	0	0	0.043	0.03
异亮氨酸	0.304	0.301	0.363	0.305	0.318	0.292	0.261	0.326	0.276	0.268
亮氨酸	0.55	0.56	0.652	0.553	0.566	0.539	0.45	0.594	0.487	0.464
酪氨酸	0.244	0.216	0.272	0.226	0.237	0.218	0.19	0.244	0.219	0.181
苯丙氨酸	0.449	0.402	0.46	0.399	0.421	0.414	0.332	0.433	0.362	0.329
组氨酸	0.104	0.071	0.072	0.075	0.075	0.076	0.066	0.085	0.068	0.103
赖氨酸	0.378	0.353	0.367	0.327	0.323	0.329	0.383	0.455	0.371	0.427
精氨酸	0.971	0.63	0.523	0.584	0.643	0.755	0.495	0.607	0.656	0.413
脯氨酸	0.342	0.299	0.313	0.311	0.297	0.291	0.255	0.328	0.292	0.284

2. 天然有害成分

1）三七须根中农药残留分析

采用气相色谱法测定了10批不同产地三七须根样品中六六六、滴滴涕、多菌灵、腐霉利、甲基硫菌灵、腈菌唑、烯酰吗啉、丙环唑及噁霜灵等农药残留量。结果见表6.23，三七须根有机氯农药残留量，六六六、滴滴涕均在检测限以下，小于0.06 mg/kg。低于国家相关食品规定的0.1 mg/kg限量标准。其中常用农药多菌灵、甲基硫菌灵及噁霜灵均为未检出，腐霉利、腈菌唑、烯酰吗啉、丙环唑含量均低于国家相关食品要求。

表 6.23　不同产地三七须根中的农药残留量测定结果

产地	六六六（mg/kg）	滴滴涕（mg/kg）	多菌灵（mg/kg）	腐霉利（mg/kg）	甲基硫菌灵（mg/kg）	腈菌唑（mg/kg）	烯酰吗啉（mg/kg）	丙环唑（mg/kg）	噁霜灵（mg/kg）
石屏 2	—	—	—	0.50	—	—	0.118	0.0492	—
砚山	—	—	—	0.80	—	0.142	0.432	0.216	—
师宗	—	—	—	0.74	—	0.0588	0.354	0.108	—
通海	—	—	—	0.064	—	0.114	—	0.159	—
石林	—	—	—	0.94	—	—	0.817	—	—
文山	—	—	—	0.57	—	—	0.417	—	—
马关	—	—	—	1.21	—	0.0686	0.275	0.186	—
罗平	—	—	—	0.34	—	0.0491	0.162	—	—
石屏 1	—	—	—	0.62	—	—	0.310	—	—
建水	—	—	—	0.80	—	0.0594	0.366	0.109	—

2）三七须根重金属含量分析

10 批不同产地三七须根中的铅、镉、汞、砷重金属及有害元素测定结果见表 6.24，所有检测指标均符合国家相关食品标准规定。结果表明：铅检出的最高含量为 2.97 mg/kg，最低为 0.31 mg/kg；镉检出的最高为 0.38 mg/kg，最低为 0.035 mg/kg；汞检出的最高为 0.099 mg/kg，最低为 0.024 mg/kg；砷检出的最高为 1.2 mg/kg，最低为 0.13 mg/kg。

表 6.24　不同产地三七须根中重金属及有害元素含量测定结果

产地	铅（mg/kg）	镉（mg/kg）	汞（mg/kg）	砷（mg/kg）
石屏 2	0.31	0.035	0.024	0.13
砚山	2.97	0.38	0.099	1.2
师宗	1.50	0.31	0.039	0.66
通海	1.69	0.17	0.040	0.30
石林	2.66	0.13	0.057	0.32
文山	1.65	0.14	0.033	0.38
马关	1.43	0.13	0.049	0.48
罗平	1.29	0.12	0.035	0.61
石屏 1	1.26	0.19	0.034	0.57
建水	1.55	0.13	0.056	0.67

3）天然毒素或抗营养因子

目前文献报道中没有发现三七须根中存在天然毒素。

胰蛋白酶抑制剂：实验结果见表 6.25，不同产地的三七须根的胰蛋白酶抑制剂粗提取物对牛胰蛋白酶均有不同程度的抑制作用。进一步分析三七须根中胰蛋白酶抑制率，其抑制率范围在 0.874%～0.991% 之间，平均为 0.9448%。不同产地的三七须根均对牛胰蛋白酶有抑制作用，说明三七须根中含有胰蛋白酶抑制剂，但含量较低；不同产地的三七须根其蛋白酶抑制率不同，但相差不大。

凝集素含量：实验结果见表 6.25，须根中凝集素的含量以文山州砚山县样品中含量最低，为 9.57%，红河州建水县 2 样品中含量最高，为 18.11%。

植酸：实验结果见表 6.25，不同产地的三七须根中植酸的含量不同，平均值为 0.046%，以寻甸、石屏 1 两地样品的含量最高均为 0.051%，以马关县、石屏 2 的样品中含量最低为 0.040%。

非淀粉多糖：不同产地的三七须根非淀粉多糖含量平均为 3.84%；其中以文山的非淀粉多糖含量最高为 4.54%，建水 1 含量最低为 3.39%，说明不同产地的三七须根非淀粉含量不一样，存在差异。测定结果见表 6.25。

表 6.25　不同产地三七须根胰蛋白酶抑制率、凝集素、植酸、多糖测定结果

产地	抑制率（%）	凝集素（%）	植酸（%）	多糖（%）
石林	0.897	11.14	0.050	3.40
罗平	0.921	14.87	0.049	3.50
通海	0.935	13.55	0.047	3.70
砚山	0.874	9.57	0.043	3.51
师宗	0.967	15.85	0.047	4.06
马关	0.981	14.98	0.040	4.00
石屏 1	0.917	13.17	0.051	4.29
石屏 2	0.984	12.58	0.040	3.71
建水 1	0.903	16.59	0.049	3.68
建水 2	0.990	18.11	0.043	3.39
寻甸	0.978	16.67	0.051	3.41
文山	0.991	10.81	0.048	4.54
平均值	0.9448	13.99	0.046	3.84

多酚类化合物：三七须根中多酚类化合物见表 6.26 所示，三七须根中所测定的三种多酚化合物含量，没食子酸＞槲皮素＞阿魏酸；不同产地的三七须根的槲皮素平均含量为 0.07%，其中以石林的槲皮素含量最低，为 0.05%，西畴的槲皮素含量最高，为 0.11%；没食子酸平均含量为 0.12%，其中师宗的含量最低为 0.106%，西畴的含量最高，为 0.138%；不同产地的阿魏酸含量都较低，罗平的阿魏酸含量最高为 0.0336%。

表 6.26　不同产地三七须根多酚类化合物测定结果

产地	槲皮素（%）	RSD（%）	没食子酸（%）	RSD（%）	阿魏酸（%）
西畴	0.11	0.12	0.138	0.05	0.0249
师宗	0.06	0.01	0.106	0.04	0.0210
砚山	0.07	0.07	0.108	0.06	0.0267
罗平	0.07	0.24	0.116	0.02	0.0336
文山	0.06	0.07	0.113	0.02	0.0273
马关	0.07	0.01	0.120	0.01	0.0129
石屏	0.10	0.03	0.126	0.04	0.0328
石林	0.06	0.04	0.133	0.03	0.0200
石屏	0.06	0.04	0.111	0.03	0.0328
石林	0.05	0.06	0.112	0.01	0.0200
丘北	0.07	0.10	0.121	0.08	0.0248
平均值	0.07		0.12		0.0251

对三七须根抗营养因子研究发现，三七须根胰蛋白酶抑制剂粗提物对牛胰蛋白酶均具有抑制作用，从而证明了须根中胰蛋白酶抑制剂的存在；三七须根凝集素粗提物具有凝集活力；在所检测的多酚类化合物中，检测出了槲皮素、没食子酸和阿魏酸，平均含量分别为 0.07%、0.12% 和 0.0251%；三七须根中非淀粉多糖的平均含量为 3.84%。虽然三七须根均含有以上 5 种抗营养因子，但本研究仅对其进行了定性与定量研究，不会对三七须根的食用带来实质性的影响。

第三节　特 殊 食 品

根据《中华人民共和国食品安全法》及《中华人民共和国食品安全法实施条例》的定义，特殊食品包括三类：保健食品、特殊医学用途配方食品（含特殊医学用途婴儿配方食品）、婴幼儿配方食品等。

上述三类食品都有不同于普通食品的风险特点和食用人群，食品生产经营者的义务与国家对相关产品或者配方都有不同于普通食品的管理要求，因此归为特殊食品予以严格管理。

除保健食品中的营养素补充剂之外，其他特殊食品实行了严格注册制管理，由国家市场监管大队负责注册。

一、保健食品

2005 年 7 月 1 日起施行的《保健食品注册管理办法（试行）》严格定义了保

健食品概念。保健食品是指声称具有特定保健功能或者以补充维生素、矿物质为目的的食品，即适宜于特定人群食用，具有调节机体功能，不以治疗疾病为目的，并且对人体不产生任何急性、亚急性或者慢性危害的食品。

二、特殊医学用途配方食品

根据食品安全国家标准《特殊医学用途配方食品通则》（GB 29922—2013）和《特殊医学用途配方食品良好生产规范》(GB 29923—2013)，特殊医学用途配方食品是指为了满足进食受限、消化吸收障碍、代谢紊乱或特定疾病状态人群对营养素或膳食的特殊需要，专门加工配制而成的配方食品。

1. 特殊医学用途配方食品分类

根据不同临床需求和适用人群，《特殊医学用途配方食品通则》将特殊医学用途配方食品分为三类，即全营养配方食品、特定全营养配方食品和非全营养配方食品。

1）全营养配方食品

全营养配方食品，可作为单一营养来源满足目标人群营养需求的特殊医学用途配方食品。适用于需对营养素进行全面补充且对特定营养素没有特别要求的人群。患者应在医生或临床营养师的指导下选择使用全营养配方食品。可以作为需要口服或者管饲患者的饮食替代或者营养补充。

2）特定全营养配方食品

特定全营养配方食品，可作为单一营养来源能够满足目标人群在特定疾病或医学状况下营养需求的特殊医学用途配方食品。

特定全营养配方食品是在相应年龄段全营养配方食品的基础上，依据特定疾病的病理生理变化而对部分营养素进行适当调整的一类食品，单独食用时即可满足目标人群的营养需求。符合特定全营养配方食品技术要求的产品，可有针对性地适应不同疾病的特异性代谢状态，更好地起到营养支持作用。

适用于特定疾病或医学状况下需对营养素进行全面补充的人群，并可满足人群对部分营养素的特殊需求。（即在特定疾病状况下，全营养配方食品无法适应疾病的特异性代谢变化，不能满足目标人群的特定营养需求，需要对其中的某些营养素进行调整。）对于伴随其他疾病或并发症的患者，均应由医生或临床营养师根据患者情况决定是否可以选用此类食品。

3）非全营养配方食品

非全营养配方食品，可满足目标人群部分营养需求的特殊医学用途配方食品，适用于需要补充单一或部分营养素的人群，不适用于作为单一营养来源。该类产品应在医生或临床营养师的指导下，按照患者个体的特殊医学状况，与其他特殊医学用途配方食品或普通食品配合使用。

2. 特殊医学用途配方食品标签规定

特殊医学用途配方食品的标签、说明书应当真实准确、清晰持久、醒目易读，不得涉及疾病预防、治疗功能。应当使用规范的中文标注产品名称、产品类别、配料表、配方特点、感官、适宜人群、不适宜人群、食用方法和食用量、不良反应、净含量和规格、生产日期和保质期、储藏条件、注意事项及警示说明等内容。

标签和说明书应当按照食品安全国家标准的规定在醒目位置标示下列内容：请在医生或者临床营养师指导下使用；适用于非目标人群使用；本品禁止用于肠外营养支持和静脉注射。

3. 特殊医学用途配方食品标准与规定

我国特殊医学用途配方食品有 3 个食品安全国家标准：《特殊医学用途婴儿配方食品通则》（GB 25596—2010）、《特殊医学用途配方食品通则》（GB 29922—2013）和《特殊医学用途配方食品良好生产规范》（GB 29923—2013）。

我国特殊医学用途配方食品主要依据《食品安全法》、《特殊医学用途配方食品注册管理办法》及其相关配套文件按特殊食品进行严格管理。

4. 特殊医学用途配方食品产品名称

注册号：国食注字 TY+4 位年代号 +4 位顺序号。

产品名称由商品名称、通用名称组成。每个产品只能有一个产品名称，且商品名称不应与已批准的特医食品、保健食品、药品的商品名称相同。产品名称应使用规范的汉字（《通用规范汉字表》中的汉字），不得使用繁体字、数字、字母（® 除外）、图形、符号等。进口产品还可标注英文名称，英文名称应与中文名称有对应关系。产品名称字体颜色应与标签背景颜色区分，可清晰辨识。

三、婴幼儿配方食品

婴幼儿配方食品包括婴儿配方食品与较大婴儿和幼儿配方食品，婴儿是指 0～12 月龄的人；较大婴儿是指 6～12 月龄的人；幼儿是指 12～36 月龄的人。

根据《食品安全国家标准　婴儿配方食品》，婴儿配方食品包括乳基婴儿配方食品和豆基婴儿配方食品。

乳基婴儿配方食品，是指以乳类及乳蛋白制品为主要原料，加入适量的维生素、矿物质和/或其他成分，仅用物理方法生产加工制成的液态或粉状产品。适于正常婴儿食用，其能量和营养成分能够满足0～6月龄婴儿的正常营养需要。

豆基婴儿配方食品，是指以大豆及大豆蛋白制品为主要原料，加入适量的维生素、矿物质和/或其他成分，仅用物理方法生产加工制成的液态或粉状产品。适于正常婴儿食用，其能量和营养成分能够满足0～6月龄婴儿的正常营养需要。

根据我国《食品安全国家标准　较大婴儿和幼儿配方食品》，较大婴儿和幼儿配方食品，是指以乳类及乳蛋白制品和/或大豆及大豆蛋白制品为主要原料，加入适量的维生素、矿物质和/或其他辅料，仅用物理方法生产加工制成的液态或粉状产品，适用于较大婴儿和幼儿食用，其营养成分能满足正常较大婴儿和幼儿的部分营养需要。

注册号：国食注字YP+4位年代号+4位顺序号，其中YP代表婴幼儿配方乳粉产品配方。

四、特殊食品与普通食品异同

国家对特殊食品实施严格注册管理，质量体系严格，已经获得注册的特殊食品，质量更可靠。特殊食品一般有特定的适应人群。购买时，注意查看相关注册信息。表6.27比较了三种产品的注册信息。

表6.27　特殊食品注册信息比较表

类别	注册号	证书有效期	说明
保健食品	卫食健字＋4位年代号＋4位顺序号 国食健字G＋4位年代号＋4位顺序号	无效期 5年	营养素补充剂实行备案管理
特殊医学用途配方食品	国食注字TY+4位年代号+4位顺序号	5年	国产顺序号0开头 进口顺序号5开头
婴幼儿配方食品	国食注字YP+4位年代号+4位顺序号	5年	同上

普通食品实施生产许可备案制度，一般在属地申请，食品生产许可证编号SC+数字。

食品不涉及批号，仅有生产许可证号。食品生产许可证编号由SC（“生产”的汉语拼音首字母缩写）和14位阿拉伯数字组成。数字从左至右依次为：3位食品类别编码、2 位省（自治区、直辖市）代码、2 位市（区）代码、2 位县（区）代码、4 位企业顺序码、1 位校验码。具体表示形式如图 6.5 所示。

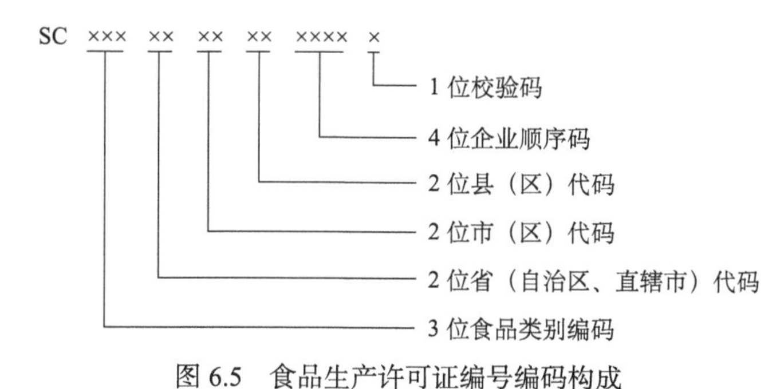

图 6.5　食品生产许可证编号编码构成

第四节　保 健 食 品

一、保健食品概述

我国《食品安全法》中强调保健食品是国家实行严格监督管理的一类特殊食品，同时认为保健食品声称保健功能，应当具有科学依据，不得对人体产生急性、亚急性或者慢性危害。因此就保健食品的定位而言，保健食品既不属于普通食品也不属于药品，与普通食品的区别在于适用于特殊人群，具有调节机体功能的作用，而和药品的区别在于不以治疗疾病为目的，可以说保健食品是介于食品与药品之间的一种中间形式。

从定义可以看出，我国保健食品分为营养素补充剂和功能型保健食品两大类，营养素补充剂的主要作用是补充膳食供给的不足，预防营养缺乏和降低发生某些慢性退行性疾病的危险性，因此营养素补充剂是指以补充维生素、矿物质而不以提供能量为目的的产品。功能性保健食品是指具有某种或几种功能声称的保健食品，如增强免疫力、缓解体力疲劳、抗氧化等。目前我国市场上的保健食品主要以胶囊、片剂、颗粒、口服液等看似药物的形式生产销售，以食品形式销售的产品相对较少，近年成为一种发展趋势。

1. 营养补充剂

营养补充剂在行业内也叫膳食补充剂、非医用营养品等，其特征是药品形态、食品属性，属于食品的特殊类别。以维生素、矿物质及动植物提取物为主要原料，通过口服补充人体必需的营养素和生物活性物质，达到提高机体健康水平和降低疾病风险的目的，一般以片剂或胶囊剂等浓缩形态存在。营养补充剂的主要功能就是补充人体所缺乏的各类营养素以及营养摄入失衡的调整。

2. 功能型保健食品

功能型保健食品是指具有营养功能、感觉功能和调节生理活动功能的食品。它的范围包括：增强人体体质（增强免疫能力，激活淋巴系统等）的食品；防止疾病（高血压、糖尿病、冠心病、便秘等）的食品；恢复健康（控制胆固醇、防止血小板凝集、调节造血功能等）的食品；调节身体节律（神经中枢、神经末梢、摄取与吸收功能等）的食品和延缓衰老的食品。

功能食品与膳食补充剂最大的区别是对产品功能性的强调，如控制体重、安神补脑等。

3. 一般食品和保健食品共性与区别

食品的三大功能是指营养、感官和生理调节。

共性：都能提供人体生存必需的基本营养物质（食品第一功能），都具特定色、香、味、形（食品第二功能）。

区别：保健食品含一定量功效成分（生理活性物质），能调节人体机能，具有特定功能（食品的第三功能）；而一般食品不强调特定功能（食品的第三功能）。

保健食品一般有特定食用范围（特定人群），而一般食品没有。浓缩（或添加纯度较高的某种生理活性物质）使其在人体内达到发挥作用的浓度，从而具备了食品第三功能。

4. 保健食品与药品的区别

药品是治疗疾病的物质，保健食品的本质仍是食品，虽有调节人体某种机能的作用，但它不是人类赖以治疗疾病的物质。

二、保健食品注册管理变迁

随着《中华人民共和国食品卫生法》（1995 年 10 月）、《保健食品管理办法》（1996 年 3 月）相继颁布，保健食品正式纳入注册管理，管理部门为国家卫计委。2003 年 2 月，卫生部印发了《保健食品检验与评价技术规范》（2003 年版），明确规范了保健食品的检验、功能评价方法等监督依据。2003 年 4 月，国家食品药品监督管理局正式挂牌，保健食品的注册管理工作由国家卫计委移交到了国家食品药品监督管理局。因此，目前国家审批的保健食品有两种批号：卫食健字与国食健字。卫食健字是卫生部2003年前的批准号，批文上无产品效期，批准文号形式为：卫食健字+4位年代号+4位顺序号；自2004年后，批文转为国食健字号。2005年4月《保健食品注册管理办法（试行）》和2015年5月《保健食品广告审查暂行规定》出台，从注册和广告两个方面规范了保健食品的行业行为。《保健食品注册管理办法（试行）》中的第二章第二节第三十三条规定，保健食品批准证书有效期为5年。国产保健食品批准文号格式为：国食健字G+4位年代号+4位顺序号；进口保健食品批准文号格式为：国食健字J+4位年代号+4位顺序号。5年期满的保健食品须进行再注册，通过后方可继续销售。

2015年新修订的《食品安全法》规定国家食品药品监督管理总局负责对使用保健食品原料目录以外原料的保健食品和首次进口的保健食品的注册以及首次进口的属于补充维生素、矿物质等营养物质的保健食品的备案，而各省及直辖市食品药品监督管理局负责用保健食品原料目录生产的保健食品的备案。

2016年2月，国家食品药品监督管理局《保健食品注册与备案管理办法》公布，于7月1日起正式施行，标志着我国保健食品进入了备案与注册管理两种模式。

三、保健食品申报功能发展变化

从批准产品功能来看，保健食品的发展变化过程：1996年7月18日卫生部发布的《保健食品功能学评价程序和检验方法》（卫监发〔1996〕38号）明确保健食品申报的功能有：免疫调节、延缓衰老、改善记忆、促进生长发育、抗疲劳、减肥、耐缺氧、抗辐射、抗突变、抑制肿瘤、调节血脂、改善性功能12项。但在1997年7月1日前，卫生部实际还批准的功能有：抗氧化、改善睡眠、调节血糖、促进排铅、改善胃肠道功能（促进消化吸收、润肠通便、改善肠道菌群失调、促进小肠运动、改善微循环、促进肠蠕动）、美容（祛黄褐斑、祛痤疮、减少皮脂腺分泌、减少皮脂分泌）、对化学性肝损伤有保护作用、保护乙醇引起的肝损伤、改善营养性贫血、改善骨质疏松、改善视力、预防脂溢性脱发、促进头发生长、阻断*N*-亚硝基化合物的合成、阻断亚硝胺合成等功能。同时，存在同功能多名字的现象：如免疫调节功能有“免疫调节”“调节体液免疫”“调节非特异性免疫”“调节细胞免疫”四种不同表述；改善骨质疏松功能有“改善骨质疏松”“预防骨质疏松”“增加骨密度”三种不同表述。超出范围批准的这些功能，有的在下一次调整申报功能时，成为可申报的功能，而有的却从来没有进入过可申报功能的范围。

1997 年 7 月 1 日，《卫生部关于保健食品管理中若干问题的通知》（卫监发〔1997〕第 38 号）中规定，除卫生部已经公布的 12 类保健食品功能以外，根据企业的申请，并经卫生部同意，调节血糖、改善胃肠道功能（具体功能应予明确）、改善睡眠、改善营养性贫血、对化学性肝损伤有保护作用、促进泌乳、美容（具体功能应予明确）、改善视力、促进排铅、清咽润喉、调节血压、改善骨质疏松 12 项功能也可以作为保健食品功能受理，因此共有 24 项可申报功能。但此后卫生部仍旧批准了除 24 项之外的功能，如抗氧化、对乙醇造成的肝损伤有一定保护作用、预防白细胞降低、增加骨钙储留、丰乳、防龋护齿等。

2000 年 1 月 14 日，《卫生部关于调整保健食品功能受理和审批范围的通知》（卫法监发〔2000〕第 20 号）中规定，保健食品功能受理和审批范围作如下调整：一、功能受理和审批范围调整为：免疫调节、调节血脂、调节血糖、延缓衰老、改善记忆、改善视力、促进排铅、清咽润喉、调节血压、改善睡眠、促进泌乳、抗突变、抗疲劳、耐缺氧、抗辐射、减肥、促进生长发育、改善骨质疏松、改善营养性贫血、对化学性肝损伤有辅助保护作用、美容（祛痤疮、祛黄褐斑、改善皮肤水分和油分）、改善胃肠道功能（调节肠道菌群、促进消化、润肠通便、对胃黏膜有辅助保护作用），除上述保健食品功能外的其他功能暂停受理和审批；二、同一配方保健食品申报和审批功能不超过两个；三、不再受理已获《保健食品批准证书》的保健食品增补功能的审批。在此之前，卫生部对同一配方的保健食品可以申报的功能数一直未做限制，最多的一种产品被批准了 5 项功能，通知的发布明确了一种保健食品最多可申报和审批两个功能。和本次调整前相比较，取消了改善性功能和抑制肿瘤两项功能。

2003 年 5 月 1 日，《卫生部关于印发〈保健食品检验与评价技术规范〉（2003 年版）的通知》（卫法监发〔2003〕42 号），自 2003 年 5 月 1 日起实施的《保健食品检验与评价技术规范》（2003 年版）再次将保健食品功能调整为：增强免疫力、辅助降血脂、辅助降血糖、抗氧化、辅助改善记忆、缓解视疲劳、促进排铅、清咽、辅助降血压、改善睡眠、促进泌乳、缓解体力疲劳、提高缺氧耐受力、对辐射危害有辅助保护、减肥、改善生长发育、增加骨密度、改善营养性贫血、对化学肝损伤有辅助保护、祛痤疮、祛黄褐斑、改善皮肤水分、改善皮肤油分、调节肠道菌群、促进消化、通便、对胃黏膜损伤有辅助保护27项功能。

2005年7月1日，国家食品药品监督管理局颁布施行的《保健食品注册管理办法（试行）》中才第一次明确，"补充维生素、矿物质为目的的食品"即"营养素补充剂"，也属于保健食品的范畴，但此类产品从1996年就已经开始被批准并一直到现在，而其功能表述也包括了补钙、镁、碘、铁、锌、硒、维生素（A、B_1、B_2、B族、C、D、E）、微量元素、矿物质、营养素、β-胡萝卜素、叶酸、氨基酸、膳食纤维、蛋白质等二十多种功能。

2023年8月，国家市场监督管理总局、国家卫生健康委、国家中医药局联合发布了关于《允许保健食品声称的保健功能目录非营养素补充剂（2023年版）》及配套文件的公告。公告明确，现保健食品申报功能有24项，功能名称见表6.28。

表6.28　保健食品申报功能名称一览表

序号	保健功能名称	序号	保健功能名称
1	有助于增强免疫力	13	有助于改善黄褐斑
2	有助于抗氧化	14	有助于改善皮肤水分状况
3	辅助改善记忆	15	有助于调节肠道菌群
4	缓解视觉疲劳	16	有助于消化
5	清咽润喉	17	有助于润肠通便
6	有助于改善睡眠	18	辅助保护胃黏膜
7	缓解体力疲劳	19	有助于维持血脂（胆固醇/甘油三酯）健康水平
8	耐缺氧	20	有助于维持血糖健康水平
9	有助于控制体内脂肪	21	有助于维持血压健康水平
10	有助于改善骨密度	22	对化学性肝损伤有辅助保护作用
11	改善缺铁性贫血	23	对电离辐射危害有辅助保护作用
12	有助于改善痤疮	24	有助于排铅

四、保健食品注册与备案

2016年2月26日，国家食品药品监督管理总局令第22号公布《保健食品注册与备案管理办法》（以下简称《办法》），自2016年7月1日起施行。《办法》明确了保健食品注册，是指市场监督管理部门根据注册申请人申请，依照法定程序、条件和要求，对申请注册的保健食品的安全性、保健功能和质量可控性等相关申请材料进行系统评价和审评，并决定是否准予其注册的审批过程。

保健食品备案，是指保健食品生产企业依照法定程序、条件和要求，将表明产品安全性、保健功能和质量可控性的材料提交市场监督管理部门进行存档、公开、备查的过程。

国家市场监督管理总局负责保健食品注册管理，以及首次进口的属于补充维生素、矿物质等营养物质的保健食品备案管理，并指导监督省、自治区、直辖市市场监督管理部门承担保健食品注册与备案相关工作。

1. 保健食品注册

《办法》明确规定，生产和进口下列产品应当申请保健食品注册：

使用保健食品原料目录以外原料的保健食品；

首次进口的保健食品，是指非同一国家、同一企业、同一配方申请中国境内上市销售的保健食品。首次进口的保健食品属于补充维生素、矿物质等营养物质的保健食品除外。

保健食品注册证书有效期为 5 年。变更注册的保健食品注册证书有效期与原保健食品注册证书有效期相同。

国产保健食品注册号格式为：国食健注 G+4 位年代号 +4 位顺序号；进口保健食品注册号格式为：国食健注 J+4 位年代号 +4 位顺序号。

2. 保健食品备案

《办法》明确规定，生产和进口下列保健食品应当依法备案：

使用的原料已经列入保健食品原料目录的保健食品；

首次进口的属于补充维生素、矿物质等营养物质的保健食品。

首次进口的属于补充维生素、矿物质等营养物质的保健食品，其营养物质应当是列入保健食品原料目录的物质。

国产保健食品备案号格式为：食健备 G+4 位年代号 +2 位省级行政区域代码 +6 位顺序编号；进口保健食品备案号格式为：食健备 J+4 位年代号 +00+6 位顺序编号。

五、保健食品标签、说明书

《保健食品注册与备案管理办法》明确规定了保健食品标签、说明书要求。申请保健食品注册或者备案的，产品标签、说明书样稿应当包括产品名称、原料、辅料、功效成分或者标志性成分及含量、适宜人群、不适宜人群、保健功能、食用量及食用方法、规格、贮藏方法、保质期、注意事项等内容及相关制定依据和说明等。

保健食品的标签、说明书主要内容不得涉及疾病预防、治疗功能，并声明“本品不能代替药物”。

1. 保健食品名称组成

《办法》明确保健食品的名称由商标名、通用名和属性名组成。

商标名，是指保健食品使用依法注册的商标名称或者符合《商标法》规定的未注册的商标名称，用以表明其产品是独有的、区别于其他同类产品。

通用名，是指表明产品主要原料等特性的名称。

属性名，是指表明产品剂型或者食品分类属性等的名称。

2. 保健食品名称不得含有下列内容

虚假、夸大或者绝对化的词语，明示或者暗示预防、治疗功能的词语，庸俗或者带有封建迷信色彩的词语，人体组织器官等词语，除“”之外的符号及其他误导消费者的词语。

保健食品名称不得含有人名、地名、汉语拼音、字母及数字等，但注册商标作为商标名、通用名中含有符合国家规定的含字母及数字的原料名除外。

3. 保健食品通用名不得含有下列内容

已经注册的药品通用名，但以原料名称命名或者保健食品注册批准在先的除外。保健功能名称或者与表述产品保健功能相关的文字，易产生误导的原料简写名称，营养素补充剂产品配方中部分维生素或者矿物质，法律法规规定禁止使用的其他词语。

备案保健食品通用名应当以规范的原料名称命名。同一企业不得使用同一配方注册或者备案不同名称的保健食品，不得使用同一名称注册或者备案不同配方的保健食品。

六、保健食品标志规范标注

为规范保健食品的标注管理，2023 年 12 月国家市场监督管理总局发布了《保健食品标志规范标注指南》，明确规定了以下条款。

（1）保健食品标志为依法经注册和备案的保健食品的专有标志，保健食品最小销售包装应当规范标注保健食品标志。

（2）保健食品标志应当规范标注在主要展示版面的左上方，清晰易识别。

（3）保健食品最小销售包装主要展示版面表面积大于 100 cm^2 时，保健食品标志最宽处的宽度不小于 2 cm；主要展示版面的表面积小于或等于 100 cm^2 时，保健食品标志最宽处的宽度不小于 1 cm。

（4）保健食品标志整体比例为 8.2 ∶ 12（高∶宽），帽形图案高度：6.6 比例尺，帽形图案宽度：12 比例尺，中间球形直径：3.8 比例尺。

（5）“保健食品”四字宽度为 8.2 比例尺，每字样高度及宽度（比例尺）：“保”高 1.8、宽 1.9；“健”高 1.8、宽 1.9；“食”高 1.8、宽 1.9；“品”高 1.7、宽 1.85。

（6）保健食品标志印刷标准色 CMYK 色值为 C100 M0 Y0 K0，屏幕标准色 RGB 色值：R0 G160 B233。

（7）保健食品生产经营者可以在生产经营场所、专区专柜等位置使用保健食品标志。保健食品标志可根据实际需要等比例变化，图案、颜色应与本指南保持一致。

（8）保健食品注册证书或备案凭证持有人、保健食品生产经营者应当切实落实食品安全主体责任，规范标注保健食品标志。

保健食品标志、保健食品标志设计图，见图 6.6 和图 6.7。

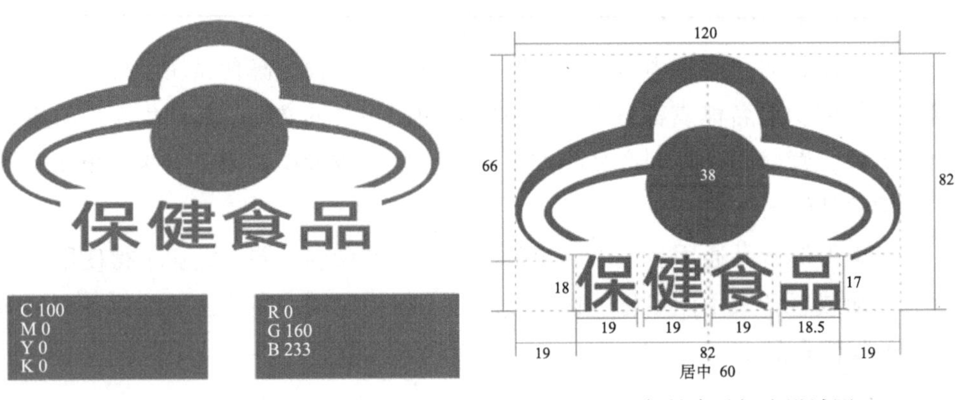

图 6.6　保健食品标志图　　图 6.7　保健食品标志设计图

七、我国三七保健食品的发展概况

2002 年，卫生部下发了《关于进一步规范保健食品原料管理的通知》。在附件 2“可用于保健食品的物品名单”中，明确三七是可用于保健食品的原料之一，但三七茎叶、三七花不在名单中。三七茎叶、花开发保健食品受到限制。第一个含三七成分的保健食品是“美肤康片”，功能：美容（祛黄褐斑、祛痤疮）；产品批号：卫食健字 (1998) 第 374 号。

到2023年年底，我国共批准保健食品批文2万余个。对产品配方中含三七的产品进行统计，获批准的含三七类保健食品334个，其中国产保健食品331个，进口保健食品3个；45个是卫食健字号，286个是国食健字号产品，2个卫食健进字号，1个国食健字J号；其中双功能产品89个。331个国产产品中仅有一个“山中宝牌三七花润爽片［卫食健字(2003)第0116号］”是以三七花为原料开发的产品，没有以三七茎叶为原料开发的保健食品。在所有含三七的保健食品中，功能范围涉及有助于增强免疫力、有助于维持血脂健康水平、有助于维持血糖健康水平、有助于抗氧化、辅助改善记忆、缓解视觉疲劳、清咽润喉、有助于维持血压健康水平、有助于改善睡眠、缓解体力疲劳、耐缺氧、对电离辐射危害有辅助保护功能、有助于控制体内脂肪、有助于改善骨密度、改善缺铁性贫血、对化学肝损伤有辅助保护作用、有助于改善痤疮、有助于改善黄褐斑、有助于改善皮肤水分状况、有助于润肠通便、辅助保护胃黏膜等功能。其中改善营养性贫血、改善生长发育、延缓衰老、抗突变类四种功能不在新功能范围内，四类产品合计15个，产品批文取得时间为2004年以前。

自2016年开始，云南省卫计委陆续发布《干制三七茎叶》《三七花》《三七须根》三个食品安全地方标准，将三七茎叶、三七花、三七须纳入普通地方特色食品进行管理，意味着三者可用于保健食品开发。因此到目前为止，三七全株各部位均可用于保健食品开发。

第五节　三七保健食品分类

一、按剂型分类

含三七类保健食品涉及剂型共10类，包含：硬胶囊、软胶囊、片剂、茶饮、口服液、颗粒剂、酒剂、丸剂、饼干、粉剂。其中硬胶囊剂为主要剂型，有197个产品，占三七类产品总量的58.98%；片剂54个，占总产品量的16.17%；软胶囊19个，占总产品量的5.69%；茶饮18个，占总产品量的5.39%；口服液17个，占5.09%；颗粒剂16个，占4.79%；酒剂8个，占2.40%；丸剂3个，占0.9%；饼干、粉剂各1个，占0.3%，含三七保健食品功能及产品剂型统计，见表6.29。

表 6.29　含三七类保健食品剂型统计表

序号	功能	总产品数	口服液	硬胶囊	颗粒剂	片剂	软胶囊	酒剂	饼干	丸	茶	粉
1	对化学性肝损伤有辅助保护作用	24	1	14	2	7						
2	有助于润肠通便	4		3					1			
3	有助于控制体内脂肪	3		2						1		
4	耐缺氧	24	2	14		4	2				2	
5	缓解视觉疲劳	1				1						
6	有助于改善睡眠	11		10			1					
7	清咽润喉	3			1	2						
8	有助于维持血压健康水平	13	1	8		1	2				1	
9	有助于维持血糖健康水平	23	1	13	2	6	1					
10	有助于抗氧化	2		2								
11	延缓衰老	9		7		1		1				
12	改善营养性贫血	3	2	1								
13	有助于维持血脂健康水平	80	1	50	3	11	4			1	10	
14	有助于祛痤疮、有助于祛黄褐斑、有助于改善皮肤水分	5				2	3					
15	对电离辐射危害有辅助保护功能	5		5								
16	有助于增强免疫力	68	3	40	4	7	5	4		1	4	
17	抗突变	2		2								
18	有助于改善骨密度	15		7		7						1
19	缓解体力疲劳	24	4	10	3	3		3			1	
20	辅助保护胃黏膜	8	2	5			1					
21	辅助改善记忆	6		3	1	2						
22	促进生长发育	1		1								
	合计	334	17	197	16	54	19	8	1	3	18	1

二、按功能分类

1. 对化学性肝损伤有辅助保护作用

三七对肝脏有一定的护肝作用，对肝纤维化有较好的干预作用。三七总皂苷有降低谷丙转氨酶（SGPT）的作用，其本身对肝细胞无直接保护作用，但因三七改善了肝脏的微循环而促进了肝细胞膜的功能恢复；对线粒体、内质网等重要细胞器功能及形态的恢复有促进作用；三七总皂苷能促进肝细胞的糖代谢，使肝细胞糖原储备增加，有利于肝损伤的恢复，从而起到保肝作用；亦能减轻肝组织脂肪变性作用。三七总皂苷可显著降低血清谷丙转氨酶（ALT）、γ-谷氨酰基转肽酶（γ-GT）、总胆红素（TBil）、直接胆红素（DBil）的含量，同时也抗肝细胞纤维化。因此，三七对肝脏有一定的护肝作用，对肝纤维化有较好的干预作用。代表产品见表6.30。三七＋葛根、三七＋灵芝为产品配方首选，在产品中多次使用。

表6.30　含三七对化学性肝损伤有辅助保护功能保健食品

序号	产品名称	批号	配方	备注
1	琼丰益肝胶囊	卫食健字(2000)第0313号	枸杞子、女贞子、丹参、三七、柴胡、甘草	
2	金神牌欣甘葆冲剂	卫食健字(2002)第0751号	三七、菊花、乳糖	耐缺氧
3	蓝韵牌甘舒胶囊	国食健字G20040892	山楂、蒲公英、栀子、酸枣仁、姜黄、橘皮、佛手、三七、厚朴、制大黄	调节血脂
4	天福地福牌木春胶囊	国食健字G20040943	西洋参、三七、五味子、山楂、枸杞子、苦瓜	调节血脂
5	金娜牌青清含片	国食健字G20050150	葛根、三七提取物、灵芝	清咽
6	维和牌维甘片	国食健字G20050208	余甘子、三七、灵芝提取物	
7	华北牌安怡欣颗粒	国食健字G20060283	黄芪、灵芝、栀子、五味子、益母草、三七、甘草	
8	道源牌舒康胶囊	国食健字G20060527	蝙蝠蛾拟青霉菌丝体粉、三七	
9	昂生牌益兴胶囊	国食健字G20060807	葛根、栀子、丹参、甘草、三七、蜂胶	
10	千沙牌艾维特胶囊	国食健字G20100134	葛根、甘草、栀子、丹参、三七、蜂胶	
11	绿得无忧牌牛磺酸三七蚬口服液	国食健字G20100481	黄蚬、三七提取物、牛磺酸、	缓解体力疲劳
12	九龙星牌绞葛三七百合胶囊	国食健字G20110456	葛根提取物、绞股蓝提取物、三七提取物、橘皮提取物、百合提取物	
13	香草堂牌五味决明胶囊	国食健字G20110448	三七提取物、决明子提取物、五味子提取物、西洋参提取物、	
14	海利斯唯牌葆轩胶囊	国食健字G20120404	葛根提取物、绞股蓝提取物、三七提取物、茯苓提取物	
15	七丹牌三七葛根胶囊	国食健注G20140979	葛根提取物、三七	
16	步源堂牌尚克片	国食健字G20150497	葛根提取物、三七提取物、银杏叶提取物、绞股蓝提取物、灵芝提取物	辅助降血脂
17	达孚康牌普瑞胶囊	国食健字G20150502	灵芝、丹参、枸杞子、五味子、三七	
18	雷允上牌三七灵芝葛根片	国食健注G20150887	葛根提取物、三七提取物、灵芝提取物	
19	利兰®葛根蒲公英三七胶囊	国食健注G20230288	金银花、红花、三七、葛根提取物、蒲公英提取物、栀子提取物	
20	利兰®葛根蒲公英三七片	国食健注G20200031	金银花、红花、三七、葛根提取物、蒲公英提取物、栀子提取物	

续表

序号	产品名称	批号	配方	备注
21	营养屋®丹参灵芝三七片	国食健注 G20200141	葛根提取物、丹参提取物、灵芝提取物、枳椇子提取物、三七提取物、泽泻提取物	
22	臻盾牌三七灵芝枳椇子胶囊	国食健注 G20230379	三七粉（经辐照）、西洋参粉（经辐照）、枳椇子提取物、灵芝提取物	
23	康美牌三七葛根西洋参胶囊	国食健注 G20230353	葛根、三七、西洋参	
24	滇野牌三七葛根枳椇子片	国食健注 G20230548	葛根、枳椇子、余甘子、三七粉	

2. 有助于润肠通便（改善胃肠道功能）

在该类产品中首次以饼干剂型出现，产品名称为恩德牌恩德饼干，国食健字 G20041020，功能为调节血糖、改善胃肠道（润肠通便）。产品配方中以芦荟+三七配伍较为常见，见表 6.31。

表 6.31　含三七润肠通便保健食品

序号	产品名称	批号	配方	备注
1	小流通牌小流通胶囊	国食健字 G20030049	三七、芦荟、益母草	调节血脂
2	恩德牌恩德饼干	国食健字 G20041020	荞麦、山药、南瓜、苦瓜、葛根、女贞子、三七、莱菔子、	调节血糖
3	美娘子牌云妍胶囊	国食健字 G20050400	芦荟、三七、灵芝浸膏粉、灵芝孢子粉	美容（改善皮肤水分）
4	七丹牌七荟胶囊	国食健注 G20120182	芦荟全叶干粉、决明子、三七	

3. 减肥（有助于控制体内脂肪）

三七总皂苷对小鼠的空腹血糖水平及体重增长率具有显著降低作用，对甘油三酯含量具有显著降低作用。千草美姿牌维清丸是三七类产品中，首次以丸剂类型出现的产品，国食健字 G20041259，具有减肥、调节血脂的作用。代表产品见表 6.32。

表 6.32　含三七减肥保健食品

序号	产品名称	批号	配方	备注
1	红七子牌减肥姿身胶囊	国食健字 G20040093	大蒜、三七、绞股蓝、荷叶、西洋参	调节血脂
2	千草美姿牌维清丸	国食健字 G20041259	藕节、普洱绿茶、三七、羧甲基纤维素钠、天冬酰苯丙氨酸甲酯	调节血脂
3	滇云牌秀曼胶囊	国食健注 G20080301	魔芋精粉、葡萄籽粉、三七提取物	

4. 耐缺氧

三七皂苷能明显增加运动后机体的肝糖原含量，能明显改善外周血血象，具有一定的提高缺氧耐受力功能。三七＋人参、红景天＋三七为此类产品主要配伍，在产品配方中多次使用，代表产品见表 6.33。

表 6.33　含三七耐缺氧保健食品

序号	产品名称	批号	配方	备注
1	金士力牌芪参茶	卫食健字 (1998) 第 474 号	丹参、黄芪、三七、茶叶	调节血脂
2	金日牌心源素胶囊	卫食健字 (1999) 第 0249 号	美国洋参、三七（超微粉）、五味子、维生素 E	
3	山中宝牌七王软胶囊	卫食健字 (2001) 第 0297 号	三七提取物、大豆色拉油、维生素 E	
4	孟氏牌脂欣康胶囊	卫食健字 (2001) 第 0010 号	银杏叶提取物、人参皂苷、三七总皂苷、茶多酚、牛磺酸	调节血脂
5	致远牌养和欣胶囊	卫食健字 (2002) 第 0393 号	黄芪、赤芍、山药、当归、三七	免疫调节
6	青春宝牌爱心胶囊	卫食健字 (2002) 第 0660 号	人参、西洋参、三七、枸杞子、五味子、维生素 E	
7	特安呐牌三七力康片	卫食健字 (2002) 第 0686 号	三七提取物、灵芝孢子粉	抗疲劳
8	充力充力胶囊	卫食健字 (2003) 第 0074 号	红景天提取物、三七提取物	抗疲劳
9	天狮牌清新胶囊	卫食健字 (2003) 第 0078 号	红景天提取物、三七细粉	
10	苗博士牌参三七胶囊	卫食健字 (2003) 第 0230 号	西洋参、三七	抗疲劳
11	祥康牌三七银杏茶	国食健字 G20040031	三七、菊花提取物、银杏叶提取物	免疫调节
12	太和牌健力康胶囊	国食健字 G20040319	三七、丹参、川芎、当归、桔梗	抗疲劳
13	金脉牌金脉胶囊	国食健字 G20040560	红曲、三七提取物、银杏叶提取物、川芎、维生素 B_1、维生素 B_6	调节血脂
14	盟生牌七上珍口服液	国食健字 G20041424	三七提取物、蜂蜜	提改善睡眠
15	七杏牌善清胶囊	国食健字 G20050319	三七、银杏叶、大豆油	提高缺氧耐受力
16	千草牌高原维能口服液	国食健字 G20050533	三七、黄芪、葛根、人参、牛磺酸、烟酰胺、维生素 B_1、维生素 B_2、维生素 B_6	缓解体力疲劳
17	三友牌疏微片	国食健字 G20050401	红景天、银杏叶、丹参、三七、蔗糖、糊精、天然薄荷脑、柠檬酸	
18	澳力宝牌奥立欣胶囊	国食健字 G20060229	人参、山药、枸杞子、葛根、三七	增强免疫力
19	庆康牌三七拟青霉胶囊	国食健字 G20110319	蝙蝠蛾拟青霉菌丝体粉、三七、茶多酚、银杏叶提取物	缓解体力疲劳
20	优倍特牌金沙胶囊	国食健字 G20130917	红景天提取物、沙棘提取物、三七提取物	
21	七丹牌三七胶囊	国食健注 G20140356	三七	
22	格林斯通牌三七片	国食健字 G20150936	三七	辅助降血脂
23	乐仁牌丹参三七红景天片	国食健字 G20160043	丹参、红景天、三七	
24	普德牌三七姜黄胶囊	国食健注 G20240082	三七（经辐照）、姜黄提取物	

5. 缓解视觉疲劳

在氧诱导的新生小鼠视网膜病变（OIR）模型中，三七总皂苷通过 PI3K/Akt 调节血管内皮生长因子（VEGF）和成纤维细胞生长因子（FGF2），减少 VEGF 和 FGF2 的蛋白表达，降低小鼠的视网膜内界膜血管内皮细胞核计数水平，抑制氧诱导的新生小鼠 OIR 新生血管的形成。缓解视觉疲劳功能产品有一个，即康煦源牌颐嘉片，国食健字 G20160468，具有抗氧化、缓解视疲劳的作用，见表 6.34。

表 6.34　含三七的缓解视觉劳保健食品

序号	产品名称	批号	配方	备注
1	康煦源牌颐嘉片	国食健字 G20160468	葡萄籽提取物、蜂胶粉、叶黄素、三七粉	抗氧化

6. 有助于改善睡眠

三七总皂苷对中枢神经有抑制作用，表现出镇静、安定和改善睡眠的作用。主要通过减少突触体谷氨酸的含量来实现。同时三七中多种不饱和脂肪酸可调节大脑供血状况，有助于健脑明目。三七 + 酸枣仁 + 五味子为产品主要配方形式，代表产品见表 6.35。

表 6.35　含三七有助于改善睡眠保健食品

序号	产品名称	批号	配方	备注
1	盘龙云海牌诗莉薇胶囊	国食健字 G20040304	天麻、三七、五味子、酸枣仁、茯苓、白芷、珍珠、维生素 C、维生素 E	美容（祛黄褐斑）
2	金不换牌眠乐胶囊	国食健字 G20041365	绞股蓝、三七、灵芝提取物	对化学性肝损伤有辅助保护功能
3	七茗牌善安软胶囊	国食健字 G20050305	三七、天麻、大豆油	
4	南微康牌三七益康胶囊	国食健字 G20050339	三七提取物、酸枣仁	提高缺氧耐受力
5	天原秀牌天寂宁胶囊	国食健字 G20050354	三七、酸枣仁、枸杞子、茯苓	提高缺氧耐受力
6	怡眠牌三七胶囊	国食健字 G20050421	三七、葛根、酸枣仁、五味子	
7	碧兴牌双益天麻胶囊	国食健字 G20050422	天麻、三七、酸枣仁、绞股蓝	辅助降血脂
8	七七七牌三七睡亦香胶囊	国食健字 G20050714	三七、酸枣仁、五味子	
9	善人牌天麻今昭胶囊	国食健字 G2008 0028	天麻、五味子、麦冬、三七、酸枣仁	
10	同明牌酸枣仁灵芝胶囊	国食健字 G20080689	酸枣仁提取物、五味子提取物、三七提取物、天麻粉、灵芝孢子粉	增强免疫力
11	云科牌默亦安胶囊	国食健字 G20150445	炒酸枣仁、五味子、三七、莲子心、珍珠、肉桂	

7. 清咽润喉

三七总皂苷有一定抗炎作用，主要是能对急性炎症引起的毛细血管通透性升高、炎性渗出和组织水肿以及炎症后期肉芽组织增生有抑制作用，说明三七可用于缓解咽喉炎患者症状。山中宝牌三七花润爽片［卫食健字 (2003) 第 0116 号］，功能：清咽润喉（清咽），为第一个含三七花的保健食品。代表产品见表 6.36。

表 6.36　含三七的清咽润喉保健食品

序号	产品名称	批号	配方	备注
1	山中宝牌三七花润爽片	卫食健字 (2003) 第 0116 号	三七花提取物、胖大海提取物、甘露醇、山梨醇、薄荷香精	
2	益生牌清咽含片	国食健字 G20050149	余甘子提取物、三七提取物、甘露醇、山梨醇、阿斯巴甜（含苯丙氨酸）	
3	眷牌玉铃颗粒	国食健字 G20150506	猫爪草、玄参、牛蒡子、三七	

8. 有助于维持血压健康水平

三七总皂苷具有明显的降血压作用，主要是通过扩张血管从而产生降压作用。目前普遍认为三七总皂苷是一种钙通道阻滞剂，具有阻断去甲肾上腺素所致 Ca^{2+} 内流的作用。金七牌三七口服液为首个以鲜三七为原料开发的产品。而杜仲 + 三七、三七 + 罗布麻为此类产品常用配伍形式。代表产品见表 6.37。

表 6.37　含三七有助于维持血压健康水平保健食品

序号	产品名称	批号	配方	备注
1	三精®压乐平片	卫食健字 (2001) 第 0389 号	芹菜提取物、三七粉、阿斯巴甜	调节血脂
2	从源牌舒心胶囊	卫食健字 (2003) 第 0071 号	罗布麻提取物、三七粉、野菊花提取物	调节血脂
3	循环牌百通胶囊	国食健字 G20041150	黄芪浸膏粉、三七、丹参浸膏粉、芦荟、糊精	调节血脂
4	中科牌赛诺平胶囊	国食健字 G20050924	三七提取物	
5	紫棉牌三七葛根胶囊	国食健字 G20060262	淀粉、三七提取物、葛根提取物	
6	雪王山牌藏丹胶囊	国食健字 G20060547	生山楂粉、银杏叶提取物、丹参提取物、绞股蓝提取物、葛根粉、三七提取物	辅助降血脂
7	泽其仲牌泽其仲茶	国食健字 G20090170	杜仲、山楂、葛根、罗布麻、三七、泽泻、绿茶	
8	欣姿伴侣牌柏舒软胶囊	国食健字 G20090537	菊花提取物、三七提取物、杜仲叶提取物、红花油	
9	雅祥牌雅祥胶囊	国食健字 G20100594	杜仲、丹参、葛根、生地黄、三七、昆布	

续表

序号	产品名称	批号	配方	备注
10	真可牌真可胶囊	国食健注 G20110441	杜仲提取物、天麻提取物、三七提取物、葛根提取物、枸杞子提取物、决明子提取物	增强免疫力
11	洵龍牌辅助降血压软胶囊	国食健字 G20120540	葛根提取物、杜仲提取物、罗布麻叶提取物、三七提取物、紫苏子油	
12	诺尔牌诺尔胶囊	国食健字 G20130366	杜仲、罗布麻、葛根、银杏叶、决明子、三七	
13	金三奇牌三七口服液	国食健注 G20150070	鲜三七提取物、纯化水	增强免疫力

9. 有助于维持血糖健康水平

三七降血糖，其功能是通过直接促进糖代谢的主要去路，阻止对葡萄糖的摄取、氧化和糖原合成等环节实现。三七对治疗糖尿病和预防糖尿病并发症有积极作用，三七 + 苦瓜为此类产品常用配伍首选，同时吡啶甲酸铬、富铬酵母在产品配方中也有较多使用。代表产品见表 6.38。

表 6.38　含三七的有助于维持血糖健康水平保健食品

序号	产品名称	批号	配方	备注
1	欣得康牌糖易康颗粒	卫食健字 (2000) 第 0678 号	苦瓜、淡菜、桑椹、三七	
2	云之南牌糖脂安胶囊	国食健字 G20040368	绞股蓝、苦瓜、黄精、桑叶、山楂、三七、荷叶、吡啶甲酸铬	调节血脂
3	正血牌三七胶囊	国食健字 G20040558	三七、蝙蝠蛾拟青霉、芦荟、三七浸膏粉	调节血脂
4	唐福牌唐复兴胶囊	国食健字 G20041075	三七提取物、西洋参提取物、吡啶甲酸铬、苦瓜提取物	
5	美轻松牌金点胶囊	国食健字 G20050758	富铬酵母、魔芋精粉、西洋参提取物、三七提取物	
6	振东五和牌黄芪唐平清胶囊	国食健字 G20060271	苦瓜、黄芪、生地黄、三七、吡啶甲酸铬	
7	金帝华牌舒乐片	国食健字 G20060535	三七、黄芪、桑叶、苦瓜、葫芦巴、吡啶甲酸铬	
8	康王牌红叶胶囊	国食健字 G20060541	桑叶、绞股蓝、生何首乌、红曲、三七、蜂胶、葡萄糖酸锌、吡啶甲酸铬	辅助降血脂
9	蓝谷牌康安口服液	国食健字 G20060824	桑叶、昆布、黄芪、山药、丹参、三七、苦瓜、甜菊糖、冰片、薄荷香精	
10	诺尔牌衡正胶囊	国食健字 G20070066	苦瓜干、黄精、黄芪、桑叶、三七、吡啶甲酸铬	
11	颐清源牌伊舒胶囊	国食健字 G20080568	黄芪、地骨皮、山药、葛根、三七、苦荞麦	
12	百年草牌清益软胶囊	国食健字 G20090560	三七提取物、吡啶甲酸铬	

续表

序号	产品名称	批号	配方	备注
13	孟氏牌三七黄芪胶囊	国食健字 G20100392	黄芪提取物、桑叶提取物、苦瓜提取物、女贞子提取物、三七总皂苷、富铬酵母	
14	和于泰牌辅助降血糖片	国食健字 G20130302	苦瓜提取物、玉竹提取物、桑叶提取物、三七提取物、肉桂提取物、吡啶甲酸铬	
15	天狮牌舒格胶囊	国食健字 G20130453	玉竹、黄芪、太子参、三七（经辐照）、吡啶甲酸铬	
16	东阿阿胶牌淩洁胶囊	国食健字 G20130635	黄芪、黄精、蜂胶粉、三七、吡啶甲酸铬	
17	胜兰片	国食健字 G20130879	桑叶提取物、黄精提取物、三七、葛根、地骨皮提取物	
18	苦瓜葛根三七桑叶黄芪地骨皮片	国食健字 G20140382	苦瓜提取物、葛根提取物、地骨皮提取物、三七提取物、桑叶提取物、黄芪提取物	
19	维普康颗粒	国食健字 G20150812	桑叶提取物、苦瓜提取物、西洋参提取物、三七提取物、灵芝提取物、黄芪提取物、富铬酵母	
20	景岚春® 尚清胶囊	国食健字 G20160386	桑叶提取物、苦瓜提取物、西洋参提取物、三七提取物、灵芝提取物、黄芪提取物、富铬酵母	
21	恒生牌三七桑叶胶囊	国食健注 G20230820	三七提取物、桑叶提取物、苦荞麦提取物、富铬酵母	
22	艾蓝迪牌黄精玉竹三七片	国食健注 G20230841	黄精提取物、玉竹提取物、桑叶提取物、黄芪提取物、三七提取物	
23	帝玛尔牌西洋参三七地黄片	国食健注 G20230882	地黄、桑叶、麦冬、西洋参（经辐照）、三七（经辐照）	

10. 有助于抗氧化

三七总皂苷可提高血清超氧化物歧化酶 (SOD)、还原型谷胱甘肽 (GSH)、过氧化氢酶 (CAT) 水平，具有较强的抗自由基抗氧化作用。代表产品见表 6.39。

表 6.39 含三七的有助于抗氧化保健食品

序号	产品名称	批号	配方
1	金士力牌利佳胶囊	国食健字 G20080481	黄芪、丹参、三七
2	寿青牌天仁胶囊	国食健字 G20110125	红景天提取物、西洋参提取物、淫羊藿提取物、三七粉、益智仁提取物

11. 延缓衰老

三七总皂苷能提高机体自身对自由基的清除能力，达到抗氧化延缓衰老的作用。延缓衰老功能产品共 8 个，因功能不在《保健食品检验与评价技术规范》(2003 年版）规定的功能范围内，产品批文取得时间为 2004 年以前。代表产品见表 6.40。

表 6.40 含三七延缓衰老保健食品

序号	产品名称	批号	配方	备注
1	国林牌威威强身胶囊	卫食健字 (1999) 第 0512 号	灵芝、三七、蜂房、枸杞、芡实、砂仁、韭菜籽、蛤蚧、茯苓	抗疲劳
2	生命特力胶囊	卫食健字 (2000) 第 0424 号	珍珠、珍珠母、海螵蛸、瓦楞子、牡蛎、海燕、三七	
3	东方生工牌得灿胶囊	卫食健字（2001）第 0373 号	蜂王浆冻干粉、三七	
4	星牌康宁胶囊	卫食健字（2002）第 0374 号	西洋参粉、三七粉	
5	威马牌西洋参田七胶囊	卫食健字（2002）第 0606 号	三七、西洋参、五味子	
6	元邦®康乐大宝胶囊（汉威牌康乐大宝胶囊）	卫食健字（2003）第 0293 号	人参、蜂王浆冻干粉、三七、马鹿茸	抗疲劳
7	昌宁牌长健片	国食健字 G20040307	西洋参、刺五加浸膏粉、三七、黄精、枸杞子浸膏粉、制何首乌浸膏粉	免疫调节
8	劲牌三元葆康酒	国食健字 G20041249	西洋参、黄精、何首乌、淫羊藿、枸杞子提取物、三七提取物、黄酒、小曲白酒	抗疲劳

12. 改善营养性贫血

三七具有明显促进造血功能的作用，能够促进骨髓粒细胞系统、血红蛋白及各类细胞升高和增殖。三七生吃，祛瘀生新，消肿定痛，并有止血不留瘀血，行血不伤新的优点；熟服可补益健体。三七能促进各类细胞分裂、生长和增殖，因而具有显著的造血功能。改善营养性贫血功能产品共 3 个，其中双功能产品 1 个：女人缘牌美颜口服液［卫食健字（2003）第 0391 号］，是唯一以熟三七粉进行开发的产品。该功能也不在《保健食品检验与评价技术规范》（2003 年版）申报功能范围。代表产品见表 6.41。

表 6.41 含三七改善营养性贫血保健食品

序号	产品名称	批号	配方	备注
1	女人缘牌美颜口服液	卫食健字（2003）第 0391 号	当归、黄芪、丹参、三七（熟）、枸杞子	美容（祛黄褐斑）
2	国林牌玫瑰红生血胶囊	卫食健字（1999）第 0511 号	当归、制首乌、白术、熟地、大枣、枸杞、茯苓、阿胶、人参、益智仁、三七皂甙	
3	十八宝牌脸色好口服液	国食健字 G20041250	大枣、黄芪、龙眼肉、当归、三七、氯化高铁血红素、维生素 B_1、维生素 B_6、叶酸	

13. 有助于维持血脂（胆固醇 / 甘油三酯）健康水平

三七总皂苷能显著降低总胆固醇（TC）、甘油三酯（TG）、全血及血浆黏度、低密度脂蛋白胆固醇（LDL-C）和极低密度脂蛋白胆固醇（VLDL-C）水平，升高高密度脂蛋白胆固醇（HDL-C）和抗动脉粥样硬化指数（AAI），从而明显减轻动脉粥样硬化的程度。三七总皂苷能有效降低血液黏度，防止血栓形成，主要是能明显降低血小板表面活性，抑制血小板黏性和聚集，降低血黏度，改善微循环，减少血栓形成，既减轻了肿胀又预防了血栓形成。产品中发龙牌诺特参胶囊［卫食健进字(2000)第0058号］、联邦银丹牌健怡泡腾片（国食健字J20040035）为进口保健食品。而昆明牌精参宁胶丸［卫食健字(2000)第0244号］为其中首个胶丸类产品。银杏叶+三七，山楂+三七,三七+丹参为此类产品常用配伍。代表产品见6.42。

表6.42　含三七的有助于维持血脂健康水平保健食品

序号	产品名称	批号	配方	备注
1	发龙牌诺特参胶囊	卫食健进字（2000）第0058号	三七提取物	调节血压
2	中科牌甲尔胶囊	卫食健字（2000）第0075号	几丁聚糖、丹参、黄芪、三七、地龙蛋白	
3	昆明牌精参宁胶丸	卫食健字（2000）第0244号	三七提取物、卵磷脂、玉米油	免疫调节
4	金活牌三将清脂胶囊	卫食健字（2000）第0697号	西洋参、三七、银杏叶提取物	
5	云崎牌三七胶囊	卫食健字（2002）第0224号	三七	
6	三株牌雪旨灵胶囊	卫食健字（2002）第0609号	红曲、三七总皂苷粉、铬酵母	
7	九天绿牌福寿康胶囊	卫食健字（2002）第0673号	银杏叶、西洋参、三七	延缓衰老
8	特安呐牌唐怡康胶囊	卫食健字（2003）第0095号	三七、何首乌提取物、桑叶提取物、吡啶甲酸铬	调节血糖
9	保秀丽牌脂宁胶囊	卫食健字（2003）第0110号	丹参、三七、何首乌、绞股蓝皂苷	
10	东祥牌三疏胶囊	卫食健字（2003）第0247号	三七、泽泻、川芎、莲子心、肉桂	
11	联邦银丹牌健怡泡腾片	国食健字J20040035	丹参、赤芍、山楂、银杏叶提取物、三七提取物、碳酸氢钠、无水柠檬酸	
12	伯华牌正安胶囊	国食健字G20040382	制首乌、泽泻、茯苓、三七、山楂、牡蛎、桃仁、葛根、薏苡仁、红曲	
13	维尔安牌田七胶囊	国食健字G20040506	田七	
14	益生牌洪齐之康胶囊	国食健字G20040523	三七、红曲粉	
15	桔王牌子泰胶囊	国食健字G20040571	山楂、决明子、荷叶、制何首乌、三七、菊花	
16	福宇鑫牌天奇软胶囊	国食健字G20040663	胡麻籽油、葵花籽油、三七、丹参	
17	维尔安牌田七银杏叶胶囊	国食健字G20040817	田七、银杏叶	

续表

序号	产品名称	批号	配方	备注
18	维尔安牌田七片	国食健字 G20040961	田七	
19	苗新牌依旨胶囊	国食健字 G20041160	黄芪、决明子、山楂、制何首乌、荷叶、银杏叶、三七	免疫调节
20	济福生牌丹参茶	国食健字 G20041341	丹参、三七、绿茶、甘草、玫瑰花	耐缺氧
21	海音牌生益胶囊	国食健字 G20041489	绞股蓝、三七、丹参、决明子、栀子、西洋参	
22	金娜牌三七菊茶	国食健字 G20041497	三七、菊花、茶叶、葡萄糖	辅助降血压
23	金泽亚牌可力胶囊	国食健字 G20050519	绞股蓝提取物、何首乌提取物、丹参提取物、三七提取物	
24	青宏牌清青胶囊	国食健字 G20050952	三七提取物、制何首乌、山楂	
25	天秀牌天旨源胶囊	国食健字 G20060033	三七、山楂、绿茶	
26	秀身堂牌康丽胶囊	国食健字 G20060038	山楂、制首乌、三七粉、绞股蓝皂苷、几丁质	
27	路露通牌安通胶囊	国食健字 G20060785	丹参、决明子、制何首乌、葛根、茯苓、三七、绞股蓝提取物	
28	云科本草牌三七山楂胶囊	国食健字 G20070296	山楂提取物、三七提取物	
29	神火牌天欣软胶囊	国食健字 G20080026	荷叶、茶多酚、三七、红花籽油	
30	丰元牌陆合三七泽泻茶	国食健字 G20080078	泽泻、桑叶、荷叶、三七、桔梗、女贞子	
31	润欣康牌国欣胶囊	国食健字 G20080221	黄芪、丹参、葛根、山药、枸杞子、银杏叶、三七	
32	无限极牌怡瑞胶囊	国食健字 G20090153	丹参、山楂、泽泻、紫苏子油微囊、三七粉、银杏叶提取物	
33	康恩宝牌康恩宝颗粒	国食健字 G20090341	丹参、绞股蓝、决明子、苦瓜、山楂、甘草、三七、西洋参	
34	创世康牌三七芎舒颗粒	国食健字 G20100096	三七提取物、红花提取物、川芎提取物、山楂提取物、人参提取物	
35	东方药林牌迈康片	国食健字 G20100379	灵芝、西洋参、三七、葛根、山楂、黄精、玉竹	
36	贝尔玛牌三七银杏含片	国食健字 G20100382	三七、山楂提取物、银杏叶提取物、甘露醇、甜菊糖甙	
37	进才牌香菇山楂胶囊	国食健字 G20100578	香菇、山楂、苦丁茶、荷叶、三七	
38	海维牌欣能胶囊	国食健字 G20100593	三七提取物、红花提取物、银杏叶提取物、红景天、葡萄籽提取物、葡萄皮提取物	
39	世一堂牌甘葛茶	国食健字 G20110061	葛根、甘草、三七、绞股蓝、泽泻、银杏叶、决明子、红茶、聚维酮 K30	对化学性肝损伤有辅助保护功能
40	联邦银丹牌健怡泡腾片	国食健字 G20110261	丹参、赤芍、山楂、银杏叶提取物、三七提取物、碳酸氢钠、无水柠檬酸	
41	芳草雅秀牌红洋胶囊	国食健字 G20110657	三七、西洋参、苦丁茶提取物、红曲	对化学性肝损伤有辅助保护功能

续表

序号	产品名称	批号	配方	备注
42	益泽牌益泽胶囊	国食健字 G20120153	红曲、三七、绞股蓝提取物、丹参提取物	
43	绿禾牌青青胶囊	国食健字 G20120190	三七、丹参、银杏叶、决明子、葛根	
44	方中方牌欣欣胶囊	国食健字 G20120257	红曲（已辐照）、三七、罗布麻叶、银杏叶、葛根	
45	丰元牌陆合茶	国食健字 G20130346	绿茶、泽泻、女贞子、桑叶、荷叶、桔梗、三七	
46	七丹牌三七提取物软胶囊	国食健字 G20130406	三七提取物	
47	大医牌尚玺胶囊	国食健字 G20130448	葡萄提取物、姜黄提取物、罗布麻提取物、绞股蓝提取物、三七提取物	
48	中和鸿业牌辅助降血脂软胶囊	国食健字 G20130806	纳豆粉、银杏叶提取物、三七提取物	
49	润馨堂牌清泰片	国食健字 G20130865	银杏叶、绞股蓝、丹参、荷叶、葛根、决明子、三七	
50	三好牌红曲三七丹参胶囊	国食健字 G20140011	红曲粉、丹参提取物、三七提取物	
51	鑫淼焱胶囊	国食健字 G20140408	银杏叶提取物、冻干纳豆粉、丹参提取物、三七提取物	
52	莱普瑞牌丰源胶囊	国食健字 G20140435	纳豆粉、葛根提取物、三七提取物、绿茶提取物	
53	必源牌海参三七银杏叶胶囊	国食健字 G20141005	海参冻干粉、三七提取物、银杏叶提取物	
54	元大牌缘圆胶囊	国食健字 G20140007	山楂提取物、葛根提取物、丹参提取物、银杏叶提取物、三七提取物、绞股蓝提取物	
55	三好牌御青片	国食健字 G20140018	红曲、丹参、三七、山楂、决明子	
56	之兰牌灵芝三七绞股蓝茶叶茶	国食健字 G20141044	灵芝提取物、三七提取物、绞股蓝、茶叶	
57	辅助降血脂茶	国食健字 G20141161	灵芝提取物、银杏叶提取物、三七提取物、绞股蓝、茶叶	
58	万松堂牌万松益平茶	国食健字 G20141164	银杏叶提取物、泽泻提取物、杜仲叶、三七、绿茶	
59	银龄牌海欣胶囊	国食健字 G20150005	山楂提取物、银杏叶提取物、三七提取物、决明子提取物、葡萄籽提取物、壳聚糖	
60	沐德源牌善清片	国食健字 G20150392	红曲、三七、山楂提取物	
61	银杏叶西洋参女贞子桑叶三七茶	国食健字 G20150671	三七、银杏叶、西洋参、女贞子、桑叶	增强免疫力
62	甘诺宝力牌醒元宁胶囊	国食健字 G20150735	丹参、决明子、槐花、三七	
63	乐芯牌乐芯茶	国食健字 G20150974	葛根、黄芪、泽泻、桑叶、荷叶、三七、绿茶	
64	金正胶囊	国食健字 G20160173	红曲、纳豆、三七提取物、银杏叶提取物、川芎提取物	

续表

序号	产品名称	批号	配方	备注
65	御芝林牌臻通集胶囊	国食健字 G20160114	三七粉、黄芪提取物、丹参提取物、银杏叶提取物、葛根提取物、余甘子提取物、玉竹提取物	增强免疫力
66	体悟牌三七山楂葛根胶囊	国食健注 G20220030	三七粉（经辐照）、山楂提取物、葛根提取物、丹参提取物、绞股蓝提取物	
67	正康惠仁牌三七红曲银杏叶胶囊	国食健注 G20200021	红曲粉、三七提取物、银杏叶提取物	
68	草中金牌丹参三七胶囊	国食健注 G20210203	银杏叶、丹参、山楂、绞股蓝、枸杞子、三七（经辐照）	
69	久颐®丹参三七胶囊	国食健注 G20210250	银杏叶、丹参、葛根、山楂、三七、蜂胶粉（蜂胶、糊精）	
70	麦旨宝牌丹参三七山楂胶囊	国食健注 G20210211	丹参、山楂、姜黄、决明子、三七（经辐照）	
71	平之舒®红曲茶多酚三七片	国食健注 G20220016	红曲粉、植物甾醇、茶多酚、三七提取物	
72	倍卫利牌红曲丹参三七软胶囊	国食健注 G20220018	丹参提取物、红曲粉、三七提取物	
73	颐兴堂牌苦荞麦三七山楂胶囊	国食健注 G20220076	苦荞麦提取物、山楂提取物、三七提取物	
74	恒伟牌红曲三七茶多酚胶囊	国食健注 G20220108	红曲粉、三七（经辐照）、山楂提取物、茶多酚、葡萄籽提取物、姜黄提取物	
75	利迈通牌银杏叶三七纳豆胶囊	国食健注 G20220067	沙棘提取物、山楂提取物、葛根提取物、葡萄籽提取物、大蒜提取物、绿茶提取物、银杏叶提取物、纳豆提取物、三七提取物、硒化卡拉胶	
76	甘诺宝力牌灵芝三七胶囊	国食健注 G20220064	山楂、荷叶、绞股蓝、灵芝、泽泻、三七	
77	四世同堂牌亚麻籽丹参三七颗粒	国食健注 G20230260	亚麻籽粉（经辐照）、丹参提取物、三七提取物、富硒酵母、铬酵母	增强免疫力
78	健博尔牌海参三七口服液	国食健注 G20230582	海参、黄芪、丹参、灵芝、三七、牛磺酸、山梨酸钾、甜菊糖苷	
79	恒伟牌红曲三七茶多酚片	国食健注 G20230646	红曲粉、三七（经辐照）、山楂提取物、葡萄籽提取物、茶多酚、姜黄提取物	
80	臻通集牌三七丹参银杏叶片	国食健注 G20230572	三七粉（经辐照）、黄芪提取物、丹参提取物、银杏叶提取物、葛根提取物、余甘子提取物、玉竹提取物	

14. 有助于祛痤疮、有助于祛黄褐斑、有助于改善皮肤水分

三七皂苷 R_1 作为一种对抗紫外线辐射的保护剂，可增加紫外线辐射后成纤维细胞增殖的活性，可减轻紫外线辐射后对成纤维细胞胶原合成的抑制，可下调紫外线诱导的成纤维细胞基质金属蛋白酶分泌。同时，三七总皂苷具有一定的抗衰老、抗氧化作用；三七能提高机体自身对自由基的清除能力，具有抗氧化延缓衰老的作用。三七总皂苷可提高血清超氧化物歧化酶（SOD）、还原型谷

胱甘肽（GSH）、过氧化氢酶（CAT）水平，因而具有较强的抗自由基抗氧化作用。美容类功能产品共5个，其中卫食健字号产品2个、国食健字号3个。代表产品见6.43。

表6.43　含三七有助于祛痤疮、祛黄褐斑、改善皮肤水分的保健食品

序号	产品名称	批号	配方	备注
1	美肤康片	卫食健字(1998)第374号	丹参、三七、枸杞、茯苓、百合、甘草	祛黄褐斑、祛痤疮
2	可靓牌祛斑痘片	卫食健字(2002)第0299号	白术、白芍、栀子、黑豆、白芷、白茯苓、玉竹、陈皮、三七	祛痤疮、祛黄褐斑
3	神火牌妍愉软胶囊	国食健字G20050862	三七、白芷、丹参、玫瑰花	祛黄褐斑
4	神火牌靓影软胶囊	国食健字G20050851	当归、三七、阿胶珠、维生素E、	改善皮肤水分
5	神火牌亮净软胶囊	国食健字G20060148	三七、苦丁茶、芦荟、维生素E、	祛痤疮

15. 对电离辐射危害有辅助保护作用

三七+红景天为该类产品主要配伍形式，代表产品见6.44。

表6.44　含三七的对电离辐射危害有辅助保护作用的保健食品

序号	产品名称	批号	配方	备注
1	天三奇牌天福奇胶囊	卫食健字（2002）第0699号	三七、山楂叶提取物、红景天	免疫调节
2	七丹牌唯力胶囊	国食健字G20050131	红景天、三七、人参、螺旋藻、维生素E、维生素C	缓解体力疲劳
3	康爱牌康爱胶囊	国食健字G20060248	蜂胶粉、三七粉	增强免疫力
4	医圈牌芪贞胶囊	国食健字G20070199	红景天、黄芪、女贞子、枸杞子、三七	增强免疫力
5	IT伴侣® 三七灵芝胶囊	国食健注G20200245	灵芝提取物、三七提取物	增强免疫力

16. 有助于增强免疫力

三七具有免疫调节的功能，其中的人参三醇型皂苷能够促进血清中白蛋白、γ-球蛋白的合成，增强脾脏中蛋白质的合成效率，提高抗原刺激抗体生成的效率，提高机体cAMP浓度刺激T、B淋巴细胞的功能成熟，提高NK细胞活性，从而提高机体免疫力。三七多糖能促进小鼠的脾淋巴细胞增殖转化作用，促进小鼠的迟发性变态反应，提高小鼠的抗体生成细胞能力，增强小鼠的NK细胞活性作用，增加巨噬细胞吞噬能力和血清中溶菌酶含量，促进巨噬细胞抗原结合细胞和抗体分泌细胞、特异性玫瑰形成细胞和溶血空泡形成细胞，使低白细胞症患者的白细胞恢复正常水平而对正常的白细胞无影响，具有调节人体免疫功能的作用。产品有进口保健食品一个：鹰牌参乐通茶［卫食健进字(2001)第0033号］。产品中三七+西洋参、三七+人参为常用配伍。代表品种见表6.45。

表 6.45　含三七有助于增强免疫力保健食品

序号	产品名称	批号	配方	备注
1	鹰牌参乐通茶	卫食健进字 (2001) 第 0033 号	三七、西洋参、葡萄糖	
2	朐山牌丹参酒	卫食健字 (2002) 第 0320 号	丹参、黄芪、山楂、枸杞、茯苓、杜仲、三七、白砂糖、粮食酒	
3	红墙牌保元软胶囊	卫食健字 (2003) 第 0254 号	蝙蝠蛾拟青霉、西洋参、黄芪、三七	
4	康宝牌心意阳光口服液	国食健字 G20040118	蝙蝠蛾拟青霉菌丝体粉、三七	
5	七七七牌三七粉胶囊	国食健字 G20040232	三七粉	
6	海音牌生生胶囊	国食健字 G20040476	鱼腥草、西洋参、天麻、黄芪、茯苓、三七	
7	苗新牌护生胶囊	国食健字 G20040930	人参、枸杞浸膏粉、三七浸膏粉、乌梢蛇浸膏粉、茯苓浸膏粉、黄精浸膏粉、鱼腥草浸膏粉、淫羊藿浸膏粉、金银花浸膏粉、灵芝孢子粉	调节血脂
8	君尔派牌云源胶囊	国食健字 G20041260	三七、枸杞子提取物、当归、川芎、淫羊藿	缓解体力疲劳
9	茗绿牌三七胶囊	国食健字 G20050232	三七细粉	
10	淮安牌三七片	国食健字 G20050489	三七	
11	天原秀牌天力原胶囊	国食健字 G20050493	三七、黄芪、枸杞子	缓解体力疲劳
12	奕采软胶囊	国食健字 G20050603	三七提取物、灵芝提取物、维生素 E、粟米油	延缓衰老
13	新云牌三七胶囊	国食健字 G20050604	三七	
14	东尊牌福缘酒	国食健字 G20050621	西洋参、山药、枸杞子、茯苓、三七、肉桂、蜂蜜、食用酒	
15	一方牌一方亚康宁胶囊	国食健字 G20050769	西洋参、蝙蝠蛾拟青霉菌粉、三七	缓解体力疲劳
16	广慈牌益尔康胶囊	国食健字 G20050875	三七、西洋参、金钗石斛、灵芝	
17	振东五和牌和健胶囊	国食健字 G20060009	灵芝、三七、枸杞子、人参、糊精	
18	同龄牌益生颗粒	国食健字 G20060073	桑椹、熟地黄、当归、灵芝孢子粉、三七	
19	安泰牌安泰胶囊	国食健字 G20060561	灵芝孢子粉、灵芝、西洋参、黄芪、三七	
20	欣姿伴侣牌日健颗粒	国食健字 G20060612	大豆蛋白粉、三七、绞股蓝、枸杞子、白砂糖、柠檬酸	
21	净宝牌精采胶囊	国食健字 G20060808	黄芪、人参、当归、三七、沙棘、桑椹、金银花	
22	新云®立采含片	国食健字 G20070093	三七提取物、黄芪提取物、葛根提取物	缓解体力疲劳
23	云百草牌云草胶囊	国食健字 G20080174	蝙蝠蛾拟青霉菌粉、灵芝、红景天提取物、香菇、百合、三七	
24	都邦牌玉竹茶色素胶囊	国食健字 G20080323	三七、西洋参、玉竹、山茱萸、麦冬、茶色素	
25	维尔安牌三七片	国食健字 G20080546	三七	
26	云山牌三七胶囊	国食健字 G20090144	三七粉、三七提取物	

续表

序号	产品名称	批号	配方	备注
27	天秀牌天原秀胶囊	国食健字 G20090235	三七提取物、蝙蝠蛾拟青霉菌丝体、茯苓提取物	
28	好辰光牌西洋参三七胶囊	国食健字 G20090514	西洋参提取物、三七提取物、蝙蝠蛾拟青霉菌粉	
29	利君牌西洋参三七胶囊	国食健字 G20100378	西洋参、三七	缓解体力疲劳
30	傑鐘牌动维胶囊	国食健字 G20100416	蝙蝠蛾拟青霉、红景天、红花、三七	
31	威华牌银杏三七胶囊	国食健字 G20110367	银杏叶提取物、红景天提取物、丹参提取物、三七提取物	
32	春芝堂牌三七葡萄籽胶囊	国食健字 G20110700	三七提取物、葡萄籽提取物、姜黄提取物	
33	蜀仁堂牌灵三七参茸酒	国食健字 G20110717	马鹿茸、三七、西洋参、灵芝、黄精、枸杞子、沙棘、桑椹、白酒	缓解体力疲劳
34	源本菁华牌五味熟地黄颗粒	国食健字 G20110742	熟地黄提取物、白芍提取物、女贞子提取物、三七提取物、海洋鱼皮胶原低聚肽粉	
35	金六谷牌三七西洋参软胶囊	国食健字 G20120133	三七提取物、银杏叶提取物、西洋参提取物、天麻提取物	
36	澳福来牌灵芝三七茶	国食健字 G20120180	绿茶、灵芝提取物、三七提取物、绞股蓝	辅助降血脂
37	百里牌百里清风胶囊	国食健字 G20120488	针叶樱桃果粉、三七提取物、川牛膝提取物	
38	丰元牌至和茶	国食健字 G20120658	三七、银杏叶、灵芝、人参、山药、茯苓、红茶	
39	金诃牌清瑞胶囊	国食健字 G20130288	蝙蝠蛾拟青霉菌粉、三七、枸杞子提取物、红景天提取物、绞股蓝提取物	
40	雅祥牌金纳康软胶囊	国食健字 G20130417	纳豆冻干粉、三七提取物、银杏叶提取物	辅助降血脂
41	总统牌伍味方胶囊	国食健字 G20140081	冬虫夏草、铁皮石斛、西洋参提取物、丹参提取物、三七提取物	
42	元草胶囊	国食健字 G20140578	蝙蝠蛾拟青霉菌粉、西洋参、三七	
43	祥康牌逸源胶囊	国食健字 G20140688	西洋参、三七、银杏叶、葛根	抗氧化
44	佳色乐牌多味赛乐康胶囊	国食健字 G20140826	蝙蝠蛾拟青霉菌粉、人参、枸杞子、女贞子、当归、决明子、三七	缓解体力疲劳
45	增强免疫力口服液	国食健字 G20140881	灵芝、人参、黄芪、枸杞子、大枣、三七、木糖醇、甜菊糖苷、5′-呈味核苷酸二钠	
46	本草养正堂牌保元胶囊	国食健字 G20141112	黄芪、灵芝、黄精、枸杞子、西洋参、三七、蝙蝠蛾被毛孢菌丝体	
47	博方牌三七人参颗粒	国食健字 G20141153	三七、人参	
48	总统牌冬虫夏草灵芝提取物西洋参提取物三七提取物口服液	国食健字 G20141238	冬虫夏草、灵芝提取物、西洋参提取物、三七提取物、蜂蜜、罗汉果甜苷	
49	七花牌维立软胶囊	国食健字 G20141311	三七提取物、黄芪提取物、灵芝提取物、维生素 E	缓解体力疲劳
50	滇康通宇®三七人参胶囊	国食健字 G20150011	人参提取物、三七提取物	

续表

序号	产品名称	批号	配方	备注
51	普正牌灵芝西洋参三七蝙蝠蛾拟青霉菌粉胶囊	国食健字 G20150308	蝙蝠蛾拟青霉菌粉、灵芝、西洋参、三七	
52	蜀仁堂牌舒元胶囊	国食健字 G20150352	黄芪、葛根、西洋参、三七、灵芝、山楂	
53	大惠牌姜黄三七胶囊	国食健字 G20150405	姜黄提取物、三七提取物	
54	本草养正堂牌养和片	国食健字 G20150607	西洋参粉、灵芝提取物、黄芪提取物、枸杞子提取物、黄精提取物、三七提取物	缓解体力疲劳
55	碧及康牌碧及康胶囊	国食健字 G20150729	三七、茯苓提取物、山药提取物、玉竹提取物	
56	兰葛牌清风茶	国食健字 G20150765	绞股蓝、葛根、黄芪、茯苓、三七、蛹虫草、绿茶	
57	恒贞泰胶囊	国食健字 G20160050	灵芝提取物、西洋参、三七、丹参、枸杞子、黄精、玉竹	
58	总统牌三七胶囊	国食健字 G20160224	三七	
59	仁青常元胶囊	国食健字 G20160302	西洋参提取物、三七粉、破壁灵芝孢子粉、蝙蝠蛾拟青霉菌丝体	
60	苗贡牌鹿茸杜仲三七胶囊	国食健注 G20200163	三七提取物、黄精提取物、杜仲提取物、牛膝提取物、马鹿茸粉	
61	苗氏牌三七马鹿血冻干粉胶囊	国食健注 G20190324	枸杞子提取物、三七粉、马鹿茸粉、鹿血冻干粉	
62	本草养道牌三七铁皮石斛西洋参片	国食健注 G20220214	铁皮石斛（经辐照）、破壁灵芝孢子粉（经辐照）、西洋参提取物、三七提取物、西洋参（经辐照）、三七（经辐照）	
63	零千牌三七丹参胶囊	国食健注 G20220221	三七粉（经辐照）、丹参提取物、酵母 β-葡聚糖	
64	善尔牌三七丹参黄芪胶囊	国食健注 G20220297	三七（经辐照）、黄芪提取物、丹参提取物、枸杞子提取物	
65	中和养道牌黄芪三七破壁灵芝孢子粉片	国食健注 G20230040	黄芪提取物、破壁灵芝孢子粉（经辐照）、黄芪（经辐照）、红景天（经辐照）、红景天提取物、三七提取物、人参提取物、三七（经辐照）、人参（经辐照）、玫瑰花（经辐照）、玫瑰花提取物	
66	阳夏牌川芎三七人参丸	国食健注 G20230088	枸杞子、川芎、三七粉（经辐照）、人参粉（经辐照）、肉桂粉（经辐照）	
67	坤元养道牌破壁灵芝孢子粉人参三七片	国食健注 G20230617	破壁灵芝孢子粉（经辐照）、黄芪提取物、黄芪（经辐照）、人参提取物、三七提取物、人参（经辐照）、三七（经辐照）	
68	齐氏生物牌三七黄芪枸杞酒	国食健注 G20230549	三七、黄芪、枸杞子、白酒	

17. 抗突变

抗突变产品 2 个，功能不在《保健食品检验与评价技术规范》（2003 年版）申报功能范围内，产品批文取得时间为 2004 年以前。产品见表 6.46。

表 6.46　含三七抗突变保健食品

序号	产品名称	批号	配方	备注
1	中艾牌金丝地甲胶囊	卫食健字（2002）第 0124 号	金丝吊葫芦、鳖甲、灵芝、三七、地龙	免疫调节
2	萌动激活牌航艾胶囊	国食健字 G20040531	大蒜、茯苓、三七、人参、马鹿茸、干姜	

18. 有助于改善骨密度

三七总皂苷可使去卵巢所致的实验性骨质疏松大鼠骨密度增加，骨生物力学提高，有明显的治疗骨质疏松作用，且与其他药材配伍后有一定的协同增效作用。淫羊藿、骨碎补、三七为此类产品常用原料，碳酸钙、胶原蛋白也为常用原料添加到该类产品中。代表产品见表 6.47。

表 6.47　含三七有助于改善骨密度保健食品

序号	产品名称	批号	配方	备注
1	幽谷兰®倍立胶囊	国食健字 G20040386	苍术、杜仲、黄精、补骨脂、莱菔子、三七、牡蛎、益智仁、大豆异黄酮、肉桂、马齿苋	
2	维康牌乐缘片	国食健字 G20050500	碳酸钙、果醋蛋粉、淫羊藿、骨碎补、黄精、当归、三七、酪蛋白磷酸肽	
3	鼎炉牌胶原立胶囊	国食健字 G20110492	碳酸钙、三七提取物、胶原蛋白	
4	春芝堂牌蓝加黄胶囊	国食健字 G20110665	氨基葡萄糖盐酸盐、硫酸软骨素、大豆提取物、三七提取物、维生素 C、骨碎补提取物	
5	齐通康牌怡和粉	国食健字 G20130684	珍珠粉、牦牛骨粉、胶原蛋白、三七提取物、淫羊藿提取物	增强免疫力
6	齐通康牌怡和咀嚼片	国食健字 G20130822	珍珠粉、牦牛骨粉、胶原蛋白、三七提取物、淫羊藿提取物、乳糖、D-甘露糖醇、甜橙香精	增强免疫力
7	齐通康牌怡和片	国食健字 G20140002	珍珠粉、牦牛骨粉、胶原蛋白、三七提取物、淫羊藿提取物	增强免疫力
8	鹿成牌增加骨密度泡腾片	国食健字 G20140178	葡萄糖酸钙、鹿角胶、骨碎补提取物、三七提取物、柠檬酸、碳酸氢钠、D-甘露糖醇、聚维酮 K30、甜橙香精	
9	鹿成牌增加骨密度咀嚼片	国食健字 G20140416	葡萄糖酸钙、鹿角胶、骨碎补提取物、三七提取物、木糖醇、乳糖、聚维酮 K30、甜橙香精	
10	索正牌泰合胶囊	国食健字 G20140876	生物碳酸钙、氨基葡萄糖硫酸钠盐、硫酸软骨素、淫羊藿提取物、三七提取物、酪蛋白磷酸肽	
11	沐德源牌坚缓胶囊	国食健字 G20150167	碳酸钙、胶原蛋白、骨碎补提取物、三七提取物	
12	景珍堂®速通片	国食健字 G20150214	碳酸钙、杜仲叶提取物、补骨脂提取物、淫羊藿提取物、三七提取物	
13	昇生源牌辅源片	国食健字 G20150756	生物碳酸钙、D-氨基葡萄糖硫酸钾盐、硫酸软骨素、三七提取物、维生素 D_3（胆钙化醇）	
14	齐通康牌怡和胶囊	国食健字 G2016040	珍珠粉、牦牛骨粉、胶原蛋白、三七提取物、淫羊藿提取物	增强免疫力
15	金木牌鑫泰胶囊	国食健字 G20160316	西洋参提取物、三七提取物、马鹿骨粉、黄芪提取物、D-氨基葡萄糖盐酸盐	增强免疫力

19. 缓解体力疲劳

三七皂苷具有活血、补血、溶血和抗溶血，并改善血气循环等作用，且能使机体内血尿素氮减少，肝糖原储备增加，从而具有提高耐力的作用。同时，三七皂苷能帮助机体清除乳酸，因此具有缓解机体疲劳的功能。三七 + 西洋参、三七 + 人参为此类产品常用配伍，代表产品见表 6.48。

表 6.48　含三七缓解体力疲劳保健食品

序号	产品名称	批号	配方	产品功能
1	柔依牌复力片	卫食健字 (2000) 第 0261 号	人参、三七	
2	王和牌益保康袋泡茶	卫食健字 (2000) 第 0344 号	人参、三七、酸枣仁、砂仁、续断	
3	峰戈牌莱特口服液	卫食健字 (2002) 第 0421 号	淫羊藿、生晒参、北五味子、肉苁蓉、三七、炙甘草	
4	南微康牌三七维康胶囊	国食健字 G20040597	三七、黄芪	
5	斯必利牌西洋参三七口服液	国食健字 G20041239	西洋参、三七、蜂蜜、葡萄糖	
6	斯必利牌西洋参三七胶囊	国食健字 G20041326	西洋参、三七	
7	爱生安法牌爱生安法胶囊	国食健字 G20050095	淫羊藿、薏苡仁、茯苓、三七	
8	鼎力健牌健益胶囊	国食健字 G20050565	拟黑多刺蚁、人参提取物、三七、黄精提取物、葛根提取物	
9	翠怡牌汇元胶囊	国食健字 G20050628	三七、人参、淫羊藿提取物	
10	完美牌健扬胶囊	国食健字 G20090491	黄精提取物、巴戟天提取物、枸杞子提取物、灵芝提取物、制何首乌提取物、三七提取物	
11	滇秀牌三七人参黄芪酒	国食健字 G20090614	三七、人参、炙黄芪、蜂蜜、白酒	
12	千草堂牌芪参葛牛磺酸颗粒	国食健字 G20100207	人参、三七、黄芪、葛根、牛磺酸、维生素 B_1、维生素 B_2、维生素 B_6、烟酰胺、安赛蜜、木糖醇	提高缺氧耐受力
13	旺谷牌红螺七片	国食健字 G20100313	红景天、螺旋藻、三七、蝙蝠蛾拟青霉菌粉	提高缺氧耐受力
14	御春堂牌西洋参三七氨基酸胶囊	国食健字 G20100536	西洋参、三七、复合氨基酸粉	
15	八旗牌金瑞胶囊	国食健字 G20140293	三七提取物、灵芝提取物、银杏叶提取物、丹参提取物	提高缺氧耐受力
16	三七丹参胶囊	国食健字 G20140589	三七提取物、丹参提取物	
17	众颐口服液	国食健字 G20140664	红景天、人参、三七、丹参	提高缺氧耐受力
18	片仔癀®西洋参三七丹参颗粒	国食健字 G20150969	西洋参粉、三七粉、丹参	
19	朗悦片	国食健字 G20160188	麦冬、西洋参、三七	

续表

序号	产品名称	批号	配方	产品功能
20	三七红景天枸杞子酒	国食健字 G20160296	三七、红景天、枸杞子、白酒	
21	芮熙牌西洋参三七酒	国食健注 G20200421	黄芪、西洋参、枸杞子、杜仲、三七	
22	滇野牌三七人参枸杞子片	国食健注 G20200089	茯苓、莲子、枸杞子、三七粉、人参粉	
23	鹏鹞牌三七西洋参蝙蝠蛾拟青霉菌粉胶囊	国食健注 G20200350	蝙蝠蛾拟青霉菌粉、西洋参、三七	
24	七花牌三七口服液	国食健注 G20190369	三七（鲜）	

20. 辅助保护胃黏膜

三七能使模型大鼠胃液分泌功能较正常大鼠明显增多，胃黏膜血流量增高，丙二醛含量降低，但氨基己糖含量增加不显著。因此三七能改善胃癌前病变大鼠的胃液分泌功能，增加胃黏膜血流量，对抗氧自由基损伤可能是其作用途径之一。白及＋三七为此类产品常用配方，代表产品见表 6.49。

表 6.49　含三七辅助保护胃黏膜保健食品

序号	产品名称	批号	配方	备注
1	中山健牌胃泰（口服液＋胶囊）	卫食健字（1998）第 480 号	西洋参、三七、枸杞子、山楂	
2	焦长安牌元瑞胶囊	国食健字 G20070218	麦芽、蒲公英、白术、百合、山药、茯苓、枳实、白及、三七、砂仁、鸡内金、甘草、干姜	
3	一片天®春砂佛手胶囊	国食健字 G20080116	太子参、茯苓、牡蛎、白术、砂仁、佛手、三七	
4	维卫康牌鼎久口服液	国食健字 G20110118	白及、三七、葛根、白芍、枳实、甘草	对化学性肝损伤有辅助保护功能
5	老来寿牌卫葆胶囊	国食健字 G20120521	猴头菇提取物、三七、白及提取物、蒲公英提取物	
6	方中方牌宜中胶囊	国食健字 G20120643	蒲公英、佛手、三七、砂仁、猴头菌提取物、蜂胶提取物	
7	倍乐舒软胶囊	国食健字 G20130379	砂仁粉、三七提取物、广藿香油、紫苏叶油	
8	七丹牌维乐胶囊	国食健注 G20150618	三七提取物、黄芪提取物、白芨提取物、山楂提取物	

21. 辅助改善记忆

三七能调节脑内神经递质水平，三七总皂苷（PNS）对谷氨酸（Glu）介导的兴奋神经毒性有一定的拮抗作用，能抑制突触体 Ca^{2+} 依赖性 Glu 的释放。其中，人参皂苷 Rg_1 可以促进谷氨酸释放，进而促进神经元之间的信号传递。人

参皂苷 Rg_1 和 Rb_1 能增加皮质神经末梢谷氨酸的胞吐作用。三七总皂苷能够提高痴呆模型大鼠大脑皮质内去甲肾上腺素（NE）、多巴胺（DA）和5-羟色胺（5-HT）含量。Rg_1 对大鼠的记忆损伤具有保护作用，可以改善痴呆鼠的认知缺陷。极粹牌人参三七胶囊（国食健字G20130240）、极粹牌人参三七片（国食健字G20130843）两产品为同一家公司同配方，申报两个不同剂型产品。代表产品见表6.50。

表6.50　含三七辅助改善记忆保健食品

序号	产品名称	批号	配方	产品功能
1	美来尔牌美来尔颗粒	国食健字G20120602	绞股蓝、三七、人参、淫羊藿、桑椹、益智仁、糊精、甜蜜素、糖精钠、无水葡萄糖	
2	银杏三七山楂茶多酚胶囊	国食健字G20130149	三七提取物、银杏叶提取物、山楂提取物、茶多酚	辅助降血脂
3	极粹牌人参三七胶囊	国食健字G20130240	三七提取物、人参提取物	缓解体力疲劳
4	极粹牌人参三七片	国食健字G20130843	三七提取物、人参提取物	缓解体力疲劳
5	莱威立健牌天麻三七刺五加片	国食健注G20220103	牛磺酸、刺五加提取物、天麻提取物、三七提取物	
6	阿尔茨牌益智仁银杏叶三七胶囊	国食健注G20220298	益智仁、覆盆子、黄精、三七（经辐照）、银杏叶提取物	

22. 改善生长发育

原功能名称为促进生长发育，为国家卫计委管理时批准。该功能已不在新的申报功能范围内。代表产品见表6.51。

表6.51　含三七改善生长发育保健食品

序号	产品名称	批号	配方	产品功能
1	国凰牌成长乐胶囊	卫食健字（2002）第0348号	黄芪、山楂、益智仁、茯苓、枸杞子、大枣、三七、乳酸钙、葡萄糖酸锌	促进生长发育

第七章

以三七为原料的日化用品

日化用品，简称日化品。日化用品是指日用化学品，是人们平日常用的科技化学制品，包括洗发水、沐浴露、护肤、护发、化妆品、洗衣粉等。按照用品的使用频率或范围划分为：生活必需品（或称日常生活用品）、奢侈品。按照用途划分有：洗漱用品、家居用品、厨卫用品、装饰用品、化妆用品等。

根据GB/T 4754—2017《国民经济行业分类》，日用化学产品（中类268）属于制造业（门类C）中的化学原料和化学制品制造业（大类26）。包括肥皂及洗涤剂制造、化妆品制造、口腔清洁用品制造、香料及香精制造、其他日用化学产品制造。

肥皂及洗涤剂制造：指以喷洒、涂抹、浸泡等方式施用于肌肤、器皿、织物、硬表面，即冲即洗，起到清洁、去污、渗透、乳化、分散、护理、消毒除菌等功能，广泛用于家居、个人清洁卫生、织物清洁护理、工业清洗、公共设施及环境卫生清洗等领域的产品（固、液、粉、膏、片状等），以及中间体表面活性剂产品的制造。

化妆品制造：指以涂抹、喷洒或者其他类似方法，撒布于人体表面任何部位（如皮肤、毛发、指甲、口唇等），以达到清洁、消除不良气味、护肤、美容和修饰目的的日用化学工业产品的制造。

口腔清洁用品制造：指用于口腔或牙齿清洁卫生制品的生产活动。

香料及香精制造：指具有香气和香味，用于调配香精的物质——香料的生产，以及以多种天然香料和合成香料为主要原料，并与其他辅料一起按合理的配方和工艺调配制得的具有一定香型的复杂混合物，主要用于各类加香产品中的香精的生产活动。

其他日用化学产品制造：指室内散香或除臭制品，光洁用品，擦洗膏及类似制品，动物用化妆盥洗品，火柴，蜡烛及类似制品等日用化学产品的生产活动。

第一节　化　妆　品

判断一个产品是否是化妆品，首先它必须是日用化学工业产品，并同时满足以下三个条件：

使用方法：涂抹、洒、喷或其他类似方法(揉、擦、敷等)。

人体的使用部位：人体表面任何部位(如皮肤、毛发、指甲、口唇等)。“等”是括号内未列举的其他人体表面部位，如腋窝、头皮、外生殖器等。

使用目的：清洁、芳香、改变外观、修正不良气味、保养、保持良好状态。

化妆品定义实际上有三个方面的内容：直接接触人体表面；具有清洁、保养、美化或消除不良气味作用；采用涂抹、喷洒或类似的方法。

1. 化妆品基本作用

1）清洁作用

化妆品能够清除皮肤、毛发、牙齿表面的脏物，以及人体分泌与代谢过程中产生的污物等。如洗面奶、洗发香波及牙膏等。

2）保护作用

化妆品能够使皮肤及毛发滋润、柔软、光滑、富有弹性等，起到保护肌肤，抵御风寒、紫外线等刺激，防止皮肤受损以及毛发枯断等作用。如润肤乳液、防晒霜、护发素等。

3）营养作用

配方中添加的营养原料，能够补充皮肤及毛发所需的营养物质，增加组织细胞活力，维系皮肤水分平衡，减少皮肤细小皱纹产生，从而起到延缓皮肤衰老及促进毛发生理功能等作用。如营养面霜、营养面膜等。

4）美容修饰作用

人们通过使用化妆品进行护肤和化妆，能够增加个人魅力或散发香气，达到美容修饰的目的。如粉底霜、唇膏、发胶、摩丝、香水及指甲油等。

5）特殊功能作用

一些化妆品具有以下特殊功能，如育发、染发、烫发、脱毛、美乳、健美、除臭、祛斑及防晒作用。

2. 化妆品注册备案管理

《化妆品注册备案管理办法》中明确规定，国家对特殊化妆品和风险程度较高的化妆品新原料实行注册管理，对普通化妆品和其他化妆品新原料实行备案管理。

化妆品、化妆品新原料注册，是指注册申请人依照法定程序和要求提出注册申请，药品监督管理部门对申请注册的化妆品、化妆品新原料的安全性和质量可控性进行审查，决定是否同意其申请的活动。

化妆品、化妆品新原料备案，是指备案人依照法定程序和要求，提交表明化妆品、化妆品新原料安全性和质量可控性的资料，药品监督管理部门对提交的资料存档备查的活动。

国家药品监督管理局负责特殊化妆品、进口普通化妆品、化妆品新原料的注册和备案管理，并指导监督省、自治区、直辖市药品监督管理部门承担的化妆品备案相关工作。国家药品监督管理局可以委托具备相应能力的省、自治区、直辖市药品监督管理部门实施进口普通化妆品备案管理工作。

省、自治区、直辖市药品监督管理部门负责本行政区域内国产普通化妆品备案管理工作，在委托范围内以国家药品监督管理局的名义实施进口普通化妆品备案管理工作，并协助开展特殊化妆品注册现场核查等工作。

普通化妆品备案编号规则：

国产产品：省、自治区、直辖市简称 +G 妆网备字 + 四位年份数 + 本年度行政区域内备案产品顺序数；

进口产品：国妆网备进字（境内责任人所在省、自治区、直辖市简称）+ 四位年份数 + 本年度全国备案产品顺序数；

中国台湾、香港、澳门产品：国妆网备制字（境内责任人所在省、自治区、直辖市简称）+ 四位年份数 + 本年度全国备案产品顺序数。

特殊化妆品注册编号规则：

国产产品：国妆特字 + 四位年份数 + 本年度注册产品顺序数；

进口产品：国妆特进字 + 四位年份数 + 本年度注册产品顺序数；

中国台湾、香港、澳门产品：国妆特制字 + 四位年份数 + 本年度注册产品顺序数。

3. 化妆品分类

为贯彻落实《化妆品监督管理条例》，规范和指导化妆品分类工作，国家药品监督管理局制定了《化妆品分类规则和分类目录》，将化妆品按功效宣称、作用部位、使用人群、产品剂型、使用方法进行分类，共为五类。

1）按功效宣称分类

功效类别主要有：染发、烫发、祛斑、美白、防晒、防脱发、祛痘、滋养、修护、清洁、卸妆、保湿、美容修饰、芳香、除臭、抗皱、紧致、舒缓、控油、去角质、爽身、护发、防断发、去屑、发色护理、脱毛、辅助剃须剃毛。

2）按作用部位分类

作用部位：头发、体毛、躯干部位、头部、面部、眼部、口唇、手、足、全身皮肤、指（趾）甲。

3）按使用人群分类

使用人群：婴幼儿（0～3 周岁，含 3 周岁）、儿童（3～12 周岁，含 12 周岁）、普通人群。

4）按产品剂型分类

产品剂型：膏霜乳、液体、凝胶、粉剂、块状、蜡基、喷雾剂、气雾剂、贴、膜（含基材）、冻干。

5）按使用方法分类

使用方法：淋洗、驻留。

4. 化妆品常用原料

1）油脂和蜡类

油脂和蜡类是组成膏霜类化妆品以及发蜡、唇膏等蜡类化妆品的基本原料，主要起护肤、润滑等作用，化妆品中使用的油脂和蜡多为天然产物，如椰子油、橄榄油等。

2）粉类

粉类原料是组成香粉、爽身粉、胭脂等化妆品基体原料，主要起遮盖、滑爽、吸收等作用；此类原料是有一定细度的无机化合物，例如滑石粉、高岭土、钛白粉等。

3）乳化剂

乳化剂是使油脂、蜡与水制成乳化体原料，有很大一部分化妆品，如冷霜、雪花膏、奶液等都是水和油的乳化体。乳化剂的作用主要是促使乳化体的形成，提高乳化体的稳定性，其次是控制乳化类型，即油包水或水包油型。

4）香精

香精是赋予化妆品一定香气的原料，它是化妆品的关键性原料之一，香精由各种原料调配混合而成，化妆品用的香精有天然的与合成的两种，天然的取自动植物，如麝香、海狸香、茉莉油、玫瑰油等，合成香料则是通过化学合成的方法制得的。

5）色素

色素是赋予化妆品一定颜色的原料，人们选择化妆品往往是凭视、触、嗅等感觉，而颜色是视觉敏感部分，因此色素对化妆品也是极为重要的，化妆品用色素可分为合成色素、无机色素、天然色素三类。

第二节　中药美容化妆品

一、概述

中药药效确切，如人参的益补气血，当归的养血活血行气，黄芪的补气生血与人参相合气血旺盛，珍珠粉的嫩肤白面、增颜消斑，茯苓的润泽皮肤等，早已被人们所熟知和接受。与此同时，胡萝卜、当归、人参、灵芝、花粉、珍珠粉、鹿茸、胎盘、牛乳等提取物则因其内含丰富的氨基酸、维生素及天然保湿因子而受到国际权威美容专家的好评与消费者的公认。

我国古代本草中包含了许多美容药物，据统计，《本草纲目》记载的具有美容作用的药物共有500多味，主要用于面、鼻、牙齿、须发、疠疡癜风、疣痣等方面。我国民间也沿用了一些简便的化妆方法，如用凤仙花染指甲、青黛描眉及用动物油脂护肤等。借鉴传统的医药理论和实践经验开发现代中药化妆品，通过发掘研究，现已筛选出可用于化妆品的中药资源有数百种，并成为天然化妆品的一大系列。

二、中药资源应用于化妆品的历史

中药化妆品以其来源于大自然、对皮肤作用温和、使用安全放心等特点，在追崇安全、绿色、健康的时代中，越来越受到广大消费者的青睐。我国具有丰富的中药资源和几千年的中医药历史文化，是最早将中药用于化妆美容的国家。东汉时期本草专著《神农本草经》记载有美容作用的中药20多种，人参、黄芪、五味子等药物被列为上品，其中还提到了美容药品的独特剂型——面脂，这一剂型的出现说明当时中药化妆品的发展水平已有一定的高度。晋代《肘后备急方》被称为中医美容第一书，以美白方最丰富，列有美容专篇，首创面膜调制法，其用药多用外治法，并制成美容成药。唐朝是中药化妆品发展的兴盛时期，人们注重仪容，盛行使用口脂、面脂和手膏等药物化妆品。《华佗神医秘传》记载美容方剂10首，专治面部黑痣、粉刺。《备急千金要方》和《千金翼方》分别辟有“面药”和“妇人面药”专篇，汇集了保健美容方剂330余个，并结合针灸、气功、推拿、药膳等诸多美容方法。宋代《太平圣惠方》收集验方千余首，论述美容功效的内容有3卷，载方336首，载有“治发黄令黑诸方、治发白令黑诸方、染髭发”等，是关于美须发最全面的专著。元初《御药院方》搜集了宋元金时期的宫廷美容秘方67首，分为补虚损方、治杂病门、洗面药门等。明代《本草纲目》集医学之大成，总结了历代本草中用于护肤美容抗衰老等的中药168味，并在每味药下详述其主治、炮制和使用方法。

据文献报道，我国170多种古代医学著作记载了1000多个关于美容的方剂，涉及中药300余种。沿用至今，已被现代医学研究确证有其功效的有人参、当归、菟丝子、薏苡仁、白芷、防风、射干、白附子、前胡、白及、川芎、商陆、杏仁、桃仁、丹参、辛夷、茯苓、白术、百合、芡实、桑寄生等。

三、中药化妆品原料

《已使用化妆品原料名称目录》（2015年版）目前收录8783种，其中植物来源的共有3369种。从文献及实际情况来看，常用原料使用情况如下：

洗发水中常用的中草药原料：何首乌、人参、侧柏、女贞子、五味子、皂角、鼠尾草、甘草、当归、生姜、月见草、川芎、无患子、芝麻、旱莲草、红花、苦参、茵陈、桑叶、升麻、连翘、羌活、菊花、白鲜皮、黄芩、荆芥、薄荷、骨碎补、槐角、透骨草、麦门冬、补骨脂、沙棘、蛇床子等。

面膜中常用的中草药原料：白术、白蔹、白芷、白芍、白及、白附子、芦荟、石斛、山茶、人参、野大豆、北艾、番红花、马齿苋、马鞭草、广藿香、金缕梅、甘草、槐米、三七、灵芝、熊果苷、金盏花、仙人掌、积雪草、忍冬、黄连、黄柏等。

洗面奶中常用的中草药原料：迷迭香、马齿苋、益母草、黄芪、红景天、玉竹、芍药、白术、茯苓、白芷、三七、水飞蓟、木瓜、薰衣草、沙棘、红花、虎杖、忍冬、玫瑰、山茶、葛根、黄芩、银杏、薏苡仁、麦冬、石榴、芦荟等。

中药用于日化用品的开发，与其活性和功能相关联，常见中药的活性与功能见表 7.1。

表 7.1 中药美容化妆品活性与功能

中草药	活性	功能
人参	增加皮肤的营养供应；防止动脉硬化；调节皮肤水分平衡	延缓皮肤衰老；防止皮肤干燥脱水；增加皮肤的弹性；增加头发的营养减少脱发、断发
珍珠	滋养皮肤、延缓皱纹产生	
当归	营养皮肤、防止皮肤粗糙	用于粉刺、黄褐斑、雀斑治疗和乌发、防止脱发
薏苡仁	抗癌、降糖、镇痛、解热、增强免疫	祛色斑、除扁平疣、柔嫩肌肤
灵芝	消除体内自由基；保护细胞及延缓细胞衰老；安神作用	延缓衰老；面色萎黄、精神疲乏、容颜憔悴有明显的疗效
何首乌	有扩张血管和缓解痉挛的作用，能使皮肤细胞、脑细胞和头发获得足够的血量	乌发、护发、养发、生发等作用同时还有降血脂、抗衰老、美容驻颜等功能
蜂制品	增强机体新陈代谢，增强细胞活力，增强免疫系统的抵抗力，促进伤口的愈合	美容养颜，延缓衰老，祛疤痕
冬虫夏草	促进表皮生长；具有很好的吸水性；调节体表微生态平衡，抑制有害菌生成；能有效清除皮肤中的自由基，降低黑色素沉积	抑制黄褐斑及雀斑的形成；快速修复受损皮肤；维持皮肤弹性，延缓衰老；抑制皮肤炎症，老化，防止日晒红斑；淡化各种色斑

除此之外，常用于美容的中草药还有补气驻颜的黄芪：具有抗老、美容、健身的功效；号称“赛人参”的刺五加：延缓、减轻皮肤老化，减少色素沉着；养血容颜的地黄，久服轻身不老不饥；润肤悦颜的麦冬等；以及黄精、桃仁、杏仁、柏子仁、川芎、芦荟、菊花、冬瓜仁、白芷、防风、辛夷、五味子、苍耳、桃花、细辛等。

近年来，以发达国家为主体，形成了热衷于使用天然中草药或天然原料为主要化妆品添加剂的世界性潮流，天然化妆品随着市场的发展逐步占据主导地位，以目前的统计来看，天然化妆品约占 30%~40%，中草药添加到化妆品中的情况见表 7.2。

表 7.2 各类化妆品品牌中所添加中药提取物

化妆品品牌	添加的天然提取物	主要作用
LA MER 海蓝之谜凝霜	酸橙茶精华	抗氧化、帮助肌肤抵御外界侵害
LA MER 海蓝之谜醒肤水	海藻精华	保湿、抗炎、平衡油脂分泌
嘉贝诗晶莹水润保湿霜	石榴提取物、蔓越莓提取物	补水保湿，改善皮下微循环，减少皮肤返红现象；促进皮肤细胞更新，保护皮肤免受外界侵害

续表

化妆品品牌	添加的天然提取物	主要作用
Deelear 美白莹亮日霜	虎耳草、葡萄汁和并头草根的精华	能阻止黑色素的产生，淡化黑斑和瑕疵，预防新的黑斑形成，同时具有保湿、柔软肌肤和促进胶原蛋白合成的作用，可减少皱纹和细纹
Elisabeth Arden 丝亮白防护隔离霜	桑葚萃取物	能舒缓并强化肌肤防御力，减少与预防新的黑斑
莪姿沮泉矿物保湿精华凝露	活性透明质酸精华	保湿、延缓和防止皮肤老化
兰芝水 / 凝肌精华露	大豆、蓝莓、蜂蜜等萃取物	软化角质层，提高肌肤水分存储能力，恢复皮肤弹性和柔润性
兰蔻沮热式海藻精华面膜	海藻提取物	保湿、刺激胶原蛋白合成
雅诗兰黛 Minimizing Skin Refinisber	栗子提取物、酵母提取物、桑葚提取物、龟苓提取物	促进配方中氨基葡萄糖胺护肤功效，调整皮肤类质养化，进一步缩小可见肌肤毛孔
雅诗兰黛柔丝焕采洁面乳	西番莲、火绒草等植物萃取精华	保湿、抑菌消炎
The Face Shop 金盏花收缩毛孔乳	金盏花精华 牛蒡精华	可调理脸部的油脂分泌；收缩肌肤，亦有改善肌肤敏感现象的作用，帮助痘痘肌的修复
欧莱雅 Collagen Skin Re-modeller	来自苜蓿的天然提取物的生物球体	活性胶原蛋白包含在生物球体中，这种生物球体富含氨基酸、维生素、矿物质、痕量元素和蛋白质成分。在遇水后体积可以涨大原有体积的 9 倍，有使松软肌肤变得丰满的功效
欧莱雅细肤毛孔紧致收缩水	海藻精华	配合水杨酸能迅速收缩毛孔，同时具有保湿功效
佰草集清爽化妆水	金银花浸膏 黄芩提取液	对面部有很好的杀菌作用，同时增强毛孔通透性
FANCL 毛孔深层洁净面膜	珊瑚粉末、无患子精华、绿茶精华、大豆精华、天然氨基酸、透明质酸	美白、保湿
露得清毛孔细致修护面膜	西洋杉、金缕梅提取物	平衡油脂分泌，消炎，收敛皮肤
高丝清肌晶	陈皮、当归、母菊、薏仁提取物	陈皮：角质柔软；当归：美白；母菊：消炎；薏仁：保湿
美体小铺茶树洁面摩丝泡沫洗面奶	纯天然茶树精华 银杏叶萃取精华 榆树皮萃取精华 柿子叶萃取精华	抗菌，消炎 改善血液循环、保湿、美白
昭贵凝胶汁	芦荟汁	保湿、消炎、美白
屈臣氏生姜修护焗油	生姜提取液 水解小麦蛋白	有助修复鳞片，增加头发营养

借鉴传统的中医药理论和实践经验开发现代中药化妆品，通过发掘研究，现已筛选出可用于化妆品的中药资源数百种，并成为天然化妆品的一大系列。中药化妆品已形成产品系列的，如人参类的有“人参强力生发灵”“人参生发露”“人参祛皱霜”“人参液体香波”“七日香人参胎素美容膏”“田七人参高级

药性洗发精”等；芦荟产品有“芦荟洗面奶”“护发素”“洗发香波”等。其他中药化妆品有“当归祛斑霜”“爽爽虫草洗浴液”“儿童祛痱嫩肤浴液”“丹参乌发宝”“康福天然苗条霜”，以及用白芷、防风等为原料的“女士营养霜”，用当归、薏苡仁等生产的“防皱按摩乳”等。含中药的化妆品还有银耳霜、灵芝霜、丹参霜、蜂乳霜等。

随着中药日化用品的大力发展，三七在日化用品方面应用得到大力推广使用，代表产品如三七系列化妆品、云南白药日化用品系列、云南三七牙膏系列等。

四、中药化妆品的主要功效及常用品种

1. 营养滋润作用

现代药理研究表明，三七含有80种以上皂苷，还有多种氨基酸、糖类、黄酮类等物质，可以提高红细胞中超氧化物歧化酶的含量和过氧化氢酶的活性，增进表皮的营养，促进皮下毛细血管的血液循环，其中的矿物质还有防止皮肤脱水、增加皮肤弹性等功效。此外，枸杞、黄芪、玄参、地黄、白芷、当归、桔梗、何首乌等中草药，多为补益药，都含有蛋白质、维生素和有益的微量元素，不仅能给皮肤增加营养和保湿功能，还能使皮肤保持柔软、光滑。

2. 补水保湿作用

缺水是导致皮肤生理结构发生变化的关键，因此补水保湿是护肤的基础需求。由于年龄增长、角质层受损、环境干燥、护理不当、水分补充量少、不良生活习惯等原因，会导致皮肤缺水干燥，其表现为皮肤表面紧绷、干燥、脱屑、瘙痒，长期缺水导致皮肤松弛或弹力下降，色素沉着等。因此，保湿是护肤的第一要务，保湿化妆品即可用于健康皮肤，也可用于防治皮肤病。目前化妆品中的保湿方法主要是在皮肤表面涂抹一层油脂防止水分蒸发，或是吸收外界水分保湿。中药保湿代表性品种如芦荟、海藻、白及等。芦荟在化妆品原料中起到保湿的作用，芦荟多糖能提高皮肤水合状态，同时降低经皮失水，对皮肤有明显的补水保湿功效，且不同浓度的芦荟多糖可以使角质层含水量升高，失水量降低。实验也证明白及多糖具有良好的保湿效果。

3. 防晒作用

过度暴露于太阳的紫外线辐射是导致皮肤损伤、老化的主要风险因素。防晒剂可以有效降低紫外线对皮肤的伤害，减缓肌肤老化速度，并可以防止色斑、

肌肤松弛与细纹的产生。中药活性成分亦可在防晒化妆品中发挥吸收长波紫外线（UVA）和中波紫外线（UVB），防止自由基生成的作用，达到防晒效果，例如：黄连、虎杖、杜仲、槐花、芦荟、白芷等。

黄连在UVA的紫外吸收率为89%，黄连的乙醇提取物在UVA紫外吸收更强，因此认为黄连具有明显的防晒功能。有学者测定黄芩、丁香、红花、金银花、橘皮、丹参和绿茶有较高的防晒系数（英文简称SPF值）在15以上，证明这些天然植物可以作为潜在的防晒剂来源。同时中药活性成分具有抗炎抑菌、延缓衰老、保湿美白等功效，在功能性化妆品领域应用前景巨大。

4. 抑菌作用

化妆品在生产、使用过程中难免会受到微生物的污染，从而导致化妆品变质变味，严重时可危害人体健康。因此大多数化妆品都会添加防腐剂来延长产品的使用时间和确保产品的安全性。然而合成防腐剂具有一定的副作用，用量过多时会导致皮肤过敏现象。所以近年来研发使用抑菌效果好、使用安全无毒害的天然防腐剂受到了企业的重视。有研究报道黄连和黄芩提取物有较强的抑制细菌和真菌的生长作用。

痤疮是很多年轻人群困扰的问题，严重影响患者容貌和身心健康。雄激素以及皮脂腺分泌旺盛、痤疮丙酸杆菌感染、皮脂腺管壁过度角化等因素均可造成痤疮生成，诱发皮肤炎症。外用和口服抗菌药是治疗痤疮的重要手段，但长期应用可能导致表皮微生态的变化以及细菌耐药产生、色素沉着。应用抗菌抗炎的护肤品能够辅助防治粉刺，在皮肤的日常护理、协同应用、预防复发等全程管理上均能发挥重要作用。抗痤疮丙酸杆菌的中药多为清热解毒、活血散结类，如甘草、马齿苋、丹参、黄芩、大黄、金银花、丁香、苦参、夏枯草、枇杷叶等。有研究表明苦参、土茯苓、大黄、大青叶等中药的水煎液对体外痤疮丙酸杆菌表现出明显的抑菌活性，以大黄和白鲜皮为主要成分制成的中药面膜，能够显著抑制三种致痤疮病菌。

5. 美白作用

白皙的皮肤始终与美丽和吸引力联系在一起，美白祛斑类化妆品始终是化妆品市场上最活跃的开发领域之一。皮肤颜色主要取决于皮肤内黑色素的含量与分布，酪氨酸在酪氨酸酶及多种氧化酶的催化作用下，羟化生成多巴，再经氧化生成多巴醌，再经脱羧、环化等反应最后聚合形成黑色素，并上移到表皮层，导致皮肤变黑，甚至产生色斑。具有美白功效的原料主要分为化学美白剂、生物美白剂和天然植物美白剂，其中天然植物美白剂相比于其他两种美白剂具有更好的安全性，是现代化妆品行业开发的重点。美白剂往往是通过抑制酪氨酸酶活性的化学成分，抑制黑色素形成而起到美白的作用。

有研究报道光果甘草对酪氨酸酶有抑制作用。红景天提取液能有效抑制酪氨酸酶活性，抑制黑色素瘤细胞黑色素生成，并能清除自由基，降低氧化应激损伤。川芎提取物通过抑制细胞内酪氨酸酶活性、清除 ROS 双靶点的方式起到美白作用。桂皮、夏枯草、山茱萸、蔓荆子、乌梅抑制酪氨酸酶活性的效率为 100%。除此以外，当归、川芎、红花、赤芍对酪氨酸酶活性都有较强抑制效果。

6. 抗衰老、抗氧化作用

衰老是机体不可逆的一种生命特征，是机体从构成物质、组织结构到生理功能丧失和退化的过程。皮肤衰老是内源性生理衰老和外源性环境因素共同作用的结果，内源性衰老是根本，环境因素是在内源性衰老的基础上起加速或延缓作用。皮肤老化的表现为皱纹加深加粗、出现色斑、松弛、失去弹性等。因此提升机体抗氧化能力，补充抗氧化剂，成为重要的抗衰老途径。

中药中具有抗衰老代表性的品种有，人参、珍珠、当归、茯苓、灵芝、枸杞子、杏仁、益母草、天冬、黄芪、三七、白芷、天花粉、麦冬、丹参等。有研究发现灌服枸杞多糖后，衰老模型小鼠皮肤中超氧化物歧化酶（SOD）活力增强、丙二醇（MDA）含量降低；黄芪多糖可以提高模型小鼠的胸腺指数和脾脏指数，降低 MDA 含量并提高 SOD、GSH-Px 和 CAT 的活力，认为黄芪多糖能够提高机体抗氧化能力和清除自由基以起到抗衰老的作用。

7. 赋香作用

我国天然香料植物资源丰富，如肉桂叶、苍术、松叶、檀香木、丁香、薄荷、合欢花等中草药都具有独特的香味，从中提取的芳香性挥发油可用作赋香剂，不仅增加化妆品的芳香气味，并对神经系统具有舒缓作用。天然来源的香料或具有杀菌作用的植物精油可加入除臭化妆品中，在气味上可以掩盖体臭。常用于开发除臭精油的植物包括：茶树、鼠尾草、迷迭香、百里香、薰衣草、胡椒和柠檬草等。并且可以根据不同的皮肤，以及人们对香味的喜爱，研发出各种具有治疗效果的中药香精。著名的祖玛珑无花果与莲花的香调是花香果香调，主要是以无花果叶、莲花、香根草为主调配而成。

8. 调色作用

大多数化妆品都需要调色，但合成色素多含有毒性较大的重金属铅、汞等成分，若使用不恰当会导致皮肤过敏，严重时可能会出现中毒现象。使用中药成分进行调色不仅安全无毒副作用，还具有一定的营养、治疗作用。如紫胶红、姜黄、辣椒红、菊花黄等中药。姜黄色素提取物可用于彩妆产品研究上，其上染效果好且抗氧化功效显著，光稳定性好，不引起过敏反应。天然紫甘蓝色素具有清除自由基作用的同时，还可用于化妆品调色。

9. 育发乌发类

头皮屑、瘙痒和脱发是常见的头皮问题。中医认为“发为血之余”，中药防治脱发的理论基础坚实。发用化妆品中加入补血补气中药，有利于头皮血液循环，提供营养，促进头发黑色素细胞再生。脱发是多数成年人的困扰，其原因包括来自遗传、激素分泌、营养、精神压力、化学刺激等多种因素。其中5α-还原酶是造成脱发的一个主要因素，该酶活性较强会使皮脂分泌异常加快，容易引起真菌感染，毛囊缩小甚至萎缩，从而引起脱发。5α-还原酶越高，脱发越重。当归、何首乌、人参、侧柏、生姜、川芎、五味子等多种中药提取物可通过抑菌、改善毛囊周围血液循环，促进新陈代谢，补充生长营养等方式改善毛发的生存环境，去油去屑止痒，坚固发根，防止脱发。

何首乌中的苷类和卵磷脂、墨旱莲和女贞子提取物均能增强酪氨酸酶的活性，促进营养物质的吸收以及黑色素的形成，进而可促进头发的生长，对头发具有乌黑和滋润的作用。侧柏中的黄酮类物质、人参中的人参皂苷可以激活毛囊，且有抑制细菌的作用，能增强头发的营养性和韧性、促进头发正常生长、有去屑和防止脱发的作用。生姜中的姜精油、川芎中的川芎嗪和川芎挥发油，当归提取物均具有活血的功效，可刺激局部血液循环，增强头皮营养供给，促进毛囊的新陈代谢和毛发生长，可以滋润头发，使头发柔软爽滑。鼠尾草提取物对磷酸二酯酶有抑制作用，可减少油脂的生成，对溢脂性脱发具有良好的辅助疗效，其酚类物质具有抑菌作用，可去除头屑、治疗头癣及头皮瘙痒，长期使用可使头发乌黑亮丽。常见的中药洗发水，见表7.3。

表7.3　常见的中药洗发水

产品	植物原料	适用症状
皂角洗发水	皂角、美洲大蠊	去屑、止痒、控油、护发根
苹果生姜洗发水	苹果、生姜	温和疏通油脂

续表

产品	植物原料	适用症状
何首乌草本润养洗发水	人参、何首乌、黑灵芝、侧柏叶	遗传白发、产后白发、中老年白发
黑灵芝何首乌洗发水	何首乌、人参、黑灵芝、生姜、当归、黑芝麻	白发转黑、防脱固发
何首乌植萃洗发水	何首乌、黑灵芝、橄榄油、桑叶	白发、脱发、去屑、控油
无硅油水润洗发露	山茶、芦荟、甜扁桃	头发干燥、脆弱，头皮发油
橄榄绚色顺滑洗发露	马齿苋、人参、余甘子、橄榄、夏枯草	头发干燥、断发、脱发
防脱育发洗发水	侧柏叶、何首乌、生姜	脱发、头发脆弱、受损
防脱洗发液	人参、何首乌、三七、当归	脱发、头发干燥、脆弱
淘米水姜乌洗头水	人参根、何首乌根、侧柏叶、姜根、无患子	干枯毛躁、头油、去屑、止痒

第三节 三七日化用品

一、三七化学成分对人体皮肤的作用

三七不同成分对皮肤的主要功效作用表现在对内层血管系统、血液系统、中枢神经系统和皮肤活血祛瘀的作用，能有效治疗黄褐斑、皮下斑、肝斑、皮肤衰老等。

1. 三七中微量元素对人体皮肤的作用

三七中微量元素与人体的内分泌、皮肤粗糙、黑黄、生长发育、皮肤免疫、皮细胞系统结构与功能等密切相关。

2. 三七多糖对皮肤的作用

三七多糖的药理作用，主要表现在能提高人体皮肤免疫力，对巨噬细胞有促进作用，对体内自然杀伤细胞、特异性玫瑰形成细胞和溶血性控斑形成细胞有抑制黑色素作用，对皮肤有明显的增强抗皱作用。

3. 三七中黄酮类成分对皮肤的作用

黄酮类成分中，槲皮素具有祛斑、平喘、降压、强心、增强冠状动脉流量、降血脂、增强肾上腺素、抗炎、抗过敏、增强皮肤毛细血管通透性的作用，因而对人体面部皮肤红血丝有特殊的治疗作用。

4. 三七中油脂成分对皮肤的作用

三七中的油脂成分具有润肤、保湿、排泄毛孔和毛囊中汗液的作用，使皮肤透气。油脂的不皂化部分，含有谷甾醇及三甾醇，谷甾醇有促进人体细胞组织修复功能，可以治疗皮肤溃疡等疾病。

5. 三七总皂苷对皮肤的作用

三七总皂苷（PNS）对多种实验性模型有良好的抗炎作用，可用作抗炎剂；三七总皂苷能促进 cAMP 的生成，cAMP 能对生物细胞中很多代谢过程发生影响，可促进蛋白质、RNA 的合成等，也可作为其他活性成分的增效剂，因此三七总皂苷有活肤作用。三七总皂苷在低质量浓度下（1 mg/mL、0.2 mg/mL）能够更好地保护 HaCaT 细胞免受 UVA 的刺激，并且能够改善成纤维细胞中 MMP-1 及 COL-1 的表达，证明 PNS 能够较好地改善皮肤弹性及皱纹状况。三七总皂苷微乳经皮给药对 *D*-半乳糖所致的衰老模型小鼠皮肤有显著的抗衰作用。三七总皂苷对某些真菌有较强的抑制作用，对金黄色葡萄球菌、大肠杆菌有一定的抑制作用。药理研究见表 7.4。

表 7.4　三七总皂苷与化妆品相关的药理研究

试验项目	浓度	效果说明
对 cAMP 含量生成的促进	100 mg/kg	促进率：21%
对白介素 IL-1β 生成的抑制	0.5 mg/mL	抑制率：22.9%
对金属蛋白酶 MMP-9 活性的抑制	60 mg/kg	抑制率：90.5%
对金属蛋白酶 MMP-13 活性的抑制	0.25 mg/mL	抑制率：47.3%

国家药品监督管理局、美国化妆品香料香精协会（CTFA）都将三七总皂苷作为化妆品原料，未见它外用不安全的报道，但用于伤损皮肤或换皮型产品时要慎重。

二、三七的美容护肤机制及功效

1. 三七

1）抗衰老

三七总皂苷可以提高衰老状态下内源性抗氧化酶的活性，清除体内氧自由基，从多个方面延缓衰老，Rg_1 和 Rb_1 可以显著降低脂质中过氧化产物丙二醛的含量，对脂质过氧化有较强的抑制作用，有一定的延缓衰老作用。三七多糖清除 DPPH 自由基、羟自由基和 ABTS 自由基的能力较强。三七多糖能显著延长线虫的寿命，经三七多糖预处理的野生型线虫，超氧化物歧化酶（SOD）、过氧化氢酶（CAT）的活性较高，具有较低的丙二醛（MDA）水平。

2）抗炎

三七皂苷 Rg_1 和 Re 对 iNOS 炎性因子的表达具有明显的抑制作用，三七总皂苷以及 Rd 和 Rb_1 对抗炎信号通路 MAPK 通路及 NF-κB 通路都有很好的下调作用。三七多糖可以抑制炎症白细胞活化因子 CSF2、CSF1 的表达，也可以使细胞内信号负调节因子 TNF-AIP3 表达下调来间接抑制炎症的发生。

3）修复皮肤

三七皂苷 R_1 能有效促进创伤边缘肉芽组织生长，加速胶原纤维的形成进而促进皮肤伤口愈合。三七总皂苷 Ft_1 通过 PI3K/Akt/mTOR 信号通路促进成纤维细胞增殖和胶原合成，而且 Ft_1 可以促进新生血管的形成。三七总皂苷具有体外抗纤维化作用，能够治疗人增生性瘢痕。

2. 三七茎叶

1）抗衰老

三七茎叶提取物具有较强的抗氧化作用，能够有效地清除氧自由基、DPPH 自由基、ABTS 自由基。三七茎叶总皂苷可延长果蝇平均寿命，降低头部脂褐素含量，提高小鼠血、脑组织 SOD 活性。

2）抗炎

三七叶皂苷具有良好的抗炎活性，其抗炎机制可能与其抑制花生四烯酸代谢限速酶 PLA2 活性从而降低其炎性产物的生成有密切关系。三七叶皂苷能够升高中性粒细胞内环磷酸腺苷（cAMP）含量，抑制炎症介质肿瘤坏死因子（TNF）以及一氧化氮（NO）水平的升高。三七叶多糖对脂多糖（LPS）诱导的人白血病细胞系（THP-1）具有较强的抗炎活性，能够下调单核细胞趋化蛋白-1（MCP-1）的基因表达和白细胞介素-6（IL-6）的分泌。

3）美白

三七叶提取物具有一定的美白祛斑作用，三七叶中的三萜皂苷具有潜在的抗光损伤活性。

3. 三七花

三七花总皂苷能对抗缓激肽、组胺、5-HT 等导致的毛细血管通透性增强及炎症组织 PG 的释放，说明三七花皂苷对炎症介质有对抗作用。三七花中的黄酮类化合物对铜绿假单胞菌、金黄色葡萄球菌和嗜水气单胞菌的生长有抑制作用，对羟基自由基和超氧阴离子也有清除作用，表明三七花中的黄酮类化合物有抗氧化和抑菌的作用。

第四节　化妆品的生产

化妆品主要是由各种原料，经过配方加工而成的一种复杂混合物，除了某些特殊制品之外，原料之间一般不发生化学反应，只是简单的混合，故化妆品制造技术常被称为混合技术。

一、化妆品生产环境要求

根据《化妆品生产质量管理规范》要求，化妆品生产场地应当远离污染源，应当控制生产车间内的微生物和尘埃粒子，有些区域甚至要求达到 30 万级洁净车间的级别，生产车间应当保持良好的通风和适宜的温度、湿度，应当防止蚊蝇、昆虫、鼠和其他动物的进入、孳生。

二、化妆品生产工艺流程

化妆品的生产工艺流程主要包括以下几个步骤（图 7.1）：

配方设计：根据产品的需求和目标市场，制定化妆品的配方。这包括选取原材料、确定成分比例等。

原料采购：根据配方设计，采购所需的原材料，如基础油、表面活性剂、防腐剂、色素等。

原料准备：将原材料按照配方比例准备好，如将粉体原料进行混合、将液体原料进行搅拌等。

混合制备：将准备好的原料按照一定的方法和顺序进行混合，以获得所需的化妆品配方。

加热和冷却：有些化妆品需要经过加热和冷却的过程，如乳化剂需要加热至一定温度才能形成乳液。

调香调色：根据产品的特点和市场需求，在混合制备过程中，可以添加香精和颜料进行调香调色。

检测和检验：制成的化妆品需要进行质量检测和检验，以确保符合相应的安全标准和质量要求。

填充和包装：将制成的化妆品倒入适当的容器中，并进行相应的包装，如贴标签、封口等。

质量控制：对已包装好的化妆品进行质量控制，包括产品寿命测试、稳定性测试等。

成品检验：对成品进行全面检验，确保质量合格。

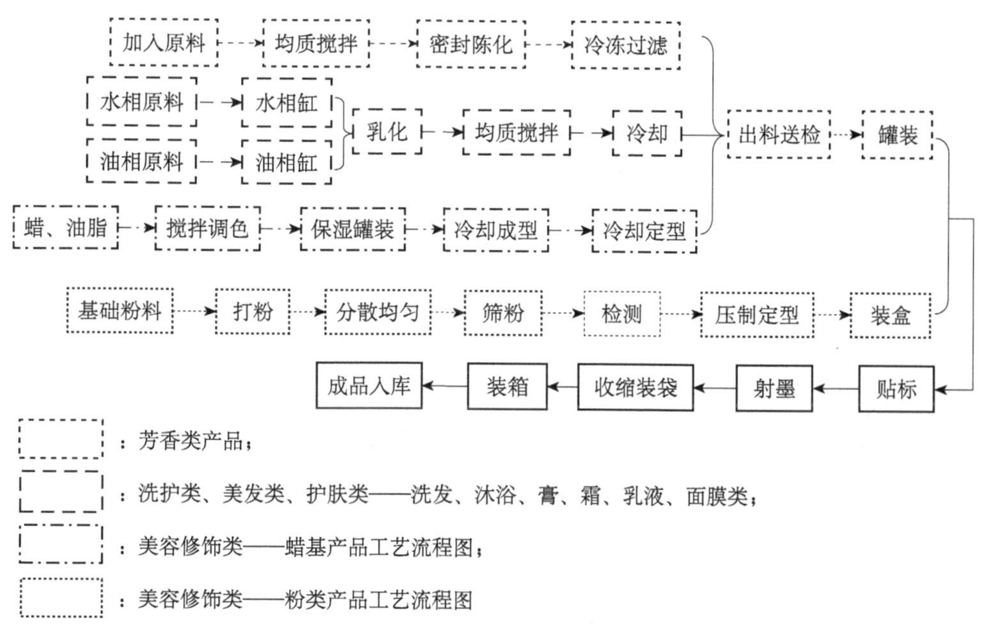

图 7.1　化妆品生产工艺流程图

三、化妆品质量控制

我国出台的《化妆品卫生规范》中涉及微生物学、卫生化学、功效评价和毒理学等 50 多项对化妆品质量的检测方法。《化妆品卫生规范》对化妆品的卫生要求做了明确的要求，并且详细列举了化妆品中限制使用的化学物质，例如：限制使用的着色剂、防腐剂和防晒剂等一些限制或者禁用的物质。同时，对一些可以使用的化学品进行了明确的规定，例如：国内暂时允许使用的各项染发剂等。此外，《化妆品卫生规范》对化妆品中的最大化学物质含量也做了明确的规定，具体包括：禁用化学物质 1208 种、禁用植物 78 种、限制使用的化学物质 73 种、限制使用的防腐剂 56 种、限制使用的防晒剂 28 种以及限制使用的着色剂 156 种。三七类化妆护肤品的质量控制也依据上述标准执行。

第五节　三七美容护肤品

一、三七霜剂、洗面奶

三七霜剂、洗面奶属于乳膏剂 / 乳剂的范畴。前者是油包水剂型，后者属于水包油剂型。

乳膏剂是指药物（活性成分）分散于乳状型基质中形成的均匀半固态固体剂型。是油与水混合振荡再加入乳化剂、药物制成的半固体剂型，能够使一种液体较稳定地分散于另一种液体中，兼具亲脂性和亲水性，可分为水包油和油包水型两种。其主要成分为水相、油相和乳化剂。

常用的油相基质有硬脂酸、石蜡、蜂蜡、高级脂肪醇、凡士林、液状石蜡、植物油等；常用的乳化剂有皂类、十二烷基硫酸钠、多元醇的脂肪酸酯、聚山梨酯、脂肪醇、单甘油酯、聚氧乙烯醚类等。

乳化剂是乳膏剂的重要组成部分，在乳膏剂的形成、稳定及作用效果方面起到重要作用：乳化剂可有效降低表面张力，有利于形成乳滴，增加新生界面，使乳膏保持一定的分散性和稳定性；在乳膏剂的制备中不必消耗更多能量，用简单的振摇或搅拌的方法即可实现。乳化剂应有较强的乳化能力，并能在乳滴周围形成牢固的乳化膜；应有一定的生理适应能力；乳化剂不能对机体产生毒副作用，也不应有刺激性；与乳膏剂中其他组分相容性好，无配伍禁忌。

乳膏剂的制备采用乳化法，将处方中的油脂性和油溶性成分一起加热至80℃左右形成油相，另将水溶性成分加热至80℃形成水相。若要制备水包油型乳膏剂，则将水相加入油相；若要制备油包水型乳膏剂时，则将油相加入水相并搅拌均匀。

三七提取物可作为活性成分制备乳膏剂和乳剂，如眼霜、晚霜、粉底霜和洗面奶等。前三者属于油包水型，后者属于水包油型。部分三七乳膏剂的设计，见表7.5所示。

表7.5　三七乳膏剂的设计（%）

处方组成	眼霜1	眼霜2	洗面奶1	洗面奶2	粉底霜1	粉底霜2
三七提取物	10～20	20～45	15～30	16～20	15～25	10～25
益母草、当归、车前子、珍珠等其他活性成分	60～80				10～14	10～15
杏仁甘油		6～14				

续表

处方组成	眼霜 1	眼霜 2	洗面奶 1	洗面奶 2	粉底霜 1	粉底霜 2
玫瑰花提取液				8～-10		
丙三醇			5～10	6～8	3～5	
高岭土					6～8	
正十六醇			1～5			
香精					0.1～0.3	
十八醇	5～10					
单硬脂酸甘油酯			1～5	4～6		5～10
硬脂酸						5～10
甘油					1～3	
聚乙二醇	1～5	18～30			3～5	1～5
尼泊金丙酯	0.2	0.1～0.28				0.1～0.4
白凡士林					4～6	
羊毛脂			1～4		2～4	0.1～0.5
吐温-60			1～4			
烷基糖苷				5～7		
滑石粉					6～8	
纯净水	补充余量	补充余量	补充余量	补充余量	补充余量	补充余量

1. 眼霜

云南人羞花化妆品有限公司以三七皂苷为主要原料，加入益母草提取物、当归提取物、车前子提取物、太子参提取物、芝麻提取物，珍珠粉、蚕丝蛋白进行合理配比，发明了一种眼霜，具有对眼部肌肤的抗皱美白、祛除黑眼圈、消除水肿、抗氧化的功效。

2. 洗面奶

三七美白洗面奶，由三七皂苷（15%～30%）、丙三醇（5%～10%）、正十六醇（1%～5%）、单硬脂酸甘油酯（1%～5%）、羊毛脂（1%～4%）、吐温-60（1%～4%）、仙人掌提取液（10%～25%）、纯化水（20%～45%）组成，具有能给肌肤补充营养成分、清洁皮肤、使肌肤白嫩幼滑的功能。

3. 晚霜

三七药物晚霜，以三七为原料，提取三七中的三七皂苷成分，加入丹参提取物、苦杏仁皂苷、当归提取物等进行合理配比，实现抗皮肤老化、提高肌肤美白能力，能收紧肌肤，促进营养物质的吸收，使肌肤白里透红、娇艳怡人。

4. 粉底霜

三七粉底霜，利用三七皂苷、石榴籽提取物、芒果苷、芦荟提取物、黄芪提取物等中药材中所含营养物质滋养肌肤，促进细胞活性，改善皮肤的肤质，将各纯天然药物原料有效配伍，可消炎杀菌，收紧肌肤，防止产生粉刺、痤疮等皮肤病的作用，增强皮肤抗老化能力，同时促进营养物质的吸收；稳定性强，有效增强了粉底霜与皮肤的附着力，避免粉底霜长时间使用引起的脱妆问题，兼容性好。

二、三七沐浴露、靓肤水、面膜、洗发水

三七沐浴露、靓肤水、面膜、洗发水都属于水性 / 水凝胶剂型。部分三七水性和水凝胶性日化用品配方见表 7.6 所示。

表 7.6　三七水性和水凝胶性日化用品配方（%）

处方组成	沐浴露	靓肤水	面膜	洗发水
三七茎叶皂苷	16～20	22～34	40～70	0.5～10
地肤子提取液	8～12			
山岛柴胡			30～60	
益母草提取液		12～18		
徐长卿提取液	6～10			
玫瑰花提取液	10～14			
金银花提取液		6～12		
氨基酸	6～8			
珍珠			10～20	
珠光浆	5～7			0.8～2.0
芦荟提取液		4～8		
当归提取液		5～10		
凯松	0.1～0.5	0.1～0.5		0.5～1
薄荷提取液		3～5		
丙三醇		1～3	10～20	
表面活性剂				15～25
VE			5～15	
去离子水	补足余量	补足余量		40～80

1. 沐浴露

利用三七茎叶皂苷与徐长卿提取液、玫瑰花提取液、地肤子提取液配合，制备三七沐浴露，具有祛除异味、美白、养颜润肤及光滑肌肤的同时，还能促进血液循环、调节表皮及角质层新陈代谢，可以抗衰老、去皱纹，还能减少皮脂溢出而使皮肤有弹性，淡化斑点，保护表皮，使黏膜不受细菌侵害，对粉刺、脓包、皮肤表面溃疡等症的治疗有帮助作用，且对皮肤刺激性小，无毒副作用。

2. 靓肤水

三七靓肤水能够清热解毒、延缓衰老、祛斑除痘、养颜、去皱纹、美白保湿，防止紫外线灼伤皮肤、辐射损伤皮肤，提供表皮细胞所必需的营养，及时修护晒后受损的肌肤。

3. 面膜

三七面膜采用先进的分子膜分离技术，提取三七及其他成分的高效活性因子，并对加入的酶的种类和用量进行控制，产品配方由三七、柴胡、苦参、辛夷、珍珠、VE、美白剂、保湿剂组成。

珍珠三七面膜具有活血、增白、祛斑、除皱、保湿、滋养肌肤的功效。将珍珠浸泡、酸败、清洗、风干、粉碎、研磨得到超细珍珠粉，将超细珍珠粉搅拌加水得混悬液后，收集并低温干燥，将得到的纳米级珍珠粉与从三七中提取的三七活性成分、去离子水调和成膏状，得到具有活血、增白、祛斑、除皱、保湿、滋养肌肤的珍珠三七面膜。

4. 洗发水

含三七皂苷的洗发水，具有洗发、护发、明显减少掉发的效果。

第六节　牙　　膏

一、牙膏概述

1. 相关概念

牙膏既是日用消费品，更是与人民群众健康密切相关的产品。新修订的《化妆品监督管理条例》明确规定：牙膏参照有关普通化妆品的规定进行管理。

国家市场监督管理总局发布《牙膏监督管理办法》自 2023 年 12 月 1 日起实施，明确牙膏的定义为：牙膏是指以摩擦的方式，施用于人体牙齿表面，以清洁为主要目的的膏状产品。

中华人民共和国工业和信息化部发布的轻工行业标准《功效型牙膏》（QB/T 2966—2014），明确功效型牙膏是指添加了功效成分，除具有牙膏的基本功能之外兼有辅助预防或减轻某些口腔问题、促进口腔健康的牙膏。

牙膏的基本功能包括：清洁口腔、减轻牙渍、减少软垢、洁白牙齿、减少牙菌斑，清新口气、清爽口感、维护牙齿和牙周组织（含牙龈）健康，保持口腔健康。

功效成分指的是帮助功效型牙膏实现其除基本功能之外的一种或多种功效的成分。功效型牙膏的功效主要包括：防龋、抑制牙菌斑、抗牙本质敏感、减轻牙龈有关问题、除渍增白、抗牙结石、减轻口臭以及完成针对改善口腔问题功效作用验证的其他功效。

中草药牙膏：中草药牙膏是内含中草药提取物的牙膏，具有清热、解毒、消炎、止痛和止血的功能。中草药牙膏是中药牙膏最主要的品种。

2. 我国中草药牙膏发展概况

我国使用中草药养生历来已久，最早可追溯至数千年之前。利用天然药物内服或外用达到养生的目的，在古籍中已多有记载。我国中草药的特点之一，就是药食同源，从进食上对人体进行调理，也可以外部使用来护肤美容。中草药应用于牙膏，为坚固牙齿、保护牙龈、健康口腔提供了一个更加安全的路径和方法。此外，现代药理学研究证实，很多中草药如苍术、金银花、黄芩、黄连、黄柏、败酱草、蒲黄、鱼腥草、紫草、大蒜油、车前子、射干等有一定的抗菌消炎作用，且可以消除细菌的耐药性。因而，好的中草药牙膏既可以消灭口腔中的有害菌，又可以保护口腔中的有益菌，代表品种见表 7.7。

表 7.7　具有代表性的中药牙膏

品牌	主要成分	功能
云南白药牙膏	云南白药活性成分	具有帮助减轻牙龈问题（牙龈出血、牙龈疼痛）、修复黏膜损伤、营养牙龈和改善牙周健康的作用
两面针牙膏	两面针提取液	具有消炎镇痛、去瘀解毒、止血防臭、防龋健齿等多种功效，对牙龈炎、牙周炎、牙本质过敏及各种口腔炎症引起的牙龈出血、牙痛、口臭等均具有辅助效果
草珊瑚牙膏	草珊瑚提取液	具有迅速抵制牙龈出血，修复口腔溃疡，改善牙龈肿痛，祛除口腔异味的辅助作用，同时具有防止牙龈炎、牙周炎、牙龈萎缩等问题的辅助作用
芳草牙膏	丁香、冰片、百里香酚	具有止血脱敏、消炎镇痛的辅助效果
洁银牙膏	救必应的提取物	对口腔溃疡、牙龈肿痛、牙周炎、牙龈出血、口臭、龋齿等均有预防和改善作用
黄芩牙膏	黄芩苷、丁香、冰片、丹皮酚、麝香草酚	具有有效洁齿，又在消炎、止血、镇痛、防过敏等方面有辅助疗效
槟榔牙膏	槟榔提取物	具有洁白牙齿、消炎止血、强龈固齿和预防龋齿的功效

药物牙膏自 20 世纪 50 年代问世以来迅速普及，我国药物牙膏的品种日益增多。近年来，以中药材或中草药为原料制成的牙膏广为流行，统称为中草

药牙膏，常见的品牌有“草珊瑚牙膏”“两面针牙膏”“三颗针牙膏”“洁银牙膏”“三七牙膏”及用人参、千里光等为原料生产的各种牙膏等。新近又推出了“生发乌发牙膏”和“减肥牙膏”等新颖产品。

3. 牙膏分类

根据牙膏的形态分类有：透明牙膏、白膏牙膏。

根据摩擦剂的不同分类有：碳酸钙牙膏、二氧化硅牙膏、磷酸氢钙牙膏、氢氧化铝牙膏。

根据使用效果分类有：普通牙膏和功效牙膏。

普通牙膏：具有清洁牙齿、清新口气等基本功能的牙膏。

功效型牙膏：防蛀牙膏、去渍牙膏、美白牙膏、抗过敏牙膏等。

二、牙膏常用原料

牙膏常用的原料由水、摩擦剂、保湿剂、增稠剂、发泡剂、香精、甜味剂、功能性添加剂、色素等构成。各种原料在牙膏配伍中有一定的比例使用范围，见表 7.8。

表 7.8　牙膏常用原料及比例使用范围

成分	含量（%）
摩擦剂	40～50
赋型剂	10～30
增稠剂	1～2
香精	0.5～1.5
发泡剂	1.5～2.5
甜味剂	0.1～0.5
防腐剂	0.1～0.5
其他添加剂	0.1～2
水	余量

1. 水

水溶解盐类、发泡剂、甜味剂、增稠剂、保湿剂，用量在 10%～30% 之间。

2. 摩擦剂

摩擦剂可去除残留在牙齿上的食物污垢和菌斑，提供清洁功能。水晶膏占 15% 左右，白膏占 50% 左右。常用的摩擦剂有碳酸钙、磷酸氢钙、二氧化硅、氢氧化铝、水合硅酸。摩擦剂是提供牙膏洁齿能力的主要原料，其主要功能是加强对牙菌斑的机械性移除。

1）摩擦剂基本作用

决定对牙表面沉积的去除效果，通过对牙表面沉积的去除达到减少菌斑病的发生。

2）摩擦剂清洁牙齿的作用过程

在牙刷的压力下剪切破碎牙垢和磨除牙结石；破碎的牙垢和牙结石被摩擦剂所分散，并与摩擦剂、表面活性剂乳化成悬浮液，降低黏度，与牙菌斑一起离开牙齿表面；悬浮物易被水冲洗，完成清洁口腔与牙齿的目的。

3）依据摩擦剂牙膏的分类

根据摩擦剂用量分类：采用 10%～25% 二氧化硅的低摩擦剂含量牙膏；采用 40%～50% 其他类型摩擦剂的高摩擦剂含量牙膏。

根据摩擦剂类型分类：一般来说，摩擦剂决定牙膏的性能和成本。磷酸氢钙价格昂贵、吸水量低、摩擦值适中，口感好，用于生产高档牙膏；氧化硅价格较高、吸水量大、药物配伍性好，用于生产中高档牙膏；碳酸钙价格低廉、吸水量低、药物配伍性不良、对牙本质有一定的磨损，一般用来做低档牙膏；高比例的二氧化硅和碳酸钙复配，既可以显著降低牙膏对牙本质的磨损，又可以保留牙膏对牙菌斑、牙结石的清洁效果，一般用来做中档牙膏。

4）常用摩擦剂

碳酸钙 ($CaCO_3$)：碳酸钙有重质和轻质两种，重质碳酸钙是将岩石中的石灰岩和方解石粉碎、研磨、精制而成。轻质碳酸钙是将钙盐溶于盐酸中，再通入二氧化碳，得到碳酸钙沉淀。轻质碳酸钙颗粒细，比重轻，可用于牙膏生产。

磷酸氢钙和磷酸氢钙无水盐：磷酸氢钙分为二分子水的二水盐和无水盐两种。二水盐和其他成分有良好的混合性，但由于无水盐硬度高，摩擦力强，因此在特制除烟渍的牙膏中，可在二水盐中混入 5%～10% 无水盐。

焦磷酸钙：焦磷酸钙是将磷酸氢钙高温处理而得到的。由于它不和含氟化合物发生反应，故可用作含氟牙膏的基料。

水合硅酸：水合硅酸是非常细的白色微粒，可用于透明牙膏中。另外，由于其比容大，可作牙膏的增量剂和增黏剂使用。

氢氧化铝：氢氧化铝的颗粒较粗，但不会损伤珐琅质，且能增加牙膏的光亮度，并具有优良的洁齿力。

二氧化硅：牙膏用二氧化硅是无定形粉末，无味、不溶于水或酸，呈化学惰性，与牙膏中氟化物和其他原料相溶性好。二氧化硅的结构和粒度可以由生产条件加以控制，针对牙膏的种类不同，分别生产出：摩擦型、混合型、增稠型三种产品。牙膏用二氧化硅系优质硅胶加工成粉末状，其特点是具有良好的触变性和耐磨度。因其良好的触变性，可以有效地解决刷牙的牙膏掉渣问题，同时，由于其耐磨度系数与牙齿匹配，减少了对牙齿的磨损度，并且化学性质稳定。

3. 赋型剂

赋型剂的主要作用：保湿和抗冻。使膏体平滑、均匀、光亮，保持牙膏稳定，防止水分挥发，使牙膏不干燥、发硬、难挤。分子量越小，保湿性能越好。常用的保湿剂主要有山梨醇、甘油、丙二醇、聚乙二醇等，一般复配使用。水晶膏占 70% 左右，白膏占 25% 左右。

保湿性：防止膏体水分的蒸发甚至能吸附空气中的水以防止膏体干燥变裂。

抗冻性：降低牙膏冻点，使牙膏在寒冷的地区亦能保持正常的膏体状态，方便运输、储存及使用。聚乙二醇抗冻性大于甘油、山梨醇。

4. 增稠剂

也称为黏合剂，为使牙膏中配料分散均匀，可使用增稠剂。作用是阻止或减缓小颗粒的沉降，防止出现相分离使牙膏在保持期内保持稳定。

增稠剂的重要指标是触变性和假塑性。良好的触变性可以使牙膏对抗外界的变化，使牙膏能很好地形成骨架并停留在牙刷毛上。良好的假塑性使牙膏具有良好的分散性，在刷牙时不糊口黏腻。

常用增稠剂如羧甲基纤维素钠盐（CMC）及其衍生物、黄原胶、角叉菜、羟甲基瓜尔胶、海藻酸钠等多种物质。

CMC：分子量和取代度影响 CMC 的性能；由于在相同表观黏度时，其塑变值低于其他聚合物，因而常与其他触变性好的聚合物复配使用。

黄原胶：具有良好的耐温、耐盐性，对酶稳定性好，且能在较宽 pH 值范围内应用，对低浓度氟化物稳定。

羟甲基瓜尔胶：具有良好的耐盐性、触变性适应较宽 pH 值范围。

5. 发泡剂

发泡剂也称表面活性剂，能快速发泡，既能发泡沫，又能清洗口腔中的污垢。发泡剂的重要性能之一为乳化性能，使香精与水相形成乳状液。其量化值可用 HLB 值来表示。

最常用的发泡剂是十二烷基硫酸钠 (K12)、月桂酰肌氨酸钠。一般用量在

0.8%～3% 之间。

6. 甜味剂

甜味剂可调节牙膏的口感，遮掩一些不舒服的味道。常用的甜味剂有糖精、甜蜜素、甜菊糖、阿巴斯甜、三氯蔗糖等。由于糖精的性价比较高，市场上大部分的牙膏都是用糖精作为甜味剂，甜味剂的加入量一般为 0.01%～0.3%。也可用木糖醇做甜味剂。

糖精：比蔗糖甜 300～500 倍，但无热量，是不能消化糖和节食者的糖的替代品。如果含量超过 0.02%，有苦味。

7. 香精

香精是参照天然植物的香味，采用天然香料和合成香料经调配而成，具有天然风味和各种香型的混合物。赋予牙膏香气与凉爽感，牙膏用香精主要以薄荷味为主，根据口味的不同可以分为：薄荷、留兰、冬青薄荷、水果香、各类花茶香型等。用量在 0.6%～1.5% 之间。香精是牙膏中最为昂贵的组成部分，牙膏的口感、风格、档次等因素基本取决于所选用的香精。

牙膏中香精的使用须遵循：符合食品安全规格；能掩盖原料不好的气味；使用后在口腔中留有余味；颜色一般为白色的原则。

8. 其他添加性成分

功能性添加剂：防治口腔疾病，主要有硝酸钾、氯化锶用来抗牙齿过敏；氟化物，预防蛀牙、保护牙釉、固齿；植酸及其盐类，用来去除烟渍、茶渍等；中草药，利用中草药的特性来防治口腔疾病。

色素：改善膏体感官性质，尤其用于儿童牙膏和中草药牙膏。赋予牙膏好看的外观，主要有：亮兰、柠檬黄、果绿、橙红、玫瑰红、焦糖色素等。

钛白粉：增加膏体的白度和遮盖力。

食用色淀：以水合明矾为底物衍生的一种食用水溶性色素与铝基料混合的盐，主要用于彩条牙膏。

洁齿颗粒：一般以多乳性二氧化硅或其他吸附性无机或有机物质为基质，添加微量食用色素制成。

缓冲液成分：磷酸氢钙型牙膏一般使用焦磷酸钠，氢氧化铝型牙膏一般使用磷酸二氢钠、磷酸氢二钠。

三、牙膏生产工艺

1. 牙膏生产

牙膏生产主要有制膏、灌装和包装三个过程，其中制膏过程是牙膏生产的关键环节。牙膏制膏过程是将保湿剂、增稠剂、水、甜味剂、摩擦剂、发泡剂、香精等各种原料，按顺序加入制膏设备，通过强力搅拌（拌膏、捏和）、均质（研磨）、真空脱气等步骤，使所有原料充分分散、混合均匀，脱出气泡，成为均匀紧密的膏体。

牙膏制膏生产工艺是为实现制膏过程所采用的方法和技术，现阶段主要有两步法（间歇式）和一步法（连续式）两种加工方法。

两步法制膏生产工艺，是把制胶与拌膏分开，分两步完成。即先在制胶锅中制好胶水，陈化数小时后，把胶水与粉料、香精在真空制膏机中进行拌膏、均质、真空脱气，完成制膏。

一步法制膏生产工艺，是把拌膏、均质、真空脱气在真空制膏机中一步完成。大部分牙膏生产企业采用一步法制膏生产工艺。本节重点介绍一步法制膏工艺，三七牙膏一步法制膏生产工艺流程见图 7.2。

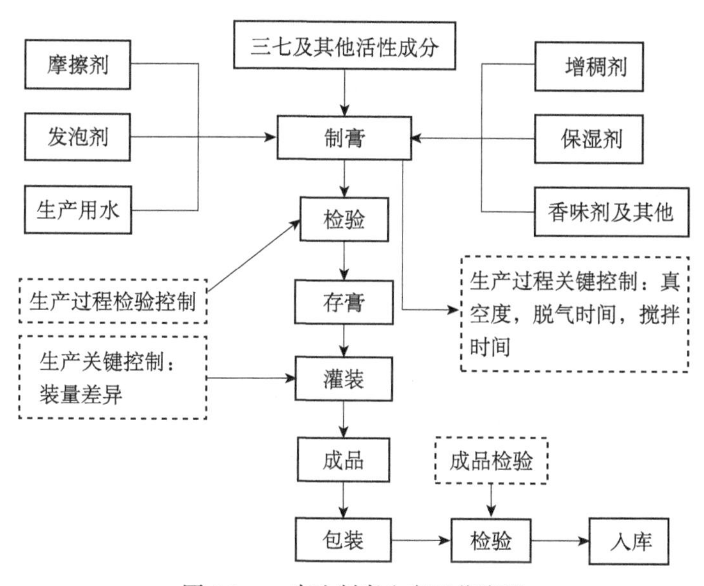

图 7.2　一步法制膏生产工艺流程

2. 一步法制膏生产工艺

一步法制膏生产工艺即连续式制膏工艺，是在间歇式制膏工艺的基础上发展起来的，主要特点是制胶与拌膏一次完成，即为加速增稠剂水合成胶，避免其在液相中结粒（或结胶团），需预先将增稠剂、摩擦剂和发泡剂等固体粉料充分混合均匀，然后在高速搅拌条件下，将粉料混合物缓慢加入液相中；并通过均质（研磨或剪切），使原料相互分散、混合、溶胀、溶解，成为均匀膏体。

一步法制膏生产工艺的投料次序为：保湿剂、水和其他水溶性原料的水溶液（预先溶解好）、粉料混合物（增稠剂、摩擦剂、发泡剂等预先搅拌分散均匀）、香精。

3. 一步法工艺的主要特点

（1）节约生产设备和场地，提高生产效率。不需要预先制备胶水和胶水静置，节省制胶设备和罐，缩短了生产时间。

（2）增加粉料预混装置（粉料搅拌计量仓）。新增设备，预先将增稠剂与摩擦剂等粉料在粉料预混器中搅拌混合均匀。

（3）制胶和拌膏一次完成，避免了胶水计量偏差产生的与粉料不配套问题。间歇式制膏要先制胶，胶水经过静置后再二次计量，然后加入粉料拌膏，制成膏体。制胶与制膏不是同时投料生产，且两者投料量一般不配套。

（4）提高了牙膏工艺的卫生水平，省略了制胶和胶水储存步骤，减少了染菌的环节。

（5）后加香，减少了香精在加工过程中的损耗。

（6）从底部进料及出膏，且均质器在底部，物料更容易混合均匀。

（7）通过计算机操作，配套原料输送系统、自动计量与控制系统，实现了制膏自动化。

四、三七牙膏研究开发现状

当前，牙膏已成为人类日常生活的必需品，我国牙膏产量也呈逐年增长趋势。据中国口腔清洁护理用品工业协会统计，2022 年，中国牙膏的表观需求量为 44.94 万吨。其中以美白、中草药品类的功效型牙膏为主流，占 50% 以上的市场份额。中草药牙膏是内含中草药提取物的牙膏，具有清热、解毒、消炎、止痛和止血的功能。三七用于牙膏研究中经实验证明具有消炎抑菌、活血止痛，对虚火牙痛、牙龈出血、牙本质过敏等有独到的预防和护理功效，受到广泛关注。随着近年来中草药在日化用品行业的大力发展，奥奇丽田七牙膏、云南三七牙膏、云南白药等品牌得到消费的认可和接受，使三七牙膏得到大力的发展。

1. 三七牙膏的研究开发

李琼和钟秋明（2007）将三七粉碎成粗粉（20～40 目），用 70% 乙醇溶液浸渍 18 h 后，以 1.5 mL/（kg · min）速度渗漉，收集相当于三七 15 倍量的渗漉液，以 0.5～1.0% 的添加比例添加到碳酸钙磨料中制成三七药物牙膏。

申崇光和田嘉松（2010）用 0～10000 ppm 不同梯度的田七总皂苷为主要功效成分添加到牙膏三种不同摩擦体系中（碳酸钙磨料、二氧化硅磨料和碳酸氢钙磨料），制成含田七总皂苷的牙膏，开展半年的耐寒、耐热稳定性和外观考察。结果，田七总皂苷的添加量对三种体系膏体的稳定性几乎没有影响，但膏体外观颜色随添加量的增加逐渐加深。对无色透明二氧化硅膏体添加量达 1000 ppm 时膏体偏黄，当白色膏体添加量达 7000 ppm 时呈现轻微的黄色，透明膏体透明度严重降低，对有颜色的透明膏，颜色有较大的改变。实验认为从膏体外观、功效和生产成本上考虑，田七总皂苷并非加得越多越好。通过临床实验认为，在不同摩擦剂制成的膏体中田七总皂苷均起到一致的临床功效。

三七提取物、三七总皂苷为三七牙膏类产品研究的热点，其他学者也关注到了三七中的其他成分用于牙膏的研究中，如将质量百分比为 0.1%～0.4% 的三七总皂苷和 0.2%～0.5% 的三七多糖添加到牙膏体系中，制成三七多糖牙膏。将三七中的止血主要成分三七素为主要功效成分添加到牙膏中，以制成具有明显止血作用的三七素牙膏等。

三七花甘、凉，现代研究证明具清热解毒、平肝明目、生津止渴、降压、增强人体免疫力的功效。三七花作为三七全株中皂苷含量高的部分，具有较强的抗炎活性，在预防口腔炎的疗效观察中证明具有消肿、化瘀、镇痛、止血和抗凝作用。因此三七花皂苷也作为主要功效成分单用或复配添加到牙膏中制成具有消肿、止血、抗炎功效的牙膏。

三七茎叶皂苷具有明显的抗炎镇痛的作用。实验证明，三七茎叶中人参二醇苷能显著对抗由巴豆油、角叉菜胶、冰醋酸引起的炎症；能直接作用于肾上腺皮质系统；也有学者报道，三七茎叶人参二醇苷具有直接的抗炎作用。

2. 三七牙膏的质量控制

目前国家现行的牙膏质量控制标准为《牙膏》（GB 8372—2017）。对牙膏的感官指标、理化指标、微生物指标、有毒物质限定等做出了详细规定。对于三七牙膏，应在上述标准的基础上，对三七提取物及有效成分在牙膏中的含量做出规定和检测。牙膏是由粉状摩擦剂、保湿剂、表面活性剂、增稠剂等组成的复杂混合物，如果在样品中直接加入甲醇、正丁醇等有机溶剂，会使样品脱水而凝聚成团块，待测成分被包埋其中而难以溶出。因此，选择合适的前处理方式，对牙膏中皂苷的测定具有很大影响。

唐光明和柯立坚（2009）采用 HPLC 方法，对田七牙膏中三七总皂苷的含量做出了测定。研究认为先用水对牙膏膏体进行溶散，然后再缓慢加入甲醇，对被测成分进行超声提取。发现三七总皂苷含量在 0.5 mg/g 左右。

钟名诚等（2014）采用 HPLC 方法，测定三七牙膏中三七皂苷 R_1、人参皂苷 Rg_1 及 Rb_1 的含量。在制备供试液时，对比水、不同比例甲醇-水或正丁醇-水等提取溶剂，以及对比水浴中回流提取、超声提取和浸泡过夜提取，结果以 80% 甲醇为溶剂，经充分搅拌后，水浴中回流提取 30 min，回收率高。并建议产品中三七总皂苷的含量控制为每 1 g 中不少于 20 μg。

何金凤（2019）探讨云汉西瓜霜中药牙膏的稳定性。用 HPLC 法检测储存 1、2、3 年不同时间牙膏中的三七总皂苷含量，对于储存三年的云汉西瓜霜中药牙膏，三七总皂苷含量平均降低 17.74%。实验认为室温储存三年后的云汉西瓜霜中药牙膏，产品具有良好的化学和物理稳定性，挤出来的膏体成条性好，外观光亮细腻，香味色泽正常，pH 值中性，菌落总数均＜10 CFU/g，有效成分在产品配方中稳定且保持率好。

张岩（2014）使用双梯度液相色谱系统紫外检测器，建立了二维液相色谱法全自动快速同时测定牙膏中三七皂苷 R_1，人参皂苷 Rg_1、Re 和 Rb_1 的含量。结果三七皂苷 R_1 以及人参皂苷 Rg_1、Re 和 Rb_1 在 0.5～200 mg/L 范围内线性良好，平均回收率均在 86.4%～95.1% 之间，相对标准偏差均低于 7.1%。使用在线二维柱切换双梯度洗脱，可以简化分析过程，提高分析速度。

功效型牙膏成为我国牙膏产品的特色，并得到大力推广使用，中国轻工业联合会在 2014 年进一步修订《功效型牙膏》标准（QB/T 2966—2014），在“附录E　三七（田七）皂苷含量的测定”中明确了牙膏中三七皂苷含量的检测，为三七牙膏的质量判定提供依据。

3. 含三七牙膏的相关动物实验研究

李琼和钟秋明（2007）用加有三七提取物的牙膏和空白对照品进行二甲苯诱发耳廓肿胀实验。结果实验组对二甲苯诱发小鼠耳廓肿胀有较好的抑制作用；按平板法进行大肠杆菌和金黄色葡萄球菌的抑菌实验，实验组具有明显的杀菌效果；开展小鼠凝血时间实验，实验组对小鼠凝血时间有缩短趋势。通过实验表明含有三七提取物的牙膏具有较好的抗炎、抑菌、止血作用。

笔者等开展了三七植物牙膏的致敏反应和细胞毒性实验。致敏反应主要观察腹侧皮肤红斑水肿反应程度，结果对照组与实验组反应等级均为 0 级，实验结果符合要求。细胞毒性实验主要观察各组试样周围及试样下的褪色和细胞溶解情况，结果三七植物牙膏的平均褪色指数、平均溶解指数、供试品的细胞反应分级均为 1，为轻微细胞毒性，实验样品符合要求。致敏反应和细胞毒性反应证明可以进行临床实验。

三七在消炎、活血化瘀、止血止痛方面具有十分明显的作用，尤其在促进牙周组织修复和重建方面有其独特之处，实验结果见表 7.9～表 7.11。

表 7.9　含三七提取物的牙膏对耳廓肿胀的影响（$\bar{x} \pm s$，n=10）

组别	耳廓肿胀度的差值（mg）	抑制率（%）
空白对照组	1.579±2.135	—
含三七提取物的牙膏	0.117±0.130	92.6

表 7.10　含三七提取物的牙膏常规抑菌实验结果

样品名称	大肠杆菌杀菌率（%）	金黄色葡萄球菌杀菌率（%）
含三七提取物牙膏	99.95	99.99

表 7.11　含三七提取物的牙膏对小鼠凝血时间的影响（$\bar{x} \pm s$，n=10）

组别	凝血时间（s）
空白对照组	70.83±10.37
含三七提取物的牙膏	45.66±7.59

4. 含三七牙膏的临床研究

洪慧慧（2016）比较了添加薄荷和三七的中草药牙膏与普通配方牙膏在减轻牙龈炎症方面的效果。对 30 例受试者采用随机、双盲、对照的研究方法，进行为期 1 个月的临床研究。结果，30 例受试者均未出现牙膏过敏等不良反应。基线检查时，试验组和对照组在第 15 天时牙龈出血指数未有明显差异，第 30 天时试验组的牙龈出血指数下降，与基线相比，差异具有统计学意义。实验证明，使用含有薄荷和三七中药成分的牙膏可以有效减轻牙龈炎症。但对抑制菌斑、减轻牙龈出血的作用机制有待进一步研究。

陈秋迎等（2011）采用随机双盲法对 120 名具有牙龈炎症的受试者开展含三七和金银花成分的佳仕利牙膏对菌斑抑制效果和减轻牙龈炎症的疗效观察，使用牙膏 4 周后，实验组菌斑指数下降率为 0.274%±0.211%，与对照组 0.145%±0.289% 比较差异有统计学意义（$P<0.05$）。实验组牙龈指数下降率为 0.228%±0.365%，与对照组 0.124%±1.173% 比较差异有统计学意义（$P<0.05$）。实验认为含三七和金银花成分的佳仕利牙膏对牙菌斑和牙龈炎的控制起到一定的作用。

申崇光等（2010）用自制田七牙膏开展牙菌斑指数和牙龈炎指数的临床实验，与对照组比较，3 个月龈上菌斑指数和龈炎指数分别减少 13.48% 与 12.14%，6 个月减少 7.11% 与 10.56%。统计学具有显著性差异（$P<0.05$）。通过六个月临床观察，该牙膏无副作用。实验结果表明，添加田七总皂苷的牙膏，可以控制牙菌斑、抑制牙菌斑的形成，降低牙龈炎指数，减轻牙龈炎，且对由牙龈炎导致的牙龈红肿、出血等问题也有疗效。

房付春等（2015）对 120 例牙龈炎患者，使用“医真”功效牙膏（一种含三七、骨碎补、知母和当归等中药成分的牙膏）刷牙。使用 1 周后对照组与实验组牙菌斑指数明显下降（$P<0.05$），组间比较差异无统计学意义（$P=0.790$）；使用 3、6 个月后龈沟指数均有一定程度的下降，实验组减轻牙龈出血优于对照组；使用 3、6 个月后，实验组对照组牙结石指数均有一定程度的降低，实验组减少牙结石形成的效果优于对照组。实验证明含三七、骨碎补等成分的“医真”功效牙膏在抑制牙菌斑、减轻牙龈炎症及减少牙结石形成方面具有一定的疗效。

李琼和钟秋明（2007）开展了含三七提取物的牙膏的临床实验，将 100 例阳性体征的患者分成实验组和对照组采用双盲法进行临床疗效观察。通过三周实验后，实验组牙龈炎和牙龈出血有效率 94.6%；口腔溃疡有效率 89%。对照组牙龈炎和牙龈出血有效率 48.1%；口腔溃疡有效率 40.8%。实验组与对照组相比，疗效有显著差别。

通过对添加了三七成分的牙膏单用或复配使用的临床实验观察，含三七成分的牙膏具有显明的改善牙龈炎症、控制牙菌斑的形成，对由牙龈炎导致的牙龈红肿、出血等问题也有疗效，同时可以减少牙结石形成，提高对口腔溃疡改善率。

此外，笔者等采用随机、对照、双盲的实验方法验证了三七植物牙膏对于改善牙龈炎症状和抑制牙菌斑的临床功效。研究发现，使用三七植物牙膏 4 周和 12 周后，受试者的牙龈出血指数、牙龈指数、菌斑指数，与普通型牙膏相比较有明显下降，具有统计学差异（$P<0.05$），明显改善了牙龈炎症，结果见表 7.12。

表 7.12　三七植物牙膏实验组和对照组牙龈沟出血指数、牙龈指数和菌斑指数（$\bar{x} \pm s$，n=10）

项目	组别	基线	4 周	12 周
牙龈沟出血指数	实验组	2.22±0.71	1.61±0.49	1.39±0.39
	对照组	2.18±0.71	1.68±0.68	1.75±0.66
牙龈指数	实验组	1.68±0.45	1.29±0.34	1.05±0.34
	对照组	1.59±0.45	1.29±0.39	1.34±0.67
菌斑指数	实验组	2.04±0.40	1.73±0.33	1.49±0.35
	对照组	2.05±0.47	1.79±0.46	1.69±0.48

5. 市售含三七牙膏代表品种

1975 年昆明牙膏厂成立，1976 年开始研制三七牙膏，1979 年昆明牙膏厂生产的“三七”牌三七牙膏正式上市销售。广西奥奇丽股份有限公司于 1978 年开始研制“田七牙膏”，1979 年，注册“田七”商标，产品正式生产销售。2000 年，高露洁推出高露洁草本牙膏，宣传含有金银花、田七精华和西瓜霜。2003 年云南白药集团开始“云南白药牙膏”的研制，2005 年云南白药牙膏正式上市销售。随后南京同仁堂、昆明中药厂、云南七丹药业股份有限公司等三七系列牙膏相继开始上市销售。通过当地商超及淘宝、天猫等销售平台搜索含三七的牙膏，部分代表品种见表 7.13。

表 7.13　含三七牙膏统计表

序号	产品名称	生产企业或品牌
1	三七牙膏	昆明牙膏有限责任公司
2	田七牙膏	广西奥奇丽股份有限公司
3	高露洁草本牙膏	广州佳琪日化有限公司
4	云南白药牙膏	云南白药集团股份有限公司
5	云南七丹三七植物牙膏	云南七丹药业股份有限公司
6	云南三七牙膏	云南诺特金参口腔护理用品有限公司
7	三七根固齿护龈健齿牙膏	立克科技有限公司
8	云南三七牙膏	广州市倩采化妆品有限公司
9	云南三七花牙膏	南京同仁同药业有限责任公司
10	三七精萃牙膏	云南昆中药健康产业有限公司
11	三七花去火牙膏	哈药集团世一堂
12	片仔癀牙火清牙膏	漳州片仔癀上海家化口腔护理有限公司

中草药牙膏是我国牙膏发展的特色与重点，成为我国牙膏行业的主流产品。《本草新编》记载“三七根，止血之神药也”。三七的止血、抗炎、镇痛作用在牙膏的研究开发中得到了充分利用，三七牙膏对牙龈出血引起的炎症、疼痛等起到明显效果。三七明显的功效作用成为牙膏研究开发的热点，尤其是云南白

药牙膏占据的市场份额越来越大，三七牙膏成为牙膏企业推广的重点产品，具有良好的发展前景。

五、三七牙膏实例

云南人羞花化妆品有限公司发明了三七药物牙膏，包括三七总皂苷、三七人参三醇、三七人参二醇和当归提取物、柴胡提取物、丙三醇、十二烷基硫酸钠、丙二醇、苯甲酸钠、纯净水等配伍组成，具有营养牙齿、保护牙床、美白牙齿、清洁齿垢、坚固牙齿的明显功效。

大连创达技术交易市场有限公司发明的三七牙膏是由摩擦剂、湿润剂、表面活性剂、增稠剂、防腐剂、活性添加物及三七提取物构成。在该发明中三七具有性温和味甘的特点，保证了牙膏止血、消炎的功效，保证牙膏无毒性和无刺激性，同时使牙膏具有中草药的芳香。

昆明牙膏有限责任公司将三七提取物、植酸钠、润湿剂、甜味剂等溶解在纯化水中，再与摩擦剂、黏合剂、发泡剂混合，搅拌、研磨并真空脱气，最后加入香精，搅拌、研磨并真空脱气，制得牙膏膏体，具有抑制牙菌斑、减轻牙龈有关问题、洁齿美白牙齿的功效。

昆明牙膏有限责任公司将三七流浸膏、润湿剂放入去离子水中搅拌制成的去离子水溶液与摩擦剂、黏合剂、发泡剂混合，搅拌、碾磨并真空脱气；加入香精，搅拌、碾磨并真空脱气，获得牙膏膏体，具有防治牙周炎、牙龈炎和牙龈出血、口腔溃疡等药物功效，且成本低，具有明显的公共卫生价值。

笔者等利用三七总皂苷、三七茎叶皂苷、三七花皂苷作为止血主要成分、配比山苍子油作为抗菌消炎成分添加到牙膏中，能够明显提高牙膏的止血、抗菌消炎能力，有效减轻牙龈肿痛、牙龈出血等口腔问题。

昆明振华制药厂制备了含有三七提取物和蜂胶粉的牙膏，该牙膏对牙龈炎、牙龈出血、口腔溃疡等有显著疗效。蜂胶具有消炎、镇痛、止血功效。三七提取物和蜂胶粉在牙膏中同时使用，使得该牙膏止痛、抗牙龈炎、牙龈出血以及疼痛的效果更为显著。

总之三七牙膏有止血、抗炎、镇痛等功效，既能快速去除口腔异味又能有效去渍美白。部分三七牙膏配方如表 7.14 所示。

表 7.14　三七牙膏配方

处方组成	配方 1	配方 2	配方 3	配方 4	配方 5
三七提取物	0.5～1.5		0.1~1.5	0.1~1.5	0.05～2
三七流浸膏		0.7～1.5			
三七素					
儿茶酸	8～10				
植酸钠	3～5				
纳米超细二氧化硅	35～40	25～35	20～40	5~15	
碳酸氢钠	3～8		20～40		15～35
海藻酸钠		0.5～5			
焦磷酸钠				0.2~1.0	
碳酸钙				25~46	
山梨醇	2～2.5			3~25	
羧甲基纤维素钠盐				0.1~1.5	2.5～5
月桂醇磺酸钠		2～2.7	1.5～3		
薄荷油					1.5～5
十二酰甲胺乙酸钠	2.5～3		0.5～2		
十二烷基磺酸钠				1~5	
甘油	22～26	21～25	15～75	3~20	35～45
聚乙二醇		10～20		1~10	
复合酶	0.1～1				
远红外磨料	1.5～5				
木糖醇			0.5～3	0.1~1	
尼泊金乙酯				0.05~0.5	
去离子水			补至全量		

第七节　其他日化用品

以三七作为活性原料的日化用品还有许多，现分述如下。

一、香皂

1. 香皂的生产原料

香皂是高级脂肪酸或混合脂肪酸的碱性盐类，它的化学通式可表示为RCOOM，其中R代表长碳链烷基，M代表某种金属离子。具有洗涤、去污、清洁等作用的皂类主要是脂肪酸钠盐、脂肪酸钾盐和脂肪酸铵盐，其中最常用的是脂肪酸钠盐。

1）脂肪酸盐结构与香皂性能的关系

香皂的主要成分是脂肪酸盐，属于阴离子表面活性剂，它同样具备离子型表面活性剂的物理化学性能。但是香皂中的脂肪酸盐组成不同，表现出的性能有很大的差异。

制造脂肪酸盐的主要原料是天然动植物油脂，其主要化学组成是脂肪酸甘油酯。油脂的质量直接影响脂肪酸盐的质量，从而影响所生产香皂的质量。

2）香皂水溶液的性质

香皂中的钠皂或钾皂与未水解的皂形成不溶于水的酸性皂，使香皂水溶液呈现弱碱性。

$$RCOONa \longrightarrow RCOO^{-}+Na^{+}$$

$$RCOO^{-}+H_2O \longrightarrow RCOOH+OH^{-}$$

水解产生脂肪酸与未水解的皂形成不溶于水的酸性皂，使香皂水溶液呈现浑浊。

$$RCOOH+RCOONa = RCOOH \cdot RCOONa$$

影响香皂水解的主要因素有皂液浓度、脂肪酸的分子量和温度。通常皂液浓度越高，水解度越低；脂肪酸的碳链越长，水解度越高；温度越高，水解度越高。但是乙醇等强极性有机溶剂能抑制香皂的水解，加入乙醇，可以得到透明的香皂水溶液。

3）三七香皂

三七香皂由三七提取物、皂粒和其他活性成分构成。上海巴方精细化工有限公司发明了一种三七低刺激护肤香皂，该三七香皂具有泡沫细腻稳定、性能温和、对皮肤的刺激性低的特点。常用的三七香皂配方方见表 7.15。

表 7.15　三七香皂配方

配方组成	配方 1	配方 2	配方 3	配方 4
三七提取物	5～15	2～5	10～15	5～10
依兰油		5～10		
茉莉油	1～5		5～10	5～10
棕榈油		5～10		
月桂酸钠	15～25	5～10		15～20
肉豆蔻酸十四烷酯			15～20	10～15
肉豆蔻酸钠	50-～70	20～30		20～30
烷基两性醋酸钠			5～7	
乙二醛			11～12	

续表

配方组成	配方 1	配方 2	配方 3	配方 4
月桂酰胺丙基胺氧化物	3～5			3～5
肉豆蔻酰胺丙基胺氧化物	3～5	5～10		3～5
皂基			补足余量	
水	补足余量	补足余量		补足余量

2. 三七香皂的质量标准

香皂是大面积接触人体的沐浴用品，对其质量的要求是严格的。

质量优良的香皂至少应该达到以下基本要求。有好的洗净力，但不过分脱脂，使用后皮肤感觉不干燥不绷紧。皂化反应彻底，产品中所含游离碱很少，不会伤害皮肤。能产生细密而稳定的泡沫。外形轮廓分明，表面饱满圆润，储藏后不收缩、不开裂。软硬适度，在温水中不易熔化解体。

二、芳香剂

乐美加日用品（连云港）有限公司以三七为主要活性成分，发明了一种多功能缓释本草益康芳香剂，该芳香剂凝胶强度更高，能够在环境温度变化时保持其形状和强度，提高储藏和使用时间，此外使用时不会导致环境污染。产品配方见表 7.16。

表 7.16　三七芳香剂配方

原料	质量百分比（%）	原料	质量百分比（%）
明胶	1～5	水处理剂	0.01～1
卡拉胶	0.5～2	乙醇	10～20
褐藻胶	0.5～2	竹醋液	0.01～10
琼脂	0.5～2	架桥剂	1～10
日用香料	0.5～5	消泡剂	0.01～1
活性剂	4～10		

参考文献

柏琼，高明菊，刘欢，等，2014. 云南七丹三七植物牙膏改善牙龈炎症状有效性的临床实验研究 [J]. 口腔护理用品工业，24（3）：9-13.

陈秋迎，张凯，阙国鹰，等，2011. 佳仕利牙膏对菌斑抑制效果和减轻牙龈炎症作用的临床试验 [J]. 口腔医学研究，27（3）：258.

房付春，徐稳安，屈茜，等，2015. 医真功效牙膏对抑制牙菌斑、减轻牙龈炎症及减少牙结石形成的效果分析 [J]. 广东牙病防治，23（10）：521-524.

国家药典委员会，2020. 中华人民共和国药典 [M]. 2020 年版 . 北京：中国医药科技出版社 .

何金凤，2019. 西瓜霜中药牙膏的稳定性探讨 [J]. 口腔护理用品工业，29（3）：14-16.

洪慧慧，2016. 含薄荷、三七的中药牙膏对牙龈炎的疗效观察 [J]. 中国社区医师，32（10）：99-100.

胡书煦，刘安琪，许志鑫，等，2023. 近十年中药资源在化妆品中的应用进展 [J]. 化工管理，（30）：77-81.

霍韵滢，吕道飞，许军豪，等，2021. 中药化妆品的研究及应用进展 [J]. 广州化工，49（22）：22-24.

江锦芳，陈丽君，2006. 三七花冰块预防化疗性口腔炎的疗效观察 [J]. 广西医科大学学报，8（23）：551-552.

李平华，赵汉臣，闫荟，2006. 三七茎叶的主要活性成分与药理研究进展 [J]. 贵阳中医学院学报，28（6）：49-52.

李琼，钟秋明，2007. 三七的药理作用及其在牙膏中的应用研究 [J]. 牙膏工业，（2）：25-27.

刘平平，虞旦，王昌涛，等，2019a. 三七多糖的微生物发酵提取工艺优化 [J]. 食品研究与开发及其抗炎功效评价，40（18）：71-79.

刘平平，虞旦，王昌涛，等，2019b. 三七发酵液多糖抗衰老活性研究 [J]. 日用化学工业，49（6）：369-377.

马骁，王飞飞，2011. 含三七提取物牙膏辅助治疗牙龈问题临床观察 [J]. 中国中医药咨讯，3（15）：131-131.

庞丹清，陈勇，刘玟君，等，2018. 三七药理作用研究进展 [J]. 大众科技，20（9）：49-51.

申崇光，田嘉松，等，2010. 田七总皂甙在牙膏中的应用 [J]. 口腔护理用品工业，20（2）：16-18.

苏爱秋，彭燕鸿，黄伟文，等，2023. 中药化妆品应用现状 [J]. 香料香精化妆品，（1）：120-126.

唐光明，柯立坚，2009. HPLC 法测定田七药物牙膏中三七总皂苷含量 [J]. 首都医药，（5）：58-59.

王冬冬，王子文，孙倩茹，等，2022. 三七不同部位的生物活性及其在美容护肤方面的研究进展 [J]. 湖北农业科学，61（3）：10-14.

王建新，2022. 化妆品天然成分原料介绍 [J]. 知识世界，6（13）：56-60.

徐春生，2011. 中草药牙膏研究的回顾与展望 [J]. 日用化学品科学，34（7）：1-6.

查琳，王影，杨怀雷，等，2021. 常用中药在化妆品功效中的应用研究进展 [J]. 人参研究，1（15）：51-53.

张岩，2014. 在线二维柱切换高效液相色谱法同时测定牙膏中三七皂苷 R_1、人参皂苷 Rg_1、Re 和 Rb_1[J]. 分析化学研究简报，42（12）：1833-1837.

张燕丽，左冬冬，2011. 三七花的现代研究进展 [J]. 中医药信息，28（1）：116-118.

钟名诚，何金凤，王文丽，等，2014. 中药牙膏中三七皂苷 R_1、人参皂苷 Rg_1 及 Rb_1 的检测方法研究 [J]. 口腔护理用品工业，24（3）：13-16.

第八章

三七资源循环利用研究

第一节　中药资源循环利用研究

中药资源是指在一定地区或范围内分布的各种药用植物、动物、矿物及其蕴藏量的总和。中药资源性产品是国家重要的战略物资，是保障国民健康、发展民族医药产业的物质基础，中医药事业的发展有赖于中药资源的高效利用和可持续发展。中药资源是自然资源的一部分，依其自然属性可分为：植物药资源、菌物药资源、动物药资源和矿物药资源，前三者合称生物药资源，属于可再生资源；后者为非生物药资源，属于不可再生性资源或耗竭性资源。中药资源除天然的资源外，也包括人工栽培和养殖的药用植物、菌物和动物，以及利用生物技术生产的生物个体与种群、组织细胞和资源性化学物质等。

中药资源循环利用是指在生产、加工和使用过程中，对废弃物、剩余物和废水等进行回收和再利用，实现资源的最大化价值。它不仅能够减少污染物排放，降低环境污染程度，还能够提高企业经济效益和社会效益。

中药资源循环利用既涉及中医药事业发展与中药材资源及中医药领域，又涉及农业、工业、服务业等行业。中药资源循环利用的目的是从根本上转变中药农业和中药工业的经济增长方式，推进中药资源经济产业发展模式和生产方式的变革，改变中药产业“高投入、高消耗、高排放、低产出”的线性经济发展模式和生产方式，推进资源节约型和环境友好型中药资源循环经济体系的构建，保障中医药事业可持续发展。

第二节　中药废弃物的产生与分类

中药废弃物不同于农作物的秸秆、残草等，因其来源广泛，种类丰富，尤其是所含可利用物质的类型各式各样，所具有的价值或潜在利用价值丰富多样，途径各异。

一、中药废弃物的产生

中药废弃物的产生源于药材原料生产、药材初加工与饮片加工、中药制剂以及含中药的健康产品等资源性产品制造过程。主要包括以下四个方面：一是中药材栽培、养殖或开采过程中所产生的非《中国药典》规定的可入药部位，即传统的“非药用部位”；如三七的药用部位是地下部分根部，其茎、叶、花及果实则在采收及加工过程中成为废弃副产品。但经研究，三七的茎、叶、花、果实中含有较高的化学成分且药理活性与三七根产生极大的差异，极具资源化潜力。二是植物药初加工、饮片炮制加工、中药矿物资源开采初加工过程中所产生的“下脚料”、破碎组织、碎屑粉渣等，如三七片生产过程中产生的碎片。三是中药资源在生产制造不同阶段中所产生的废渣、废液和废气等。如产品制造过程中，采用提取或精制工艺，会形成废液，但由于提取或精制技术工艺尚不足以将所有有效物质提出，使中药资源废弃副产品中仍存在可供利用的有效成分。如三七皂苷提取过程中产生的废渣、废水等。四是对中药多元功效物质科学认知不足使中药资源在加工利用时尚处于“总提取物”“部位（群）”等粗放式利用状态，中药资源中具有利用价值或潜在利用价值的有效成分也就以中药资源废弃物副产品的形式被丢弃。如三七提取总皂苷的过程中多糖、黄酮成分被丢弃。

二、中药废弃物的分类

中药废弃物是某种物质和能量的载体，是一种可转化的、有待开发的资源。中药废弃物依据其产生的不同阶段或理化性质不同可有多种分类方法，主要包括以下几种类型。

1. 根据中药资源深加工产业化过程中产生的状态不同分类

据中药资源深加工产业化过程中产生的状态不同，中药资源产业副产品可分为固态副产品、液态副产品和气态副产品。

（1）固态副产品：中药资源在种植、采收、养殖与收集过程中会产生根、茎、叶、花、果实、碎屑等非药用部位，但为可供资源化的固态副产品。另外，中药资源在提取物制备过程中也产生废渣、沉淀物、过滤固形物及其他类型的固态副产品。如羊藿三七胶囊生产过程中，三七经水提后的药渣，含有次生小分子脂溶性成分和大分子初生产物等可被利用的物质。

（2）液态副产品：在对中药资源进行加工过程中，如提取或精制过程中会产生液态副产品。目前在中药产品制备过程中常使用大孔吸附脂、聚酰胺、离子交换树脂等分离材料，以及以陶瓷膜、有机膜等超滤材料进行中药水提物精制处理，这些过程中会产生洗脱废水，其有机浓度高、色度高、冲击负荷大、成分复杂且有害物质含量高。如三七提取总皂苷过程中的脱糖部分的脱糖水洗液。

（3）气态副产品：中药资源加工利用过程中还会产生混合气体类副产品。薄荷、荆芥、佩兰、青蒿等富含挥发性化学成分的芳香全草类药材在加工过程中会挥发或升华所含的单萜、倍半萜等小分子气体混合物，形成气态副产品。如大黄富含蒽醌类物质的中药资源及其饮片干燥过程中也会因升华作用产生气态副产品。

2. 按废弃物理化性质分类

按中药资源产业副产品中所含成分类型分类，中药资源产业副产品可分为以下四类。

1）富含纤维素类的中药资源产业副产品

中药资源在种植全过程和产地加工过程中产生的废弃的植株、茎、叶、枝、栓皮、木心等，以及中药资源性产品制造过程中所产生的根、根茎类、全草类、茎木类等富含纤维类物质的副产品。如三七种植过程中产生的三七茎叶、三七花等为种植过程的副产品。

2）富含脂（烃）类的中药资源产业副产品

如杏仁、桃仁、紫苏子、五味子、红花等在水提工艺生产中药配方颗粒或在进行深加工制造过程中常会产生富含烃类、油脂类等具有极大再利用潜力的副产品。

3）富含生物大分子物质的中药资源产业副产品

一些中药植株在采收或产地加工过程中会产生富含多糖、蛋白质类等大分子的根茎类、果实类、种子类、动物体或组织类废弃物质。如白芍、山药、藕、麦冬、白果、莪术等在采收或加工过程中会产生栓皮、外皮层及粉屑等具有再利用潜力的副产品。

4）富含具有生物活性小分子物质的中药资源产业副产品

如丹参的水提醇沉物中含有丰富的小分子物质——水苏糖，其是一种重要的制药原料，具有促进肠道功能的作用，可制成药品、保健食品以及食品赋形剂和填充剂等。

3. 按药材生产与加工过程产生的废弃物分类

1）源于资源生物生长过程中产生的废弃物

指药用生物在其生长过程中产生的未被有效利用的废弃组织器官、分泌物等。例如：柑橘属 *Citrus* L. 多种药用植物在生长过程中会产生大量的落花、落果等；忍冬属、五味子属、连翘等藤本或木本药用植物规范化栽培生产过程中需在冬春两季打顶等管理措施产生大量的废弃枝条等；三七种植管理过程中二年生的三七茎叶。

2）源于药材采收过程产生的废弃物

是指在采收药材过程中废弃的传统“非药用部位”。例如：当归在药材生产过程中仅利用了当归根部，其地上茎叶的生物产量约为根部的 1.5 倍，未被利用全部废弃；菊花在采摘花蕾或开放的头状花序时其株高可达 1 m 左右，废弃的植株生物产量 10 余倍于花序产量；三七种子采收的过程中，大量的老花梗被丢弃。

3）源于药材与饮片加工过程产生的废弃物

是指药材产地加工、饮片炮制加工过程中产生的根头、尾梢、栓皮、果核等“下脚料”及破碎组织、碎屑粉渣等废弃物。例如：大黄属、白芍等药材产地加工过程中去除的大量的根头、根皮、支根及须根等；山茱萸产地加工去核过程中导致部分果肉及可利用物质流失浪费；三七花包装过程中产生的大量碎花籽等。饮片加工过程中产生的碎屑和不合格废弃物以及切片前药材浸润造成水溶性成分流失等。

第三节　中药废弃物的资源化利用

一、中药废弃物资源化

废弃物的资源化是指通过回收富集、加工转化、产品开发等实现循环利用，使废弃物成为再生资源，属于国际上资源循环利用或资源再生利用的范畴。废弃物的资源化主要包括：废弃物处理并从中回收资源性物质；制取新的资源性物质开发资源性产品；经过加工转化获得新用途；从废弃物中回收能量等。

中药资源化学的研究围绕五个方面对中药资源化学与中药资源循环利用途径及目标任务开展：一是立足于资源稀缺性原则，寻找发现或人工生产可替代性资源，保护珍稀濒危物种及自然资源；二是立足于资源多宜性原则，通过系统性和精细化开发利用，实现资源价值增值和价值补偿，提升资源利用效率；三是立足于资源节约和环境友好原则，减少资源消耗，促进循环利用，降低资源成本，提升资源利用效益；四是基于化害为利的资源化策略，研究揭示外来入侵生物资源的药用及多途径利用价值并加以有效利用，转化和丰富我国药物资源体系；五是基于化学成分结构修饰策略，发掘和提升中药资源性化学物质的利用价值和潜在利用价值。

二、中药废弃物资源化现状与分析

1. 中药废弃物常用的处理方法

废弃物的处理技术主要是通过采用各种物理、化学、生物的方法，将废弃物转变为适于运输、利用、储存及最终处置的过程。常用的处理方法有以下几个方面。

1）废弃物的物理处理方法

物理处理包括压实、破碎、分选、脱水干燥等。通过采用各种物理方法，改变废弃物的结构，使之成为便于运输、利用、储存和处置的形态。

2）废弃物的生物转化处理技术方法

生物转化处理技术适用于含有大量可生物降解有机物的废弃物。例如，中药废渣、废水和沉淀形成的污染等。通过生物转化处理，使废弃物中的有机物质在微生物的作用下得以降解、转化，得到无害化处理和资源化效益。生物转化处理技术，根据作用微生物种类的不同，可以分为好氧和厌氧两种。

3）废弃物的化学处理方法

通过酸、碱处理，氧化、还原、聚合等化学过程，可提升中药废弃物的利用价值，拓展资源化途径。目前主要是将废弃物进行高温燃烧，破坏废弃物结构及杀灭携带的致病微生物，并可获得潜在的能源物质。

2. 中药废弃物资源化利用的现状

1）中药材生产加工过程产生的废弃物利用现状

中药材种植生产、田间管理和采收过程中，因间苗、疏枝、疏果产生废弃植株、枝条、茎叶、幼果，以及大量的非药用部位等；在药材初加工过程中因去栓皮、去核、去木心等，产生大量栓皮、果核、本心等废弃组织器官。在废弃的中药残渣和废水中富含纤维素、粗蛋白、粗脂肪、糖类以及各种类型的次生代谢产物等。这些物质尚具有多方面的应用价值和潜在的利用价值。

2）中药资源性产品制造过程中固态废弃物的利用现状

中药固态废弃物以中药废渣为主体，尚包含固体沉淀物等。中药废渣的产生主要源于中药提取物、中药制剂、中药配方颗粒以及其他含中药的资源性产品等的制造过程，其中以中药制剂生产带来的废渣量最大，约占废弃药渣总量的 70%。如提取三七总皂苷后的药渣，每年产生上万吨废渣。

对中药固态废弃物的资源化利用主要集中在以下几个方面：

一是用资源性化学物质的回收利用。依据中药固态废弃物的理化性质及所含资源性化学成分，优化切实可行的适宜生产工艺，以充分利用固态废弃物的资源性化学物质。如从提取三七总皂苷的三七药渣中提取三七多糖，其含量可达药渣干物质的 50% 左右。

二是饲料化资源性物质的回收利用。利用生物技术，通过微生物发酵法将废弃药渣或沉淀物转化为菌体蛋白饲料，用于畜牧业、家禽养殖业等，既可变废为宝，又可节约成本。如柑橘加工废料含有丰富的纤维素和半纤维素、果胶类多糖、芳香精油类、维生素、氨基酸和矿物质类等营养成分，对其进行青贮处理后，可用于生产适口性好的优质饲料。

三是肥料化资源性物质的回收利用。利用微生物处理废弃药渣或与家禽粪便混合处理，获得农业用绿肥，用于农业生产或中药材生产，可实现中药废弃物的循环利用。中药渣富含有机质及氮、磷、钾等养分，质轻，通气性好，是一种优质的有机肥和轻基质原料，同时可改善土壤的通透性。如利用生产脉络宁的药渣，配合适量的无机肥和生物菌肥施用可快速提高生土活性与生土供养能力，促进生土团粒结构形成，使生土快速熟化，实现当年熟化当年丰产；在与鸡粪投入成本相当的情况下，改土、增产效果优于鸡粪。

四是基质化资源性物质的回收利用。以中药渣为主要原料，工厂化制作食用菌栽培基质是目前较为成熟的药渣利用途径。其菌渣回收后，经 pH 值调节后直接种植草菇或是加入少量的牛粪、碳棒灰经过高温好氧发酵处理，制作蔬菜育苗基质、蔬菜栽培基质、有机无机肥及生物有机肥；草菇渣用过 2 年后的栽培基质、有机肥及育苗基质随秧苗定植回田改良土壤。这套模式对中药渣进行了三级循环利用，实现了资源利用最大化环境污染最小化，促进农业环境的可持续发展。如草根药渣可用于栽培平菇、香菇；人参药渣可用于栽培平菇等。

五是能源化资源性物质的回收利用。中药资源性产品制造过程中产生的固态废弃物含水量为 50%~80%，易腐烂变质，甚至呈弱酸碱性，是重要的环境污染源。中药废渣中常富含纤维素、蛋白质或木质素，是一种具有发展潜力的生物质资源。通过脱水干燥、燃烧发电、气化发电以及集成乙醇发酵、沼气发酵的复合转化等技术可使其转化利用。中药渣与木屑类似，热解气化性能优良，产气率约为 2.0 m^3/kg，燃气热值为 1100~1200 kcal/m^3，燃气燃烧稳定，清洁度高。

六是其他利用途径。此外，尚有利用中药渣制成花肥；利用工业纤维素酶使中药药渣中的纤维素降解为 β-葡萄糖；利用中药渣制造包装纸用于药品的包装；利用中药渣作絮凝剂，并且作为天然高分子絮凝剂的中药渣制备简单，对造纸废水具有良好的处理效果；板蓝根药渣能快速吸附大量的铅，且对低浓度的铅溶液吸附率更高，吸附速度更快。

3）中药资源产业化过程液态废弃物的资源化利用研究

中药提取物或是标准提取物及以消耗中药及天然药用生物资源为特征的资源性产品制造过程中产量大、含有天然有机物的液态废弃物，其主要含有纤维素、半纤维素、糖类、蛋白质和各类小分子天然产物，以及分离纯化过程中的有机溶剂等。中药液态废弃物主要来源有以下几部分：前处理车间清洗原料废水，提取车间提取过程形成的废水和部分提取液，以及过滤处理阶段产生的废水和污水，处理离子交换树脂酸碱液的综合水，罐体清洗、管道及地面冲洗水等。中药液态废气通常属于较难处理的高浓度有机废水之一，因提取物产品不同、生产工艺不同而差异较大，COD（废水用化学药剂氧化时所消耗的氧量，称为化学吸氧量）可高达 6000 mg/L，BOD（废水利用微生物氧化所消耗的氧量，称为生物吸氧量）可达 2500 mg/L。

4）植物提取物生产过程中液态废弃物回收利用的基本方法

根据污染物在治理过程中的变化，可以分为分离治理和转化治理两大类。分离治理是指通过各种外力（物理或物理化学）的作用，使污染物从废水中分离出来，一般不改变污染的化学本性；转化治理是通过化学或生物方法，改变污染物的化学本性，使其转化为无害的物质或可分离的物质，后者再经分离予以去除。按照废水治理手段划分，主要有化学法、传质法及生物处理法。

化学法包括混凝、中和处理、氧化法等；传质法主要有汽提、吹脱、吸附、膜分离等；生物处理法主要包括活性污泥法、生物膜法和厌氧生物处理法等。植物提取物生产过程中的液态废弃物，因提取物产品不同、生产工艺不同而差异较大。因此，在对其处理过程中，通常会用到几种不同的处理方法或是几种不同方法的组合。在以上方法中，应用最为广泛的是生物处理法。据统计，全世界生物法处理的废水量占处理水总量的 65%。

5）植物提取物生产过程中液态废弃物回收利用流程

植物提取物生产过程中的废水，不仅因为目的产物不同、工艺不同而水质不同，在同一企业用同一工艺生产同一目的产物的不同工段中，其水质也差异甚大。较为先进的治理方法是不同性质废水分类收集、分类处理。对于植物提取中清洗原料的废水和各种工业设备的冷却水等，可采用相对简单的冷却、过滤、沉降等物理方法处理，降低水温，除去其中的植物原料枝叶及泥沙后即可循环使用；提取车间、制剂车间的废水及罐体、管道的冲洗水，可根据其废水的特性（含酸含碱、含植物提取残渣、含有机溶剂、含难生化降解有机物、含对微生物有抑制作用的植物天然产物等）而采用中和、混凝、氧化、生物处理等相应的行之有效的方法，使其中资源性化学成分得以回收利用，以实现提高其资源利用效率和利用价值的目的。

第四节　三七废弃物的资源化研究与实践

三七传统的药用部位为根部，在资源的循环利用研究过程中，三七全株得到充分挖掘使用，目前在三七的各部位中可做药用的有三七、剪口、筋条、须根、三七茎叶、三七花；可用于食品开发的有三七须根、三七茎叶、三七花；而三七的全株各部位均可用于日化用品的研究与开发。在提取皂苷生产工艺过程中产生的废渣可用于提取三七多糖、可做饲料等，废水可用于提取三七素等。

一、三七废弃物的产生及其可利用物质

（一）三七种植生产过程中产生的废弃物

三七种植阶段产生的废弃物主要有：三七茎叶、三七花、三七果实及果梗。

笔者等在第六章从新食品原料研究的角度，对三七茎叶、三七花主要营养成分及含量、可能含有的天然有害物质（如天然毒素或抗营养因子等）进行详细分析，在此不再赘述。

1. 三七茎叶中的资源性成分

三七茎叶中主要含有皂苷类、黄酮类及多糖类等成分。其中，皂苷类成分以 20 (*S*)−原参二醇型皂苷为主，总皂苷含量约 4%～6%，从三七茎叶中分离鉴定出人参皂苷 Rb_3、Rc、Rb_1、Rd、Rb_2、Rg_3、Rh_1、Rh_2、F_1、F_2、Rg_1、Re、Mc、20(*R*)-Rg_3、20(*R*)-Rh_2、C-K，七叶胆皂苷XIII、IX、XVII，三七皂苷 R_1、Fa、Fc、Fe 和胡萝卜苷 20 余种，其中，人参皂苷 Rb_3、人参皂苷 Rb_1、人参皂苷 Rc、三七皂苷 Fc 的含量相对较高。

三七茎叶中含有的黄酮类成分以槲皮素-3-*O*-槐化糖苷为主，此外尚含有山柰酚、甘草素、萘酚、槲皮素、山柰酚-3-*O*-*β*-*D*-半乳糖苷、芹糖甘草苷等成分。

三七茎叶中尚富含果胶、色素、脂质、蛋白质等化学成分，同时富含微量元素锗以及止血成分——三七素等。

2. 三七果实及果梗中资源性成分

三七果实为三七成熟的浆果状核果，呈球状或肾形，每个果实内一般有 2 粒种子，从三七果梗中共分离鉴定了 41 个单体化合物。三七果实中含有淀粉、蛋白质和可溶性糖等。三七种仁富含油脂类，总油量为 39.5%。主要有油酸、亚油酸、棕榈酸、硬脂酸、花生酸、棕榈油酸、亚油烯酸等。三七果梗与茎叶的功效相似，具有镇静安神之功。

（二）三七产地加工过程中产生的废弃物

三七的产地加工过程中会产生大量的三七芦头、筋条和须根资源。三七芦头、筋条、须根皂苷组成及其他化学性成分以主根类似。三七剪口是三七

地下部分皂苷含量最高的部位，含量达 10% 左右，三七筋条皂苷含量与三七 80～120 头皂苷含量相当，三七须根皂苷含量也可达 4%~5%。三七芦头、筋条和须根中还含有黄酮、多糖、氨基酸、淀粉、脂肪及微量元素。

笔者等在第六章从新食品原料使用研究的角度，对三七须根主要营养成分及含量、可能含有的天然有害物质（如天然毒素或抗营养因子等）进行详细分析，在此不再赘述。

（三）深加工产品生产过程中产生的废弃物

三七精深加工产品生产过程中主要利用三七药材中的总皂苷类成分，其提取过程多以乙醇回流法或渗漉法进行提取，提取三七总皂苷后的药渣废弃，造成资源浪费和环境污染。研究表明，三七废弃药渣中多富含可利用的资源性成分。

三七多糖类：三七多糖多具增强免疫的功效，如三七多糖 A，其分子量为 150000，具有显著的激活网状内皮系统的作用。

脂肪酸类：三七药渣中含有 9 种脂肪酸，其中以亚麻酸、油酸和软脂酸含量为最高。不饱和脂肪酸含量占总脂肪酸的 65%。具有良好的营养功能。

氨基酸类：三七药渣中含有 17 种氨基酸，其中，精氨酸、谷氨酸、亮氨酸含量较高。三七药渣中仍含有三七素。

维生素类：三七药渣中仍含有人体必需的 VB_2 和 VE，其中，VE 具有抗衰老作用。

此外，三七药渣中还含有高达 8.56% 的粗蛋白，包括硒在内的 14 种微量元素以及粗脂肪类等资源性成分。

二、三七废弃物利用途径及其产业化

1. 三七茎叶资源化利用与产业化开发

1）医药领域的应用与产品开发

《中国药典》中关于三七茎叶的收录，主要收录了中成药七叶神安片，同时还收录了三七叶苷原料药。在云南、广西等地将三七茎叶收录为省级中药材标准，列入可用于药品开发目录范围。

三七茎叶具有镇静安神、促进消化、增进食欲等功能。三七茎叶中含有的人参二醇苷类成分对 CaCl-Ach（乙酰胆碱）混合液诱发小鼠的心房纤颤或心房扑动具有显著的对抗作用等。三七茎叶含有的多糖类成分具有提高免疫功能，降低血糖等作用。所含的锗具有抗癌、抗氧化、抗衰老、提高免疫等医疗保健作用；三七茎叶黄酮槲皮素及其导入亲水性基团后的衍生物，具有祛痰、止咳、平喘、强心、降血压、扩冠、降血脂、抗炎、抗过敏、解痉、抗癌、抗出血作用，可作为治疗循环障碍、动脉粥样硬化及闭塞性脑血管疾病的理想药物。三七茎叶中含有的黄酮类成分尚具有抑制突变型 P53 作用，在高表达突变型 P53 人的乳腺癌细胞中加入该成分后其表达被抑制。目前，以三七茎叶为原料的制剂产品主要有七叶安神片、田七花叶颗粒。

2）通过生物转化获得抗肿瘤活性成分

利用从种植人参的土壤中分离、筛选的稀有菌种 *Fusarium sacchari*，对三七茎叶中的主要有效成分三七叶苷进行生物转化，获得 3 种抗肿瘤活性成分 20(*S*)-原人参二醇-20-*O*-*β*-*D*-吡喃葡萄糖苷 (C-K)、20(*S*)-原人参二醇-20-*O*-*β*-*D*-吡喃木糖苷 (1 → 6)-*β*-*D*-吡喃葡萄糖苷 (C-Mx) 和 20(*S*)-原人参二醇-20-*O*-*α*-*L*-呋喃阿拉伯糖基 (1 → 6)-*β*-*D*-吡喃葡萄糖苷 (G-Mc)。

3）三七茎叶新资源食品、保健食品的开发

在笔者等的前期工作基础上，云南省卫计委发布了 DBS53/ 024—2017《食品安全地方标准　干制三七茎叶》，至此三七茎叶迈入了保健食品、食品开发的行列。

4）三七茎叶多糖类成分研究与利用

三七叶富含多糖类成分，有研究表明，以水提三七叶总皂苷的废弃液经纳滤膜浓缩 5 倍后，低温加热浓缩至相对密度为 1.25，乙醇多次沉淀提取多糖，浓缩液中多糖得率 39.46%，含量为 15.44%，实现了在提取分离三七茎叶总皂苷的同时制备三七叶多糖的产业化开发。研究显示，三七茎叶多糖类成分具有增强免疫功能，促进巨噬细胞和抗体分泌细胞的活性等作用，可用于保健食品及药品的开发。

2. 三七花资源化利用与产业化开发

三七花晒干后可直接入药。三七花在医药上一方面可作中药饮片供临床配方应用，另一方面可以其为主要原料制成三七花颗粒、三七花精、复方三七花精等成药应用于临床。三七花因未被《中国药典》收载，作为药品开发进一步受限，云南省及各相关省份制订了“三七花”中药材标准，标志着三七花可用于药品开发。随着 DBS 53/ 023—2017《食品安全地方标准　干制三七花》标准的发布实施，三七花在食品领域得到广泛应用。

三七花富含挥发油类成分，气味芳香，以三七花作为主要原料可制成三七花茶、三七花糕、三七花藕粉、三七花菜肴、三七花速溶茶等风味食品。以三七花配伍其他茶叶制成不同口感的花茶，可起到不同的食疗效果。

三七花蕾中总皂苷及皂苷元类成分含量丰富。三七花皂苷具有较强的抗炎活性，并能对抗缓激肽、组胺、5-HT 等所致毛细管通透性增强及炎症组织 PGE2（前列腺素 E2）的释放。提示三七花皂对炎症介质有一定的对抗作用。

3. 三七须根资源化利用与产业化开发

三七须根因未被《中国药典》收载，作为药品开发进一步受限，而云南省制订了“三七须根”中药材标准，标志着三七须根可用于药品开发。随着 DBS 53/029—2020《食品安全地方标准　三七须根》标准的发布实施，三七须根在食品领域得到广泛应用。

以三七须根为主要原料已开发的成药有三七冠心宁胶囊，其对冠心病、心绞痛具有良好治疗作用。

4. 三七废弃药渣的资源化利用与产业化开发

1）三七药渣中多糖类成分的资源化利用

药理研究表明，三七多糖具有促进抗体生成、增强巨噬细胞吞噬活性等增强免疫功能。因此，可利用提取三七皂苷类成分后的三七药渣富集纯化三七多糖，以用于药品及保健食品的开发。三七药渣中含有丰富的多糖、淀粉等营养成分，也可通过固态发酵技术将其转化为动物饲料，在消除环境污染的同时给畜牧养殖业提供一种新型保健饲料。

2）三七药渣中黄酮类成分的资源化利用

大量研究表明，三七黄酮类成分亦为三七的活性成分之一，具有增加冠状动脉血流、降低心肌耗氧量、提高抗氧化能力、抗心律失常等作用，其在心脑血管疾病防治及保健食品开发方面应用前景良好。因此，可利用提取三七皂苷类成分后的三七药渣，经聚酰胺吸附树脂、大孔吸附树脂等技术富集纯化三七黄酮类成分，用于药品及保健食品的开发。

3）三七药渣的蛋白饲料化利用

以三七药渣为原料，利用康宁木霉固态发酵生产蛋白饲料，其最佳发酵条件为氮源添加量 40 mg 硫酸铵 /g 干药渣，固液比 1.0 ∶ 1.5，发酵时间 5 d，原料粒径 80 目。在上述发酵条件下，三七药渣中的蛋白含量由 9.97% 提高至

19.40%，粗纤维含量从27.45%降低至11.91%。所获得的饲料产品适口性好，营养丰富，并具有防病保健功能。此外，三七药渣也可经液态发酵或固态发酵生产单细胞蛋白用于动物饲料。

成都信息工程大学发明了一种利用三七渣发酵生产保健饲料的方法。通过对三七渣进行干燥、粉碎、筛分预处理；将经过预处理的三七渣、水和氮源按一定比例混合均匀；将混合均匀的物料进行蒸汽灭菌处理；在灭菌后的物料上接种霉菌和酵母菌进行混菌固态发酵；发酵产物经干燥后就得到保健饲料。该方法将三七渣进行了资源化利用，变废为宝，不仅减少了其对环境造成的污染，又能为养殖业提供不含抗生素的绿色保健饲料。

天津市畜牧兽医研究所发明公开了一种含三七提取物的蛋鸡饲料添加剂，饲料配方如表8.1，实验结果显示：在低添加量（50 mg/kg）情况下，三七提取物对处于产蛋后期蛋鸡血清中的IgG、IgA、C3、C4含量显著提高（$P<0.05$）。日粮添加三七总皂苷对处于产蛋后期蛋鸡的机体免疫功能的影响可能具有浓度依赖性双向调节作用。因此，三七提取物作为家禽的一种饲料添加剂，在提高蛋鸡机体免疫力方面，最佳的添加剂量是50 mg/kg。

表8.1 天津市畜牧兽医研究所饲料配方

项目	三七提取物	复合酶制剂	复合多维	载体
物料比（质量分数）	1%	25%	25%	49%

安徽九棵松生态农业股份有限公司采用玉米、胚芽米、玉米变性淀粉作为主原料，以三七茎叶为添加剂，同时添加小球藻粉等，发明了一种保健型适口黑猪饲料，并公开了其配方。该产品含有丰富的蛋白质、维生素、矿物质、植物纤维、核酸及叶绿素，具有清热利水、补血的作用。以三七作为饲料及饲料添加剂的部分专利如表8.2所示。

表8.2 三七作为饲料及饲料添加剂的部分专利列表

专利名称	申请人	配方	特点
三七饲料添加剂的制备方法	云南金三奇药业有限公司	三七根、三七杆、三七叶、三七果皮、花梗、果梗	适用于大部分牲畜，并实现了对三七有效成分的多元化控制
一种三七提取残渣制备的饲料原料	成都景睿生物科技有限公司	三七残渣，玉米粉	充分应用三七中的淀粉原料成分，避免浪费和污染
一种利用三七渣发酵生产保健饲料的方法	成都信息工程大学	三七残渣，水，氮源，霉菌、酵母菌	可将三七渣转化为具有防病保健功效的蛋白饲料，实现三七渣的资源化利用，变废为宝
一种含三七提取物的蛋鸡饲料添加剂及其应用	天津市畜牧兽医研究所	三七提取物、复合酶制剂、复合多维、载体	提高蛋鸡机体免疫力，具有浓度依赖性双向调节作用

续表

专利名称	申请人	配方	特点
一种含三七总皂苷的蛋鸡饲料添加剂及其应用	天津市畜牧兽医研究所	三七总皂苷、复合酶制剂、复合多维、载体	可显著降低鸡蛋胆固醇含量，通过改善鸡蛋中蛋白质的累积进而提高鸡蛋品质
一种饲料添加剂及饲料	李宏，林森，高伟	人参、黄芪、三七、木贼、人参叶	能够将畜类体内的重金属、农药等有害物质排出体外，增加机体免疫力、抵抗力
一种蛋鸡饲料	无为县青松养殖有限公司	玉米、木薯粉、大豆壳、贝壳粉、三七、云木香等	有效促进蛋鸡下蛋
菊叶三七提取物及其复方制剂的制备方法和应用	天津市中升挑战生物科技有限公司	菊叶、三七或其提取物、葡萄糖氧化酶等	主要用于治疗和预防畜禽伴有出血性的疾病，所制备的复方制剂具有稳定性好、效果明显、成本低廉、易于规模化生产和使用方便等特点，可以部分替代或完全替代抗生素，可广泛应用于畜禽疾病的预防，并能够提高畜禽的饲料利用率和抗病能力
一种猪饲料配方	孙炳贵	八角枫、野兰荞、三七、人参、芭蕉芋、玉米面等	饲料健康、环保，能够防止猪腹泻，同时能够改善猪的生长性能，提高猪的采食量
一种中草药饲料添加剂及含中草药饲料添加剂的饲料	贾学顺	大黄、麦芽、甘草、当归、干姜、香草、山药、山楂、陈皮、高良姜、三七等	本发明添加剂及饲料可对猪起到防病、治病效果，且猪肉品质得到提高

目前，中草药因具有纯天然、价格低廉、无药物残留、多功能性、毒副作用甚微及不易产生耐药性等独特优势已被人们所认同，广泛应用到各类动物养殖生产中，天然饲料添加剂也因此成为国内外研究的热点。我国拥有丰富的中草药资源，能为该项研究提供可靠的资源保障，但由于中草药作为饲料添加剂的研究应用还处于起步阶段，缺乏完善、公认的中草药添加剂标准，随着研究的深入，以高新技术为特征的优质、高效、安全且被国际社会认可的新型中草药饲料添加剂，将在绿色养殖业中发挥更大的作用，并将在中兽医学开辟新的应用研究领域。

参考文献

陈寒青，金征宇，2002. 中草药饲料添加剂研究进展 [J]. 饲料工业，23（10）：18-23.

段金廒，宿树兰，郭盛，等，2013. 中药资源产业化过程废弃物的产生及其利用策略与资源化模式 [J]. 中草药，44（20）：2787-2797.

段金廒，宿树兰，郭盛，等，2015. 中药资源化研究与资源循环利用及目标任务 [J]. 中国中药杂志，40（17）：3395-3401.

段金廒，张伯礼，宿树兰，等，2015. 基于循环经济理论的中药资源循环利用策略与模式探讨 [J]. 中草药，46（12）：1715-1722.

李玉娟，2015. 中草药饲料添加剂的特性及在养殖业中的应用 [J]. 家畜生态学报，36（1）：76-79.

商杨，边连全，刘显军，等，2013. 饲料香味剂对饲料抗氧化性、育肥猪生长性能和肉质影响 [J]. 饲料工业，34（2）：22-27.

熊立根，2004. 中药添加剂对热应激肉用仔鸡生产性能的影响 [J]. 江西畜牧兽医杂志，（4）：19-20.

张宏玲，于文会，2008. 浅谈中草药饲料添加剂在生产上的应用 [J]. 中国畜牧兽医，35（1）：127-129.

赵明，段金廒，张森，等，2017. 基于中药资源产业化过程副产物开发禽畜用药及饲料添加剂的策略与路径 [J]. 中国中药杂志，42（18）：3628-3632.

周家明，崔秀明，曾鸿超，等，2009. 三七茎叶的综合开发利用 [J]. 现代中药研究与实践，（3）：32-34.